全国中医药行业高等教育"十三五"规划教材

全国高等中医药院校规划教材（第十版）

医学心理学

（新世纪第二版）

（供中医学、中西医临床医学、针灸推拿学、康复治疗学等专业用）

主　编

钟志兵（江西中医药大学）

副主编

张　斌（湖南中医药大学）　　　　陶　明（浙江中医药大学）

陈　捷（北京中医药大学）　　　　李光英（长春中医药大学）

陈雪莲（湖北中医药大学）

编　委（以姓氏笔画为序）

尹红新（山西中医药大学）　　　　刘艳红（河北中医学院）

江陆平（甘肃中医药大学）　　　　安春平（黑龙江中医药大学）

阴山燕（天津中医药大学）　　　　吴海英（南京中医药大学）

宋婧杰（山东中医药大学）　　　　图　雅（广州中医药大学）

徐丹慧（河南中医药大学）　　　　唐清华（广西中医药大学）

黄为俊（江西中医药大学）

学术秘书

左晓柳（江西中医药大学）

中国中医药出版社

·北 京·

图书在版编目（CIP）数据

医学心理学/钟志兵主编. —2 版. —北京：中国中医药出版社，2017.8（2020.6 重印）

全国中医药行业高等教育"十三五"规划教材

ISBN 978 – 7 – 5132 – 4261 – 5

Ⅰ.①医…　Ⅱ.①钟…　Ⅲ.①医学心理学 – 中医药院校 – 教材　Ⅳ.①R395.1

中国版本图书馆 CIP 数据核字（2017）第 121274 号

请到"医开讲 & 医教在线"（网址：www.e-lesson.cn）
注册登录后，刮开封底"序列号"激活本教材数字化内容。

中国中医药出版社出版

北京经济技术开发区科创十三街31号院二区8号楼

邮政编码　100176

传真　010 64405750

三河市同力彩印有限公司印刷

各地新华书店经销

开本 850×1168　1/16　印张 13.5　字数 337 千字

2017 年 8 月第 2 版　2020 年 6 月第 5 次印刷

书　号　ISBN 978 – 7 – 5132 – 4261 – 5

定价　43.00 元

网址　www.cptcm.com

社 长 热 线　010 – 64405720

购 书 热 线　010 – 89535836

维 权 打 假　010 – 64405753

微信服务号　zgzyycbs

微商城网址　https://kdt.im/LIdUGr

官 方 微 博　http://e.weibo.com/cptcm

天猫旗舰店网址　https://zgzyycbs.tmall.com

如有印装质量问题请与本社出版部联系 (010 – 64405510)

全国中医药行业高等教育"十三五"规划教材

全国高等中医药院校规划教材（第十版）

专家指导委员会

名誉主任委员

王国强（国家卫生计生委副主任　国家中医药管理局局长）

主 任 委 员

王志勇（国家中医药管理局副局长）

副主任委员

王永炎（中国中医科学院名誉院长　中国工程院院士）

张伯礼（教育部高等学校中医学类专业教学指导委员会主任委员
　　　　　天津中医药大学校长）

卢国慧（国家中医药管理局人事教育司司长）

委　　　员（以姓氏笔画为序）

王省良（广州中医药大学校长）

王振宇（国家中医药管理局中医师资格认证中心主任）

方剑乔（浙江中医药大学校长）

左铮云（江西中医药大学校长）

石　岩（辽宁中医药大学校长）

石学敏（天津中医药大学教授　中国工程院院士）

卢国慧（全国中医药高等教育学会理事长）

匡海学（教育部高等学校中药学类专业教学指导委员会主任委员
　　　　　黑龙江中医药大学教授）

吕文亮（湖北中医药大学校长）

刘　星（山西中医药大学校长）

刘兴德（贵州中医药大学校长）

刘振民（全国中医药高等教育学会顾问　北京中医药大学教授）

安冬青（新疆医科大学副校长）

许二平（河南中医药大学校长）

孙忠人（黑龙江中医药大学校长）

孙振霖（陕西中医药大学校长）

严世芸（上海中医药大学教授）

李灿东（福建中医药大学校长）

李金田（甘肃中医药大学校长）

余曙光（成都中医药大学校长）

宋柏林（长春中医药大学校长）

张欣霞（国家中医药管理局人事教育司师承继教处处长）

陈可冀（中国中医科学院研究员　中国科学院院士　国医大师）

范吉平（中国中医药出版社社长）

周仲瑛（南京中医药大学教授　国医大师）

周景玉（国家中医药管理局人事教育司综合协调处处长）

胡　　刚（南京中医药大学校长）

徐安龙（北京中医药大学校长）

徐建光（上海中医药大学校长）

高树中（山东中医药大学校长）

高维娟（河北中医学院院长）

唐　农（广西中医药大学校长）

彭代银（安徽中医药大学校长）

路志正（中国中医科学院研究员　国医大师）

熊　磊（云南中医药大学校长）

戴爱国（湖南中医药大学校长）

秘 书 长

卢国慧（国家中医药管理局人事教育司司长）

范吉平（中国中医药出版社社长）

办公室主任

周景玉（国家中医药管理局人事教育司综合协调处处长）

李秀明（中国中医药出版社副社长）

李占永（中国中医药出版社副总编辑）

全国中医药行业高等教育"十三五"规划教材

编审专家组

组 长

王国强（国家卫生计生委副主任 国家中医药管理局局长）

副组长

张伯礼（中国工程院院士 天津中医药大学教授）

王志勇（国家中医药管理局副局长）

组 员

卢国慧（国家中医药管理局人事教育司司长）

严世芸（上海中医药大学教授）

吴勉华（南京中医药大学教授）

王之虹（长春中医药大学教授）

匡海学（黑龙江中医药大学教授）

刘红宁（江西中医药大学教授）

翟双庆（北京中医药大学教授）

胡鸿毅（上海中医药大学教授）

余曙光（成都中医药大学教授）

周桂桐（天津中医药大学教授）

石 岩（辽宁中医药大学教授）

黄必胜（湖北中医药大学教授）

前 言

为落实《国家中长期教育改革和发展规划纲要（2010–2020年）》《关于医教协同深化临床医学人才培养改革的意见》，适应新形势下我国中医药行业高等教育教学改革和中医药人才培养的需要，国家中医药管理局教材建设工作委员会办公室（以下简称"教材办"）、中国中医药出版社在国家中医药管理局领导下，在全国中医药行业高等教育规划教材专家指导委员会指导下，总结全国中医药行业历版教材特别是新世纪以来全国高等中医药院校规划教材建设的经验，制定了"'十三五'中医药教材改革工作方案"和"'十三五'中医药行业本科规划教材建设工作总体方案"，全面组织和规划了全国中医药行业高等教育"十三五"规划教材。鉴于由全国中医药行业主管部门主持编写的全国高等中医药院校规划教材目前已出版九版，为体现其系统性和传承性，本套教材在中国中医药教育史上称为第十版。

本套教材规划过程中，教材办认真听取了教育部中医学、中药学等专业教学指导委员会相关专家的意见，结合中医药教育教学一线教师的反馈意见，加强顶层设计和组织管理，在新世纪以来三版优秀教材的基础上，进一步明确了"正本清源，突出中医药特色，弘扬中医药优势，优化知识结构，做好基础课程和专业核心课程衔接"的建设目标，旨在适应新时期中医药教育事业发展和教学手段变革的需要，彰显现代中医药教育理念，在继承中创新，在发展中提高，打造符合中医药教育教学规律的经典教材。

本套教材建设过程中，教材办还聘请中医学、中药学、针灸推拿学三个专业德高望重的专家组成编审专家组，请他们参与主编确定，列席编写会议和定稿会议，对编写过程中遇到的问题提出指导性意见，参加教材间内容统筹、审读稿件等。

本套教材具有以下特点：

1. 加强顶层设计，强化中医经典地位

针对中医药人才成长的规律，正本清源，突出中医思维方式，体现中医药学科的人文特色和"读经典，做临床"的实践特点，突出中医理论在中医药教育教学和实践工作中的核心地位，与执业中医（药）师资格考试、中医住院医师规范化培训等工作对接，更具有针对性和实践性。

2. 精选编写队伍，汇集权威专家智慧

主编遴选严格按照程序进行，经过院校推荐、国家中医药管理局教材建设专家指导委员会专家评审、编审专家组认可后确定，确保公开、公平、公正。编委优先吸纳教学名师、学科带头人和一线优秀教师，集中了全国范围内各高等中医药院校的权威专家，确保了编写队伍的水平，体现了中医药行业规划教材的整体优势。

3. 突出精品意识，完善学科知识体系

结合教学实践环节的反馈意见，精心组织编写队伍进行编写大纲和样稿的讨论，要求每门教材立足专业需求，在保持内容稳定性、先进性、适用性的基础上，根据其在整个中医知识体系中的地位、学生知识结构和课程开设时间，突出本学科的教学重点，努力处理好继承与创新、理论与实践、基础与临床的关系。

4. 尝试形式创新，注重实践技能培养

为提升对学生实践技能的培养，配合高等中医药院校数字化教学的发展，更好地服务于中医药教学改革，本套教材在传承历版教材基本知识、基本理论、基本技能主体框架的基础上，将数字化作为重点建设目标，在中医药行业教育云平台的总体构架下，借助网络信息技术，为广大师生提供了丰富的教学资源和广阔的互动空间。

本套教材的建设，得到国家中医药管理局领导的指导与大力支持，凝聚了全国中医药行业高等教育工作者的集体智慧，体现了全国中医药行业齐心协力、求真务实的工作作风，代表了全国中医药行业为"十三五"期间中医药事业发展和人才培养所做的共同努力，谨向有关单位和个人致以衷心的感谢！希望本套教材的出版，能够对全国中医药行业高等教育教学的发展和中医药人才的培养产生积极的推动作用。

需要说明的是，尽管所有组织者与编写者竭尽心智，精益求精，本套教材仍有一定的提升空间，敬请各高等中医药院校广大师生提出宝贵意见和建议，以便今后修订和提高。

国家中医药管理局教材建设工作委员会办公室

中国中医药出版社

2016 年 6 月

编写说明

　　《医学心理学》是全国中医药行业高等教育"十三五"规划教材之一。为适应新形势下我国中医药行业高等教育教学改革和中医药人才培养的需要，切实落实《"十三五"中医药教材改革工作方案》，推进中医药教材改革，提升中医药教材质量，满足中医药教学需求，根据国家中医药管理局教材建设工作委员会、中国中医药出版社组织的全国中医药行业高等教育"十三五"规划教材主编会议精神，在总结"十五"以来行业规划教材建设工作经验与意见反馈的基础上，我们编写了本版《医学心理学》。目的是着重为中医药院校各专业学生传授健康与疾病相关的心理学基础知识，拓展医学生临床思维能力，培养其良好的医疗职业行为和临床服务所必需的心理学技能。

　　本教材继承和吸收了以往各个版本《医学心理学》的核心内容和基本框架，强调基本理论和基本能力的培养，力求突出医学心理学学科交叉和临床应用的优势，具有注重"三基"与"五性"相结合、"三基"与临床应用相结合、知识性与可读性相结合的特色。全书共分为十一章，包含绪论、心理学基础、医学心理学基本理论、心理发展与心理健康、心理应激、心身障碍与心身疾病、异常心理与不良行为、患者心理与医患关系、临床心理评估、心理干预、医学心理学研究方法等内容。本教材的编写出版，既能够满足教学要求，适用于全国高等中医药院校中医学、中西医临床医学、针灸推拿学、康复治疗学等专业本科学生学习使用，也可作为相关专业教师及临床医务人员教学与学习的参考用书。

　　为了保障教材的编写质量，本教材的编写团队成员均来自全国高等中医药院校的教学和临床一线专家、教师，他们在教学、临床和科研方面积累了丰富的理论知识和实践经验，为本教材的编写付出了辛勤的努力。全书具体编写分工如下：第一章由钟志兵编写；第二章由张斌、安春平、江陆平编写；第三章由陈捷、刘艳红、钟志兵编写；第四章由陈雪莲编写；第五章由唐清华、吴海英编写；第六章由李光英编写；第七章由陶明、宋婧杰编写；第八章由徐丹慧、黄为俊编写；第九章由尹红新、阴山燕编写；第十章由图雅、左晓柳编写；第十一章由钟志兵、陈捷编写。

　　在本版《医学心理学》纸质教材编写完成的同时，我们启动了教材数字化建设，按章节设置制作包括 PPT、音频、视频等多种形式的数字化教学工具，将数字教材、知识点、复习思考题、执业医师考试大纲相关考点等内容通过全国中医药行业教育云平台进行展示，促进了教育教学手段的更新，借此提高学生的辨识和操作能力，从而提升中医药行业高等教育的总体水平。

　　本教材数字化工作是在国家中医药管理局中医药教育教学改革研究项目的支持下，由中国中医药出版社资助展开的。本项目（编号：GJYJS 16106）由钟志兵负责，教材编委会全体成员参与。

　　本教材的编写得到了全国中医药行业高等教育"十三五"规划教材建设指导委员会专家的大力支持与指导，同时也得到了参编作者所在院校领导和教师的积极支持与参与。谨此，向有关单位和个人一并致以衷心的感谢！本教材若有疏漏之处，希望各院校在教学使用中及时提出宝贵意见或建议，以便再版时修订提高，以更好地满足教育教学的需要，促进医学心理学的发展。

《医学心理学》编委会

2017 年 6 月

目 录

第一章 绪 论

从古至今，人类从未停止过对生与死、健康与疾病的探索。人们对健康与疾病的认知，经历了从经验医学发展到实验医学，进而再发展到整体（系统）医学的过程。随着这种认知的转变，人们对健康和疾病的认识也更加系统和完整，生物－心理－社会医学模式成为现代医学的主流。现代医学模式催生了医学心理学学科，而医学心理学的发展又促进了医学的发展，提升了人们解决健康和疾病问题的能力。那么，医学心理学是一门什么样的学科？它是怎样产生的？它的学科定位及发展展望有哪些？这些问题将在本章中逐一进行讨论。

第一节 医学心理学概述

一、医学心理学相关概念

（一）定义

医学心理学一词由德国哲学家洛采（R. H. Lotze）于 1852 年首先提出，后因众多学者纷纷提出了不同观点，故在很长一段时期内未形成一致的定义。目前，比较一致的观点认为，医学心理学（medical psychology）是医学与心理学相结合的一门交叉学科，它研究心理现象与健康或疾病之间的相互关系，心理社会因素在疾病的发生、发展和转归过程中的作用机制和规律，以及医学领域中有关健康和疾病的心理行为问题。医学心理学是一门新兴学科，主要涉及医学和心理学两大学科。其中，医学（medicine）是研究人类健康和疾病及其相互转化规律的科学，包括基础医学、临床医学、预防医学和康复医学四大部分。心理学（psychology）是研究人类的心理活动及其行为规律的科学，包括基础心理学和应用心理学两大领域。

医学心理学作为一门学科，其历史并不长，它的兴起源于人们对健康和疾病认识的转变。自洛采首先提出医学心理学一词后的一百多年里，与医学心理学有关的大事件不断出现，其中，各种心理评估和心理治疗方法的诞生，奠定了医学心理学的基础。当 1948 年世界卫生组织（WHO）把健康定义为"健康是指身体、心理和社会的完美状态，而不仅是没有疾病和虚弱的现象"时，人们已经认识到心理上的健康与社会适应的完美状态是健康的重要组成部分。随后，美国医学家恩格尔（G. L. Engel）在 20 世纪 70 年代提出的"生物－心理－社会医学模式"观点被广泛接受。此后，国外少数医学院校成立了医学心理学系（研究室）或医学心理学科。但欧美国家的心理学科或医学学科内均未设立独立的医学心理学学科，而只有相关的分支学科，如临床心理学、健康心理学、心身医学等。20 世纪 70 年代末，我国学者为使医学教育适应这种医学模式的转变，综合了国内外与健康和疾病有关的心理和行为科学理论、方法和

NOTE

技术，开创了独具我国医学教育特色的一门新兴学科——医学心理学。医学心理学为医学生们运用相关的理论知识解决医学理论研究和临床实践中的各类问题提供了理论基础和技术支持。

（二）研究范围

医学心理学的研究范围比较广泛，它既研究医学中的心理或行为问题（包括各种患者的心理或行为特点、各种疾病或疾病不同阶段的心理或行为变化），又研究如何应用心理学知识和技术解决各种医学问题。具体来讲，医学心理学的研究范围包括以下几个方面：

1. 研究心理行为的生物学和社会学基础及其在健康和疾病中的意义   人类的心理行为是人脑对客观物质世界的主观能动反映，并具有明显的生物学和社会学基础。遗传、神经内分泌、中枢神经递质、神经电生理、脑功能定位等生物学因素是产生心理行为的生物学基础，而人类社会的传统文化习俗、生活环境和各种生活事件等社会因素是心理行为发生、发展的重要影响因素。因此，研究心理行为的生物学和社会学基础及其在健康和疾病中的意义，对于健康促进和疾病防治十分重要。

2. 研究心身相互关系及其作用机制   现有研究已经表明，心理与生理之间存在交互作用，两者相互影响、互为因果。因此，现代医学更强调疾病的多元性和身心交互作用，如长期承受很大学习或工作压力的个体往往更易罹患高血压、癌症、消化性溃疡等躯体疾病。同样，患高血压等躯体疾病的患者也往往伴随注意与记忆减退、情感脆弱等心理行为变化。也就是说，心理因素可直接引起躯体的生理、病理变化，而躯体疾病也会引起患者的心理变化，并随之出现相应的心理症状。因此，研究心身相互关系及其作用机制是医学心理学探索疾病发病机制的另一重要研究内容。

3. 研究心理社会因素在疾病过程中的作用规律   社会环境因素会影响人类的心理活动过程，进而影响健康和疾病的发生发展。不同的社会环境因素引起个体躯体疾病的性质和严重程度可以不同，而相同的社会环境因素引起个体躯体疾病的性质和严重程度也可不同。前者如长期高强度脑力劳动者易患胃十二指肠溃疡病，而飞行员则易患高血压病；后者如处于同样生活工作环境的个体，有的罹患高血压病，而有的则罹患消化性溃疡病。生活事件的强度与频度、个体所处的社会文化背景、个体对生活事件的认知评价及社会支持系统等心理社会因素在疾病过程中都有一定的作用规律。因此，探讨心理社会因素对各种疾病发生、发展及变化的作用规律，也是医学心理学的研究范围和内容。

4. 研究各种疾病过程中的心理行为特征及其变化规律   当人的健康状况发生变化时，人的心理活动也必然随之发生变化。医学心理学就是要研究人在患病时的心理变化特点、性质、强度、频度及持续时间等，从而探索可采取的应对措施，增强疾病治疗的效果。

5. 研究如何将心理学知识和技术应用于人类的健康促进及疾病防治   医学的目标除了预防和治疗疾病之外，还包括促进和维护健康。因此，医学心理学不仅要研究如何诊断、治疗、康复及预防疾病，还要研究如何将心理学知识和技术应用于人们的健康促进方面，研究心理健康保健措施和心理健康促进策略，用以指导人们如何保持最优的心理和身体状态，如何在健康的生活方式下生活和做出健康的选择。

（三）学科性质

医学心理学的学科性质与其他学科不同，它几乎包含了学科性质的所有方面。从学术分类的角度来看，医学心理学既有自然科学的属性，又有社会科学的属性；从功能定位的角度来看，它既是一门基础学科，又是一门临床应用学科。

1. 交叉学科 医学心理学是一门交叉学科。首先，医学心理学涉及医学、心理学、社会学、人类学等多门类的学科知识。其中，不仅包含自然科学，还包含社会科学。因此，它是自然科学和社会科学相结合的交叉学科。同时，医学心理学又是医学和心理或行为科学的交叉学科。从医学的角度来讲，医学心理学涉及基础医学、临床医学、预防医学和康复医学等学科知识；从心理学或行为科学的角度来讲，医学心理学涉及了几乎所有心理学科各分支学科及人类学、社会学等众多学科领域的相关知识。

2. 基础学科 医学心理学也是一门基础学科。从医学心理学的研究范围来看，它需要研究心理行为的生物学和社会学基础、心身相互关系与作用机制，以及心理行为因素对健康和疾病的发生、发展、转归与预防的作用规律。从整个医学体系而言，医学心理学属于医学的基础理论学科，是医学生的一门基础理论课程。因此，国内医学院校都将医学心理学列为各专业医学生的公共基础课程，国家执业医师资格考试也将其列入公共基础类范畴。

3. 应用学科 医学心理学还是一门应用学科，应用于解决健康和疾病中的心理学问题。首先，医学心理学的理论和技术可应用于临床医学各个领域。实际上，医学心理学知识与技术已经在医院、养老院、康复中心、卫生防疫机构、健康服务中心等领域中得到了广泛应用，为临床各科提供现代医疗模式的诊疗思路和有效的辅助治疗方法，如生物反馈疗法被广泛应用于紧张性头痛、支气管哮喘、高血压等病的治疗当中。其次，医学心理学的知识与技术可以独立应用于社会人群，以帮助人们解决与健康有关的心理问题与痛苦，增强身心健康，防止疾病的发生。

二、医学心理学的相关学科

医学心理学作为具有我国医学教育特色的一门新兴学科，与基础类的神经心理学、生理心理学、心理生理学、病理心理学，临床类的临床心理学、咨询心理学、护理心理学、精神病学，预防与康复类的健康心理学、康复心理学，以及综合类的心身医学和行为医学等许多学科都存在着关系。下面重点介绍医学临床中最常见的几门相关学科。

1. 临床心理学（clinical psychology） 临床心理学属于心理学的一门分支学科，是根据心理学的原理、知识和技术解决人们心理问题的应用心理学科。最早提出"临床心理学"的是美国心理学家韦特默（L. Witmer），当时临床心理学的研究内容和范围还比较单一，主要是通过观察或实验了解个体学习的基本原理，目的是促进个体的发展，解决的是儿童的学习困难问题。随着这一学科的不断发展，临床心理学的研究内容和范围也更加广泛，美国心理协会（American Psychological Association，APA）对临床心理学的定义也在不断演变。其中，2000 年美国心理协会临床心理学分会将临床心理学定义为："临床心理学综合运用科学、理论和实践，来理解、预测和改善人们的适应不良、能力缺乏、情绪不适，并促进人们的适应、应对和个人发展。"目前，临床心理学是美国最大的心理学分支，发展到今天，其研究重点在于借助心理测验对患者的心理和行为进行评估，并通过心理咨询和心理治疗等手段调整和解决个体的心理问题，改变和改善个人的行为方式，促使个体最大限度地发挥潜能。由于临床心理学几乎涉及心理学知识和技术在防治疾病中的应用问题，与医学心理学在研究内容、范围上非常接近，因此，两门学科是相似学科。

NOTE

2. 护理心理学（nursing psychology）　护理心理学属于心理学的分支学科，是根据心理学的原理、方法和技术解决医学临床中现代护理领域的患者心理问题及护患关系的应用心理学科。护理心理学与医学心理学研究的都是医学临床中患者的心理问题，但护理心理学是在医学心理学的理论框架下侧重研究护理工作中的心理学问题。所以，护理心理学又被看成是医学心理学的分支学科。

3. 精神病学（psychiatry）　精神病学属于临床医学的一门分支学科，是研究各种精神疾病的病因、发病机制、临床表现、疾病的发生发展规律、治疗、预防及康复的科学。精神病学与医学心理学虽然学科性质不同，前者属于临床医学，而后者属于心理学，但研究的都是临床医学中的精神、心理现象。两者虽然部分内容存在重叠和交叉，但工作重点不同，精神病学重点研究的是临床医学中异常的精神现象，而医学心理学研究的则是临床医学中的心理现象和问题。相对而言，后者更偏重于正常心理现象，当然也涉及异常心理现象的内容。另外，从学科的角度来看，精神病学更像精神卫生专业的主干课程，而医学心理学则是各医学类专业及医学类相关专业的公共基础课程。因此，也可以理解为精神病学研究的范围要小但更专业，而医学心理学研究的范围更宽泛但更基础。

4. 康复心理学（rehabilitation psychology）　康复心理学是康复医学的分支学科，同时也是康复医学与心理学相结合的一门交叉学科。它研究康复医学中伤残、慢性疾病和老年病患者的心理现象及心理因素在残障的发生、发展和转归中的作用规律。康复心理学的目的是解决康复对象的一系列心理障碍，帮助他们接受并逐渐适应残疾现实，挖掘他们的潜能，促进其重新回归社会。康复心理学以特定的伤残患者作为研究对象，而医学心理学主要以一般的普通患者作为研究对象，对伤残患者的研究较少或较浅。因此，也可以说，医学心理学是康复心理学的理论基础，而康复心理学则是对医学心理学的补充。

5. 心身医学（psychosomatic medicine）　心身医学的学科界定和隶属关系一直存在争议。从"心身医学"名称的角度看，它应隶属于临床医学的一门分支学科，但它又涉及心理学、社会学等许多学科。所以，它又是一门交叉学科。心身医学有狭义和广义之分，狭义的心身医学是指研究心身疾病的病因、病理、诊断、治疗和预防的科学，而广义的心身医学主要是研究人类在健康和疾病中生物学、心理学和社会学等因素的相互关系。因心身医学的内容涉及整个医学心理学所包含的各个领域，所以它也被认为是医学心理学的相似学科。

6. 健康心理学（health psychology）　健康心理学属于心理学的一门分支学科，是研究与应用心理学的知识与技术，维护身心健康和预防疾病的科学。其主要任务包括：①探讨心理因素在健康与疾病发生发展过程中的影响，强调健康的促进和维持；②研究疾病防治中的心理学问题，尤其是应激对健康的负面影响及有效应对措施；③关注健康、疾病及功能不良的病因学和行为、社会相关因素；④研究健康促进的保障体系与卫生政策。医学心理学侧重于临床医学中的心理问题，而健康心理学更侧重于健康人群的健康促进与疾病的预防。

7. 行为医学（behavior medicine）　行为医学是行为科学和医学相结合而发展起来的一门新兴学科。因其研究涉及基础医学、临床医学、预防医学、社会学、人类学、流行病学、心理学、疾病防治及健康促进等领域，覆盖面宽，应用范围广，因此它又是一门多学科的交叉性学科。行为医学是研究和发展行为科学中与人类健康、疾病有关的知识和技术，并将这些知识和技术应用于促进健康与疾病的预防、诊断、治疗、保健和康复的科学。行为医学的研究内容近似或甚至超过了医学心理学的范围，故可将两者视为相似学科。但目前也有很多研究者主要是将行为治疗方法应用于医学临床及常见不良行为的研究上，因而有观点认为行为医学是医学心理学的一个分支学科。

第二节　医学模式与医学心理学

医学模式（medical model）是指医学的主导思想，它是人们考虑和研究医学问题时所遵循的总原则和总出发点，也是某一时代的各种医学思想的集中反映，包括疾病观、健康观、诊断观、治疗观等。医学模式影响着医学工作的思维及行为方式，亦影响着医学工作的结果。

医学模式的形成与转变是一个漫长而曲折的过程。历史上曾经历过神灵主义医学模式、自然哲学的医学模式、机械论的医学模式、生物医学模式及生物－心理－社会医学模式几种医学模式及其转变。神灵医学模式见于远古时代及中世纪的欧洲，认为人的健康与生命是上天神灵所赐，疾病与灾祸是天谴神罚，对于疾病的治疗可通过占卜、求神、祈祷神灵来获得或恢复健康。自然哲学医学模式主要见于奴隶社会后期西方的古希腊和东方的中国，该医学模式把健康、疾病与人类生活的自然环境和社会环境联系起来观察与思考，应用自然现象的客观存在和发展规律来认识人体生命和疾病现象，是一种朴素、辩证、整体的医学观。机械论医学模式主要见于工业革命和实验科学兴起的16、17世纪，认为"生命活动是机械运动"，它把健康的机体比作协调运转、加足了油的机械，而疾病则是机器出现故障和失灵。机械论的医学思想对医学的发展出现了双重性影响：一方面，认为机体是纯机械的，从而排除了生物、心理、社会等因素对健康的影响，而常常用物理、化学的概念来解释生物现象；另一方面，机械论又使解剖学、生物学取得进展，大大推动了医学科学的发展。在此之后，尤其是18世纪工业革命以后的近现代西方，自然科学的快速发展促使医学模式继续发生转变。近现代的两种医学模式即生物医学模式和生物－心理－社会医学模式，对现代医学的发展和人类健康事业产生了非常深远的影响。下面重点介绍这两种医学模式。

一、生物医学模式

（一）生物医学模式的形成及概念

生物医学模式的产生是欧洲文艺复兴以来一系列重大科学进步的必然结果。15世纪之后，随着自然科学的重大进步，特别是天文学方面的重大突破，物理、化学、数学向医学渗透，实验工具和实验方法大量地被引入到医学领域的研究。16世纪比利时医学家维萨利（A. Vesalius）通过解剖大量尸体并详细地观察和研究人体结构，出版了《人体的结构》一书，推翻了统治医学界1400多年的错误观点，成为近代实验医学兴起、开启生物医学新纪元的标志性事件。17世纪，意大利著名科学家伽利略（G. Galileo）发明的温度计和荷兰著名微生物学家列文虎克（A. Leeuwenhoek）发明的显微镜在实验研究中的应用，对医学科学的发展起到了划时代的作用。同一时期，英国生物学家哈维（W. Harvey）把实验方法引进到生理学和医学研究，出版了《动物心脏与血液运动的解剖研究》一书，建立了血液循环学说，为生物医学模式奠定了基础。后人把哈维的血液循环学说作为近代医学的起点，以区别于神学、巫术、占卜、经

NOTE

验等古代医学。自此，人类对健康和疾病的认识取得了重大进展。此后，莫干尼（G. B. Morgagni）通过尸体解剖把疾病定位在器官，德国病理学家魏尔啸（R. Virchow）通过显微镜进行细胞观察，提出了"细胞病理学说"，推动了病理解剖学的发展。19世纪法国著名细菌学家、微生物学家巴斯德（L. Pasteur）和德国细菌学家科赫（R. Koch）先后发现炭疽杆菌、结核杆菌、霍乱弧菌等多种致命细菌，开创了医学细菌学，发展了生物科学的病因学。俄国著名生理学家巴甫洛夫（I. P. Pavlov）创立了高级神经活动学说，提出了"两个信号系统"和经典的"条件反射"理论，开创了脑科学研究的新途径。在治疗方面，德国医学家欧立希（P. Ehrlich）发明了治疗梅毒的砷制剂"606"，为医学界开辟了一条用化学药物杀死病菌的崭新道路；同时，他创立的"侧链学说"对于传染病的诊断、治疗与预防提供了一些实用的方法。德国细菌学家贝林（E. A. Behring）等创制了破伤风抗毒素和白喉抗毒素，使得破伤风和白喉的死亡率大大降低。20世纪初，德国药学家多马克（G. Domagk）发现的磺胺药、英国细菌学家弗莱明（A. Fleming）发现的青霉素为治疗感染性疾病提供了有效方法。生物医学为人们认识人体的结构与功能、疾病的病因与发病机理提供了许多重大成果，极大地推动了医学科学的发展，也为人类健康水平的提高做出了历史性贡献。这一系列的科学成就，进一步促进了生物医学模式的形成和发展。

所谓生物医学模式，就是指建立在生物科学基础之上，尤其是细菌论基础上的医学模式。该模式认为，每一种疾病都能够在器官、细胞或生物大分子上找到形态或化学的变化，都可以确定生物的或理化的特定原因，并据此找到相应的治疗措施。

（二）生物医学模式的贡献及不足

1. 生物医学模式的贡献　生物医学模式的形成与自中世纪尤其是14世纪以来数百年间欧洲频繁爆发的各种严重传染病有密切关系。这一时期，天花、霍乱等烈性传染病层出不穷，尤其是"黑死病"的爆发直接导致了1/3的欧洲人死于该病。肺炎、脑膜炎、脓肿、败血病尤其是鼠疫、黄热病等传染病造成的伤害给人类带来了深刻的影响。由此，生物学因素作为这一时期的主要致病因素成为共识，这种认识一直持续到20世纪早期。有研究表明，20世纪初世界上大多数国家的死亡原因主要是传染病，且死亡率高达580/10万。在这样的背景之下，形成了生物医学模式。

生物医学模式的贡献在于：①揭示了生物学因素的致病机理。生物医学模式将自然科学的认识论和方法论广泛应用于医学领域，并形成了生物学、解剖学、组织学、胚胎学、生理学、细菌学、病理学、遗传学、免疫学等基础医学体系，极大地帮助了人们深入认识疾病的致病机理。②建立了有效的、特异性强的诊断治疗方法，有力地控制了许多生物因素所造成的人类疾病，特别是针对急、慢性传染病的疫苗接种，给现代医学和人类健康事业的发展带来了许多历史性的变化。③在医学史上发挥了巨大作用，为人类的健康事业做出了伟大贡献。生物医学模式的发展大大降低了感染性疾病和传染性疾病的死亡率，在很大程度上提高了人类健康水平，对人类健康事业的建设功不可没。

2. 生物医学模式的不足　生物医学模式认为，健康是宿主、环境和病因三者之间的平衡；而疾病是该平衡的破坏，病因多为生物或理化的单因单果表现形式作用于机体，而机体组织结构的改变和生理生化功能的异常则会导致疾病发生。这种认识存在明显的不足，主要表现在以下几个方面：①片面强调人的生物学属性，忽视了人的社会属性。它把生命比拟为纯生物学过程，将躯体与精神割裂开来，忽视了人的社会性，忽视心理因素、社会因素对健康的重要作用。②过分强调疾病的单因单果致病模式，忽视健康与疾病过程的复杂性。

二、生物－心理－社会医学模式

（一）生物－心理－社会医学模式的提出

由于生物医学模式显而易见的不足，到了20世纪70~80年代，医学界对生物医学模式进行了深刻反思，并经过广泛讨论，凝聚了新的共识，提出了"生物－心理－社会医学模式"。该医学模式的提出，主要基于以下几个方面的考虑：

1. 人类疾病谱和死因谱的顺位发生变化　20世纪中期以后，随着社会生产力的快速发展，人们的生活水平不断提高，生活方式也发生了显著变化，心脏病、高血压、肿瘤等疾病的发病率增高，而传染病、寄生虫病、营养不良等疾病明显减少，人类的疾病谱发生了显著变化。同时，死亡谱结构也已发生显著改变，心脏病、恶性肿瘤、脑血管病、意外死亡等已取代传染病，成为当时人类死亡的主要原因。

2. 心理社会因素对健康和疾病的作用增强　20世纪中期以前，大量的研究报告显示，虽然心脏病、恶性肿瘤、脑血管病等各类疾病直接或间接地与吸烟、酗酒、滥用药物、过量饮食与肥胖、运动不足等不良生活方式有关，但是长期面临高风险、高压力、环境恶劣及社会关系复杂多变的工作环境，或者人际矛盾和家庭矛盾冲突长期得不到缓解，且社会支持系统明显不足的个体，其身体健康水平往往更低，故在同等生物学致病因素的条件下，罹患各种疾病的风险也更高。

3. 社会转型变化导致对人的内部适应能力要求提高　进入现代社会以后，随着人们的生活节奏不断加快，社会竞争加剧，人类的适应能力受到了严峻的挑战。个体遭受的心理社会压力越来越大，保持健康心理和稳定情绪的难度增加，均导致了对个体内部适应能力的要求提高。

4. 心理行为干预技术的发展和应用对维持健康显现出良好的效果　经过数十年的行为科学研究，人们逐渐认识清楚了心理应激造成躯体疾病的致病机制，开发了有针对性的心理行为干预技术。20世纪60年代的生物反馈疗法，就是在自我放松训练、行为矫正等行为疗法的基础上发展起来的一项新型心理治疗技术。实验证明，心理（情绪）反应和生理（内脏）活动之间存在一定的关联。心理社会因素通过意识影响情绪反应，使不受意识支配的内脏活动发生异常改变，导致疾病的发生。生物反馈疗法就是利用现代生理科学仪器，通过人体内生理或病理信息的自身反馈，将正常属于无意识的生理活动置于意识控制之下，通过生物反馈训练建立新的行为模式，实现有意识地控制内脏活动和腺体的分泌，从而消除病理过程，恢复身心健康。除此之外，认知疗法、认知行为疗法等其他心理学理论指导下的各种心理行为干预技术的应用，对健康也产生了实际效果。

5. 人们对健康水平的要求提高　随着社会经济的发展和文化水平的提高，人们对健康的认识和要求也发生了变化。在追求物质生活质量的同时，更加渴求心理上的舒适和健全。就疾病而言，人们迫切需要医生在解决其身体疾病造成直接痛苦的同时，也帮助他们减轻精神上的痛苦，满足其对更高健康水平的要求。

上述种种原因使人们逐步认识到，以往的生物医学模式已不足以阐明人类健康和疾病的全

NOTE

部本质，疾病的治疗也不能单凭药物或手术，人们对健康的要求也不再停留在身体上的无病水平，而是更加追求心身的舒适和协调。因此，医学模式的转变具有必然性。1977年，被誉为"医学模式革命的先驱"的美国纽约州罗切斯特大学精神病学和内科学教授恩格尔（G. L. Engel）在《科学》杂志上发表了《需要一种新的医学模式——对生物医学的挑战》一文，首次提出了生物－心理－社会医学模式。他认为，人不仅是一架生物机器，更是具有不同社会背景和心理活动的特殊存在。综合来说，生物－心理－社会医学模式是一种系统论和整体观的医学模式，它要求把人看成是一个多层次、完整的连续体，也就是在健康和疾病的问题上，要同时考虑生物、心理、行为及社会的各种因素的综合作用。

（二）生物心理社会医学模式对健康与疾病的认识

生物－心理－社会医学模式对健康和疾病的认识包含以下几个方面：

1. 人是一个完整的系统，通过神经系统保持全身各系统、器官、组织、细胞活动的统一　由于人是一个完整的系统，故对健康和疾病的认识不能将人的各个系统、器官、组织分割开来，忽视它们之间的整体联系，而应把人作为一个整体来看待，不能只看"病"，而不看"病人"。

2. 人同时具有生理活动和心理活动，身与心之间相互联系、相互作用　人的心理行为活动通过心身中介机制影响生理功能的完整，生理活动同样也影响个体的心理功能。因此，在研究健康和疾病问题时，应同时关注心、身两方面因素的影响。

3. 人与环境存在密切联系　人不仅具有自然属性，还具有社会属性。所以，气候、空气质量、噪音、生活空间等自然环境因素与个体成长的文化背景、家庭、职业、人际关系等社会环境因素对人的身心健康都会产生重要影响。

4. 心理活动在人类调节和适应的功能活动中有一定的能动作用　个体经常要面对自然环境、社会环境的变化，以及随之引起的个体内环境的变化。但人作为一个整体就要对这种变化随时做出适应性调整，以保持身体的健康水平。在这种适应性调整的过程中，人可以是被动地去适应，也可以主动地做出一些适应性调整。例如，天气变冷时人们就会穿上保暖的衣服，或遇到人际关系紧张时才去学习相关知识，又或是等到生病了才不抽烟喝酒，这是被动性的适应。人们也往往通过增强保健意识主动地防治疾病。例如，在遭遇各类生活事件之后主动调整认知评价以减轻对心身的负面影响；又如采取体育锻炼、气功入静训练或放松训练、行为矫正等健身方式，主动调节个体的内环境平衡而达到保健和祛除疾病的作用。

（三）医学模式转变带来的影响

生物医学模式向生物－心理－社会医学模式的转变，改变了人们的健康观、疾病观，引起了人们对医学目的和卫生服务的重新思考。

1. 对医学目的的影响　医学模式的转变引发了人们对医学目的的重新审视。医学目的是随着医学的发展逐步拓宽的。在历史上，人类对医学目的性的追求大致上可以概括为以下几个方面：①除去病痛和治疗疾病；②对疾病的早期诊断和治疗；③群体公共卫生和预防疾病；④谋求身心健康；⑤提高生命质量。新的医学目的不仅是预防疾病和损伤、促进和维护健康、解除疾病带来的痛苦，还包括了促进心理健康和提高生命质量，提供人文关怀的要求。

2. 对卫生服务的影响　主要表现为四个扩大：一是从治疗服务扩大到预防服务，强调三级预防；二是从技术服务扩大到社会服务；三是从院内服务（医院治疗）扩大到院外（社区）

医疗保健服务；四是从身体健康服务扩大到心理健康服务。

3. 对医学教育的影响 目前，国内医学院校医学类专业及医学相关专业的人才培养方案中均要求纳入医学人文社科的知识结构。各专业在修订人才培养方案时，在原有课程体系里普遍增设了心理学、文化学、艺术学等课程，以适应生物－心理－社会医学模式的需要。

4. 对预防医学的影响 预防医学是以人群为研究对象，应用宏观与微观的技术手段，研究健康影响因素及其作用规律，阐明外界环境因素与人群健康的相互关系，制定公共卫生策略与措施，以达到预防疾病、增进健康、延长寿命和提高生命质量为目标的一门医学科学。生物医学模式下的预防医学，强调的是自然环境因素对人群身体健康的影响；而生物－心理－社会医学模式下的预防医学，强调的是自然环境因素与社会环境因素共同对人群身心健康的影响。因此，政府卫生主管部门、医院和社区医疗保健机构共同参与到群体健康与慢性病防治的管理，从而促进了卫生事业的发展。

5. 对健康理念的影响 生物医学模式下的人们认为"健康就是没有疾病"，而在生物－心理－社会医学模式下，健康的内涵更为丰富。世界卫生组织在 1948 年提出了"健康是指身体、心理和社会的完美状态，而不仅是没有疾病和虚弱的现象"的健康定义，到了 1990 年又进一步阐述了健康的内涵包含躯体健康、心理健康、社会适应良好和道德健康四个维度。

三、医学模式转变与医学心理学的发展

19 世纪末，西医作为一门现代科学传入我国，并逐渐成为主流。自此，生物医学模式在我国医学界占据主导地位，且延续至今。20 世纪前半期，我国排在疾病谱前位的基本上是传染病、营养不良、寄生虫病等疾病。随着社会经济的发展，尤其是改革开放以来社会经济的高速发展，我国的疾病谱发生了根本性变化。慢性非传染性疾病如心脏病、脑血管病、肿瘤、糖尿病等上升为疾病谱的前列，成为当代人类健康的主要威胁；而传染病退居疾病谱的第四位，结核、麻疹、瘟疫等已得到有效控制，不再是威胁人类生命的主要因素。同时，人们处于社会急剧变化的社会转型时期，各种社会矛盾凸显，导致人们生活和工作的压力明显增大，使得机体频繁而持久地处于应激状态，从而影响到人们的健康，导致疾病的发生。因此，为适应疾病谱变化的需要，我国的医学模式也有必要转移到生物－心理－社会医学模式上来。

从 20 世纪 80 年代初开始，出于促进我国医学模式转变的需要，国内医学院校陆续将医学心理学课程纳入到医学生的培养方案中。许多医学类专业或与医学相关专业的培养方案中大多将该课程作为必修或限选课程，课程的计划课时为 36～54 学时不等。医学生和医学工作者通过系统地学习医学心理学知识，将有助于推动我国医学模式的转变。不仅如此，《中华人民共和国精神卫生法》于 2013 年 5 月 1 日起颁布实施，其中第六十五条规定："综合性医疗机构应当按照国务院卫生行政部门的规定开设精神科门诊或者心理治疗门诊，提高精神障碍预防、诊断、治疗能力。"第六十六条规定："医疗机构应当组织医务人员学习精神卫生知识和相关法律、法规、政策。"综合性医院开设"精神科""心理卫生科"或者"心身医学科"，都已成为"三级甲等"医院评审的必备条件。由此，越来越多的临床医生在诊治疾病过程中会考虑心理、社会因素的影响，提高了许多疾病的治疗康复效果。医学模式的转变也促进了更多的临床医生寻求精神医学联合会诊，同时也推动临床医学管理模式发生转变。

NOTE

第三节　医学心理学的发展展望

一、医学心理学的学科定位

医学心理学的概念早在 1852 年由德国哲学家洛采（R. H. Lotze）提出，但能否成为独立的学术领域，在很长一段时期里还缺乏共识。尽管如此，各国对医学心理学实质性的基本内容还是达成了较多共识。在欧美发达国家的医学教育中涉及心理学的课程内容十分丰富，教学课时数较多。例如，德语国家的"医学心理学""心身医学与心理治疗"是医学生的必修课程，美国大学基础医学阶段的"行为科学""行为医学"及"临床心理学"，连同临床阶段的"脑与精神""精神病学"构成了医学教育阶段的重头戏，理论和实践环节的总课时超过了其他任何一门课程。

受欧美医学模式转变的影响，我国的教育、卫生行政部门和学界对医学心理学的学科定位也已经达成共识。国内的西医院校和中医药院校大多将医学心理学作为医学类专业学生及其他医学相关专业类学生的必修课程；同时，还有普通心理学、发展心理学、行为医学、临床心理学、精神病学、管理心理学等一系列相关课程供学生限选或自选。医学心理学作为一门内容丰富的理论和应用学科，由于将心理学、生命科学（尤其是神经科学）与人文社会科学高度整合，使其在学科高度分化、细化的当今凸显出重要性。国内外的经验都说明，医学心理学在培养医生专业能力和人文素养方面都起到了不可替代的重要作用。

二、医学心理学理论对医学实践的影响

医学心理学将个体的生命现象视为机体功能和精神活动交互影响、协同作用的一个整体、动态的过程，强调心与身之间、个体与群体之间，以及人与社会环境和生态环境之间的有机联系。这种系统论的医学观，一方面，能够为医学工作者进行科学研究提供参照系和方向，避免医学行为纯生物医学化；另一方面，将心理学的研究与基础医学、临床医学联系起来，可以弥补对人的心理行为活动进行单纯的思辨、推理和臆想而产生的不足，避免将一些医学问题过度社会学化。

医学行为纯生物医学化产生的不利后果，使得临床医生的处境变得越来越尴尬，严重影响到医学的发展。尽管现代医学科技高度发达，但学科分类越分越细，局部治疗技术也越来越精湛，对局部越发全神贯注。因此，容易忽视人的整体性，出现"头痛医头，脚痛医脚"的现象。同时，医疗工作方法逐步走向诊断信息电脑化、记录自动化、病史与体格检查格式化和程序化，医生们更容易产生过度依赖高科技技术，而忽视人的心理、社会因素的影响。容易出现医疗行为中只看"病"而不看患了病的"人"、只做辅助检查而缺乏与患者的细致沟通的现象。医生与患者直接接触的时间变得越来越少，医疗行为缺乏个性化、人性化与人情味，导致医患关系越发紧张、恶化。医学问题的过度社会化则可见于一些患者的异常行为被解读为品行问题、社会问题，而没有理解为有生物学、心理学基础的精神卫生问题，往往误导社会舆论，导致不必要的群体性认知歪曲和情绪偏差。

由此可以看出，医学心理学理论对指导医学实践具有非常现实的意义。日常医疗行为中需要处理的个体健康问题，既需要医学心理学在宏观的层面提供反思和升华的思想工具，也需要其在微观层面上的实证依据，以及宏观与微观相结合而开发出来的评估、解释和干预的手段。

三、医学心理学的发展趋势

生物–心理–社会医学模式使得人们能够更加系统、全面地研究和处理健康与疾病问题，也更加符合客观现实。同时，医学心理学在医学中的地位也越加重要。在这样的背景下，医学心理学持续发展的趋势正如赵旭东先生所言，主要体现在以下几个方面：

1. 推动由临床问题驱动的实证研究　社会文化变迁带来新的问题和挑战，集中体现在个体的心身适应上。医学科技的进步，如器官移植、侵入性技术、辅助生育及干细胞技术等，也要求医务人员及患者处理新型的心身关系和医患关系。

2. 完善人生全程适应与发展的多维度、多因素模型　有关人性的古老的"先天–后天"（nature–nurture）论题或"遗传–环境"论题，随着医学心理学将遗传学、神经生物学、发展心理学、社会心理学及文化心理学等学科的成果结合起来，将越来越清晰地得到揭示。

3. 发展整合医学　有人提出"生物–心理–社会"医学模式已不足以概括医学实践的维度，有必要向"生物–心理–社会–文化–灵性"（bio–psycho–social–cultural–spiritual）模式或"生物–心理–社会–生态"（bio–psycho–social–ecological）模式的演化。在基础研究层面，目前医学心理学与神经科学的结合更加紧密，继 2013 年美国启动"脑科学计划（Brain Initiative）"以后，2015 年中国的"脑科学计划"也随之启动，心理活动的神经机制有望阐明。在临床层面，不仅仅是对精神卫生及临床心理专业人员，而是对所有临床领域的人员，都要强调以下转变：①从聚焦于异常心理学、病理心理学，扩展至重视积极心理学；②从关注患者缺陷，扩展至重视其资源、适应性及心理弹性（或复原力）；③从专注于矫治病态，扩展为提前预防、重视康复；④从专注于个体，将视野扩展到更广阔的生态社会文化背景；⑤从提倡改变医务人员社会角色、放弃权威式的社会控制功能，转变为平等、民主的帮助行为。以上转变将有利于对患者进行各种人性化服务模式，如联络临床心理会诊服务，针对心血管疾病、肿瘤、糖尿病的各种综合治疗包及康复计划等。同时，也会引起人力资源、保险支付、医用建筑设计标准等方面的积极变化。

4. 在心理健康促进工作中加快实用技术的研发、应用和推广普及　随着 2013 年 5 月 1 日《中华人民共和国精神卫生法》的正式实施，心理健康促进事业已经成为医学界、心理学界及社会各界的法定义务。西方的主流理论和主干技术及符合中国传统文化特点的理论与技术将会得到迅速发展，并得到广泛的应用和普及。

【复习思考题】

1. 简述医学心理学的概念与学科性质。
2. 如何理解医学模式的转化？
3. 简述医学心理学的基本观点。
4. 如何理解医学心理学的发展趋势？

NOTE

第二章　心理学基础

　　心理学是一门从哲学中独立出来的学科，它既有自然学科的属性，又有社会学科的属性，是一门交叉学科。它是研究心理活动规律的科学，主要研究人的心理现象。人的心理现象是普遍的，也是非常复杂的。有人类活动的地方，就有人的心理现象，但每个人的心理现象都不尽相同。一般把心理现象分为心理过程和个性心理两个方面，这两个方面既相互区别又紧密联系。心理过程包括认知过程、情感过程和意志过程，个性包括个性倾向性和个性心理特征。

第一节　心理现象概述

一、心理现象

　　心理现象（mental phenomenon）是心理活动的总和，包括心理过程和个性心理两个部分（图 2 - 1）。心理过程是在客观事物的作用下，在一定的时间内大脑反映客观现实的过程，亦是人的心理活动发生、发展的过程。认知过程、情绪情感过程和意志过程共同构成人的心理过程，他们从不同方面反映了心理活动的不同特征，这三者之间相互联系、相互影响。由于个人先天资质和后天生活条件及接受教育程度的不同，每个人的个性心理表征都有所不同。个性心理亦称人格或个性，包括人格倾向性（如兴趣、需要、动机、理想、信念等）和人格心理特征（如能力、气质、性格）。心理过程和个性心理相互联系又有所不同，心理过程侧重于心理现象的发生、发展和变化的过程，具有共性规律；个性心理则侧重于个体的心理表征，特别是个体有别于他人的心理特征，具有差异性规律。对个体的心理现象和心理过程进行分析研究，有助于掌握个体心理过程及心理特征的总体概况。

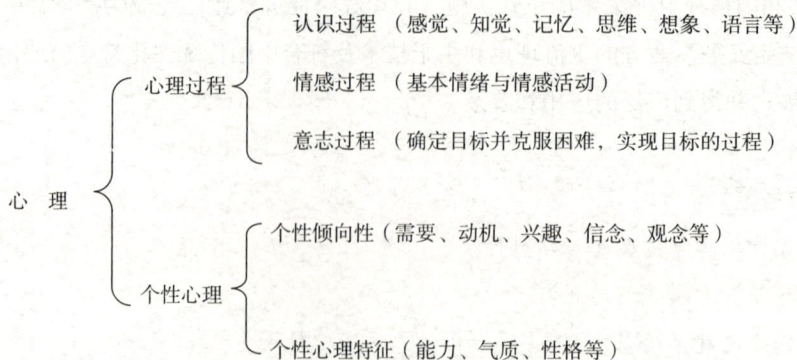

```
                ┌ 认识过程（感觉、知觉、记忆、思维、想象、语言等）
      ┌ 心理过程 ┤ 情感过程（基本情绪与情感活动）
      │         └ 意志过程（确定目标并克服困难，实现目标的过程）
心理 ─┤
      │         ┌ 个性倾向性（需要、动机、兴趣、信念、观念等）
      └ 个性心理 ┤
                └ 个性心理特征（能力、气质、性格等）
```

图 2 - 1　心理现象结构示意图

　　心理现象是物质进化到一定阶段的产物。物质的共性在于其发展过程中由于相互作用的影响会留下物质的痕迹，亦称物质的反应。物质的反应可表现为滴水穿石、金属氧化生锈、菊科植物的向阳性、动物对攻击的逃避等。物质发展水平不同，其反应形式亦不同。无生命的无机物质，其反应形式只有机械、物理和化学的形式；植物和单细胞动物等有生命的物质，其反应形式则具有感应性。感应性是生物为了自我保护和繁衍，改变自己的状态或活动形式以应对外界刺激的能力。如单细胞的阿米巴原虫遇到细菌等营养物质，就伸出伪足将其包裹并同化为自己的组成部分，而遇到铁丝等有害物质时则缩回伪足向相反方向运动。感应性是生命体的主动反映形式，与无生命物质的被动反映形式相比，具有质的飞跃。

　　单细胞动物发展到多细胞动物后，动物身体的各个部分为适应生活环境的变化而逐渐分化，有了专门接受某种刺激的特殊细胞。这些细胞逐渐集中，形成了专门的感觉器官和运动器官，同时出现了协调身体各部分功能的神经系统。腔肠动物水螅的网状神经、环节动物蚯蚓和节肢动物昆虫的节状神经具有感觉这一新的反映形式。感觉是把外界刺激的个别属性反映成主观映像的过程，是最原始、最简单的心理反映形式。这种反映形式不仅表现为对直接刺激的反映，更重要的是表现为对无直接联系、具有信号意义的刺激的反映，如蚯蚓对光及蜘蛛对振动、气味的反映等。脊椎动物管状神经的出现为脑的形成创造了条件。大脑皮层的出现是神经系统演化过程的新阶段，它使脑真正成为有机体的一切活动的最高调节者和指挥者。随着神经系统特别是脑的发展，各种感觉器官和运动器官也相应完善，有机体开始对直接作用于感觉器官的复合刺激和事物整体做出反应，如鱼同时依靠视、嗅、味等感觉器官来反映复合刺激，较为高级的心理反映形式——知觉便随之出现。高等脊椎动物——哺乳动物的神经系统更加完善，大脑半球出现了沟回，扩大了脑皮层的表面积，为大脑皮层担负更重要的调节和指挥功能准备了物质基础。大脑皮层是整个神经系统的最高部位，是心理活动最重要的器官。到了这一阶段，动物已经可以很容易地建立条件反射，心理反应的形式越来越复杂，水平也越来越高。动物的具体思维能力逐步发展，在适应环境的过程中，形成了个体特有的行为方式，能够反映一些事物和事物之间的关系，解答一些较为复杂的问题。如马戏团的小狗能解答简单的数学题，黑猩猩能利用木棍等工具从较高处取下上肢拿不到的食物等。

　　人类的心理活动是动物心理发展的继续，但又与动物心理有着本质的区别。动物及其心理的演化是完全受生物学规律支配的；人类及其心理的产生，一方面要受生物学规律的支配，但更主要的是受其他因素特别是劳动和语言的支配。劳动既创造了人本身，也创造了人的意识。劳动使人类祖先的四肢分化，确立了可直立行走的身体结构，摆脱了总是向下方摄取知觉印象的困境，可以眼观六路、耳听八方，从外界接受更多的信息。手成为劳动的器官，加强了视觉和触摸觉之间的联系，强化了对刺激物的认识，使人类祖先大脑皮层接受来自各器官的信息与日俱增，联系也日益复杂，从而促使大脑皮质的迅速发展，并产生了动物所没有的言语等新功能区。劳动是人类制造和使用工具，自觉改造自然的过程。在这个过程中，人类不断获得丰富的外部世界知识，其观察力、抽象思维能力、想象能力及操纵物体的运动技能都得到了发展。劳动工具作为社会实践的产物，凝结着丰富的社会经验。个人参加劳动时，必须学会使用他人或前人所创造的工具。人类的社会经验是通过训练和学习来传递的，不像动物依靠本能遗传传递种族经验。这种传递方式为人类祖先继承丰富的社会经验遗产，最大限度地发展人的心理提供了条件。而语言是人类祖先在社会劳动和交往中，为了交流思想、传递信息的需要而产生的

NOTE

交际符号系统。语言促进了人类意识和自我意识的产生，促进了人类抽象思维的产生，使人类的认识更加广阔。同时借助于语言，人们的认识不仅可以驰骋于无限的现实世界和虚幻境地，而且还可以追忆过去，展望未来，使人类心理出现了自觉性、目的性、计划性、社会性和抽象逻辑思维等新的特点。

二、心理的本质

心理学（psychology）是研究心理现象发生、发展规律的科学，因此理解心理现象的本质和概念是极其必要的。对于心理现象的理解是人类认识史上重大的原则问题。心理的实质是什么？唯物论与唯心论的理解是根本对立的。随着自然科学的发展，大量的事实证明：心理是脑的功能，是人脑对客观现实主观能动的反映。这一论断科学地阐释了心理现象的本质属性。

（一）心理是脑的功能

人脑是一个极其复杂的功能系统。我们的一切心理活动都是脑的功能。我们可以通过讨论脑的三个主要的功能系统来加以理解。

1. 脑的感觉功能系统　人脑通过感受器（如眼的视网膜、内耳的柯蒂氏器等）接受内外环境的刺激，并发放神经冲动由感觉神经传入中枢神经系统，再分别经特异性传入系统和非特异性传入系统到达大脑皮层。大脑皮层对这些传入信息进行加工，从而产生相应的感觉。感受器发出的神经冲动由两条神经通路传入大脑皮层，一条是特异性传入系统，另一条是非特异性传入系统。这两个系统的作用是不同的。每种感受器都有其特异的传入路径，以传导感受器发放的神经冲动，并传送到大脑皮层的特定投射区（特异性传入系统）。其作用是引起特定的感觉，包括皮肤感觉、本体感觉、视觉、听觉、味觉和嗅觉等。丘脑是这个系统中重要的转换站，除嗅觉外，所有的感觉纤维在到达大脑皮层之前都终止于丘脑，在此更换神经元后，发出纤维将各种感觉冲动分别投射到大脑皮层的特定区域。丘脑对感觉信息进行初步加工，但它不能确定感觉的性质和强度。特异性传入系统的神经束经过脑干时发出侧支，与脑干网状结构内的神经元发生突触联系，然后经丘脑内侧部弥散性地投射到大脑皮层的广泛区域，不产生特定的感觉，因此称为非特异性传入系统。正常情况下的感觉功能是特异性传入系统和非特异性传入系统功能整合的结果。推而广之，人的各种心理活动都必须有网状激活系统的参与，因为人的绝大多数心理活动都是在清醒状态下进行的。而下行网状系统则对效应器官的活动具有激活和抑制作用，是大脑皮层对行为、活动控制必不可少的脑器官。

2. 脑的运动功能系统　人的一切随意活动是由大脑皮层调节的。中央前回是躯体运动的皮层代表区。大脑皮层运动区的功能特征是：①对侧支配，即一侧运动区主要支配对侧躯体肌肉活动；②精细的定位，一定的区域支配身体一定部位的肌肉；③身体不同部位在大脑皮层的代表区的大小和运动的精细复杂程度有关；④刺激该区引起的肌肉运动，主要是少数个别肌肉的收缩，甚至只引起某块肌肉的一部分发生收缩，不发生肌肉群的协同收缩。人的一切随意运动都是经锥体系统和锥体外系统的协同活动完成的。大脑皮层相当广泛的区域都与随意运动有关。由于随意运动是为满足个体的需要和保证种系生存而进行的，因此，行为动作必然受到周围环境和体内环境传入信息的控制和影响。有关维持内环境稳定和种系生存的需要，反映在脑干网状系统、下丘脑和边缘系统，其中一部分行为可能是通过额叶皮层和扣带回而实现。根据客观情况的变化，对动作进行更细微的调节则主要通过顶叶、颞叶和枕叶来实现。至于根据预先的意图进行有目的、有计划的行动，前额区起着十分重要的作用。

3. 大脑皮层的联络功能 在大脑皮层，除了特异感觉投射区和运动区之外，还有更广大的区域。这些区域一般称为联络区，主要有：

（1）感觉联络区 各感觉投射区的神经元严格保持着模式特异性，其邻近区域有大量的短轴突联络神经元。它们与各感觉区的特异神经元有着广泛的联系，其功能是组织进入感觉区的神经冲动，以便获得更精确的信息。

（2）运动联络区 运动的组织与意义性是由运动前区赋予的。例如，写字时所需要的手指和手臂肌肉的运动是人对这种运动方式和程序经过多次练习而习得的。这种经验包括手与臂运动的方式与文字意义的关系。学习、保持及运用这种经验等，是与控制手指和手臂运动区有关的运动联络区的功能。如果这一运动联络区受损坏，患者虽仍能握笔做书写状运动，却不能写出他以前所熟悉的文字。

（3）前额联络区 该区为规划、调节和监督复杂活动形式的联合区，位于大脑半球额叶的最前端。前额联络区在人形成意向、运筹规划，以及调节和监督自己的行动使之与目的、计划相适应的活动中起决定性作用。前额区被破坏后，此类能力即丧失。临床病例中曾发现，前额区损伤者虽仍能表现简单的智能活动，但不能从事综合性与推理性的思考活动。

（二）心理是客观现实的反映

从心理的对象和内容来看，心理是人脑对客观现实的反映。脑为心理的产生提供了物质基础和可能性，但它本身并不能自发地产生心理，只有在与客观现实的相互作用中，才能产生心理。辩证唯物论指出，"物存在于我们之外，我们的知觉和表象是物的映像"。世界万事万物作用于人的感官，通过感觉、注意、想象、记忆、思维、意志、情感等过程反映在人脑中，并做出应答性的反应，如语言、动作等活动。人的心理现象是客观现实在头脑中的映像，心理依赖于客观现实而存在，客观现实是心理的源头活水。离开了客观现实，心理便无从产生，因为"没有被反映者，就不能有反映，被反映者是不依赖于反映者而存在的"。客观现实是在意识之外、不依赖主观意识而存在的事物。自然、社会都是人的心理的重要源泉，相对而言，社会对于人的心理更为重要并具有决定性的作用。

一个脱离现实的人不可能有正常的心理活动，甚至人的身体发展都会受到影响。人既具有自然属性，又具有社会属性。正是由于客观现实中的事物作用于人脑，人才能产生各种认知活动、情志活动，形成个性倾向性和稳定的心理特征。所以说，客观现实是人的心理活动的内容和源泉。

（三）心理的主观性与实践性

人具有主观能动性，心理是人对客观现实的能动反映，它不可避免地带有一定的主观性。人与动物在生物属性上的根本区别在于人具有高度发达的大脑和语言。正是人具有思维和意识的属性，具有高等的心理活动，才能认识和正确运用自然规律和社会规律，才能做自然和社会的主人。人的心理活动不是对客观现实消极的、被动的镜像，而是积极的、能动的反映，人的心理活动对实践具有指导意义。

人的心理主观性还表现在，它是在人的活动中产生的，受个体的生活经历、全部的知识经验及个性心理特征等的影响和制约。因此，这就必然使人的心理活动带有个性化色彩，表现出对客观事物反映的主观性。比如，对于某地的同一棵松树，有着不同知识经验的人，就可能有

NOTE

不同的反映。在植物学家眼里，这是一棵油松，属松科长绿乔木；在建筑师看来，这棵松树高大、笔直，是建造房屋的栋梁之材；在画家的眼里，它可能成为绘画的素材等。

心理是在实践中发生发展的。当人掌握了语言，参与社会的实践与交往，不断积累经验接受人类的知识财富，也就产生了反映客观现实的日益丰富和不断概括的主观世界。

第二节　心理过程

【案例】

晓伟，男，13岁，在读中学生。据父母介绍，晓伟从小品学兼优，乐观自信。自进入初中后，成绩一度下滑，尤其初二以后，不但成绩未有起色，甚至开始出现厌学症状，情绪低落，冷漠；意志行为减退。自诉："我不想和任何人交流，父母也不想，没有人能理解我，我也不想学习，不想做任何事情。"据老师反映，晓伟经常不完成作业，寡言少语，同学关系不融洽。为此，家长不知晓伟问题出在哪儿而很苦恼。

问题：晓伟哪些方面出了问题？是什么性质的问题？

一、认知过程

认知过程（cognitive process）是指个体对客观世界的认识和察觉，包括感觉、知觉、记忆、思维、注意等心理活动。

（一）感觉

感觉（sensation）是人脑对直接作用于感觉器官的客观事物个别属性的反映，也可以说是机体的感觉器官对环境变化（刺激）的反应，是人对刺激基本形式的最初体验。感觉虽然简单，却是一切知识的来源，是维持人们正常心理活动的必要条件。首先，感觉使我们可以获取内外环境的信息，为人的生存提供重要的线索和依据；其次，感觉保证了机体与环境的信息平衡；最后，感觉是一切较高级、较复杂的心理现象的基础。如果丧失了感觉能力，就不能产生认识，更不可能产生情感和意志；如果感觉出现偏差，就会产生歪曲的认识，出现情感的障碍和异常的意志活动；如果感觉被剥夺了，心理活动就会产生异常。

1. 感觉的分类　根据刺激的性质和来源，可以将感觉分为外部感觉和内部感觉两大类。

外部感觉即人的感官对外部刺激物的觉察，反映外部客观事物的个别属性，其感受器位于身体表面或者接近身体表面。外部感觉可分为远距离感觉和近距离感觉。远距离感觉接受远距离的刺激，包括视觉、听觉和嗅觉；近距离感觉接受近距离的刺激，包括味觉、皮肤觉等。

内部感觉即人的感官对内部信息的觉察，反映机体运动的信息和内部器官所处的状态。其感受器位于身体的内部器官和组织内。内部感觉包括运动觉、平衡觉、内脏感觉等。

2. 感觉的特征

（1）感受性与感觉阈限　感受性是人对外界刺激的感受能力。感觉阈限是指刚刚能引起感觉的刺激量。感受性的高低可以用感觉阈限的大小来衡量。人的每一种感觉，都有两种类型的感受性和感觉阈限。一种是绝对感受性与绝对感觉阈限。绝对感受性是指人对刚刚能引起感觉的最小刺激量的感觉能力，刚刚能引起感觉的最小刺激量就叫绝对感觉阈限。绝对感受性的高低与绝对感觉阈限的大小呈反比关系，即感受性愈高，阈限愈小；感受性愈低，阈限愈大。另一种是差别感受性与差别感觉阈限。在刺激物引起感觉后，如果刺激在数量上发生变化，并不是所有变化都能被我们觉察出来。只有它们的强度达到一定的差异，才能引起差别感觉。这种对最小差别量的感觉能力叫差别感受性，刚刚能引起差别感觉的刺激最小变化量就叫差别感觉阈限。差别感受性与差别感觉阈限在数量上也成反比关系，即差别感受性越高，差别感觉阈限越低；差别感受性越低，差别感觉阈限越高。

（2）感受性的变化　人的感受性不是一成不变的，根据人与环境的相互作用、各种刺激的相互作用及人的感觉器官的相互作用，人的感受性会发生变化。

①感觉的适应：某一感官对某种刺激的敏锐程度并非一成不变的。由于某种刺激的持续作用或一系列刺激的连续作用，导致对刺激的感受性的变化，这种现象叫作感觉的适应。适应的结果可以是感受性的升高（仅见于视觉），但大多是感受性的降低。古语有"入芝兰之室久而不闻其香，入鲍鱼之肆久而不觉其臭"，说的正是嗅觉的适应现象。人们刚刚进入暗室，往往看不清事物，但过一段时间，则能看的相对清楚，这是视觉感受性提高的现象。不同感觉的适应有不同的特点，这与人类的生存需要有密切的关系。比如痛觉就不容易发生适应，因为痛觉具有警报作用，促使人们回避危险。

②感觉的相互作用：是指由于不同感觉的相互影响，造成某一种感觉在程度上发生变化。在一定条件下，各种不同的感觉都可能发生相互作用，从而使某一感觉器官的感受性发生变化。例如，我们吃过糖后再吃苹果，会感觉苹果是酸的；喝热汤比喝冷汤感觉会更鲜美；在喧闹的时候，人们对黄昏的视觉感受性降低。更为有趣的是，相关实验发现，在绿色光线照明下人的听觉感受性提高，红色光线照明下人的听觉感受性下降。感觉相互作用的一般规律是：微弱刺激能提高其他感觉的感受性，而强烈刺激则会降低其他感觉的感受性。

③感受性的补偿与发展：人的各种感受性都是在生活实践中发展起来的。个体之间由于生活实践和环境的差异，可以导致感受性的明显不同。如音乐指挥家具有高度精确的听觉，能听出上百人的乐队中某个人一个音符的错误；有经验的汽车驾驶员根据发动机的声音能准确判断出故障发生的部位。感受性的补偿是指失去某种感觉能力的人，可以通过实践锻炼明显提高其他感觉器官的感受性，使失去的某种感觉能力相应得到补偿。如长期双目失明的人听觉和触觉会变得非常灵敏。

（二）知觉

知觉（perception）是人脑对当前直接作用于感觉器官的客观事物的整体属性的反映。知觉是在感觉的基础上形成的，是对感觉信息的整合和解释。在现实中几乎没有孤立的感觉，人们总是要把通过感觉所得到的有关事物的各个属性整合起来并加以理解。当人们认识一个苹果时，既观察到它的形状、颜色，也感受到它的味道、口感等特性，把这些方面的感觉信息整合起来，就构成了人们对苹果的基本认识，这个信息整合的过程就是知觉。知觉是在人的实践活动中发展起来的。刚出生的婴儿既不能把握物体的远近、大小，也没有关于时间的概念。这些知觉是在后天的生活实践中，借助知识和经验逐渐发展完善起来的。语言在知觉的发展中也起着重要的作用，词是知觉发展到高级水平的必要工具。

1. 知觉的分类　知觉可以分为空间知觉、时间知觉、运动知觉。空间知觉是个体对物体

NOTE

空间特性的反映，包括距离、形状、大小、方位和深度等；时间知觉是个体对客观事物时间的延续性和顺序性的反映，即对事物运动过程中的时间长短和次序先后的知觉；运动知觉是个体对物体空间移动速度的反映，包括人们乘车、坐船及行走时的体验。

2. 知觉的基本特征

（1）知觉的选择性　感觉器官收集信息时，并非对环境中所接触到的一切刺激悉数接收，而是根据当前的需要有选择地把其中一部分作为知觉对象，把其余刺激物当作背景，知觉的对象能够得到清晰的反映，而背景只能得到比较模糊的反映，这就是知觉的选择性。知觉对象的选择与很多因素有关。主观因素包括动机、需要、兴趣、情绪状态、经验等，与其有关的客体会被优先选为知觉对象。客观因素主要指刺激物本身的特点，一般地说，强度较大、色彩鲜明、具有活动性、对比强烈的刺激物易成为选择的对象，刺激物的组合规律，如简明性、对称性、规律性等，也会使它们易被选择为图形。

（2）知觉的理解性　人的知觉与记忆、思维等高级认知过程有着密切的联系。人在知觉过程中，不是被动地把知觉对象的特点登记下来，而是以过去的知识经验为依据，对知觉对象做出某种解释，使其具有一定的意义，这就是知觉的理解性。不同知识经验的人在知觉一个对象时，由于理解不同，知觉的结果也不同。言语也是影响知觉理解性的一个因素。由于言语能够指示知觉的内容，当外部的对象标志不明显时，通过言语的指导，可以唤起人的过去经验，补充知觉刺激中所缺失的内容，有助于对知觉对象的理解。另外，知觉者的实践活动任务以及兴趣、爱好均对知觉过程的理解性有不同程度的影响。

（3）知觉的整体性　在现实生活中，知觉的对象往往是由许多属性、部分组成的整体，但它作为刺激物作用于我们的感官时，往往是不完备的，只有部分或个别属性起作用，但人对它的知觉却是完整的整体，这便是知觉的整体性。用现代信息论来解释，知觉的整体性则是指我们在感知一个对象时，获得的超越了各部分刺激相加之和的整体知觉体验。知觉整体性不仅与对象本身的特性有关，也与知觉者的主观状态有关，过去经验、知识可对当前知觉活动提供补充信息。

（4）知觉的恒常性　当我们从不同的角度、不同的距离、不同的光线下观察某一熟悉的物体时，虽然我们所感觉到的这个物体的大小、形状、亮度、颜色等物理特征会因环境影响而有所变化，但我们对该物体特征所获得的知觉却倾向于保持相对不变的印象。这种当知觉的客观条件在一定范围内改变以后，知觉映像仍然保持相对不变的心理现象，就是知觉的恒常性。在各种知觉中，视知觉的恒常性最明显，有大小、亮度、形状、颜色等恒常性。知觉的恒常性使人们在不同的情况下，按照事物的本来面貌反映事物，以适应和改造世界。如果没有知觉的恒常性，人就难以适应千变万化的外界环境。

（三）记忆

记忆（memory）是指人脑对过去经历过的事物的反映（包括识记、保持、再认和重现或回忆）。用信息加工理论来说，记忆则是人脑对外界输入的信息进行编码、存储和提取的过程。记忆对人类个体的心理生活有着极其重要的作用。人通过感知从外界获得信息，如果不能将其保留下来，就不会有知识、经验，就不能形成概念，亦不能进行判断和推理，也就无法适应复杂多变的环境。记忆将心理活动的过去、现在和未来联成一个整体，使心理发展、知识积累和个性形成得以实现。记忆是心理过程在时间上的持续，失去记忆，人的心理会出现断层，人的心理也就不能得到充分深入地发展，人将永远面临一个陌生的世界。可以说，记忆是一切智慧的根源，是心理发展的奠基石。

1. 记忆的分类

（1）按记忆的内容分类

①形象记忆：是以感知过的事物形象为内容的记忆，这些具体形象可以是视觉的、听觉的、嗅觉的、味觉的或触觉的形象。形象记忆保持的是事物的感性特征，具有鲜明的直观性。

②逻辑记忆：是对概念、公式、判断、推理等抽象内容的记忆，这些记忆不是事物的具体形象，而是以语言或符号的形式表现出事物的意义、本质和规律。

③情绪记忆：是以体验过的情绪或情感为内容的记忆。引起情绪、情感的事件虽然已经过去，但深刻的体验和感受却保留在记忆中。在一定条件下，这种情绪、情感又会被重新体验，这就是情绪记忆。

④运动记忆：是以曾经做过的运动或学习过的操作为内容的记忆，如对个人的生活习惯和熟悉的技能等的记忆。一旦掌握运动动作的技能，并能熟练地操作，运动动作的形象连同这套动作的程序及对骨骼、肌肉、关节活动的精细控制和调节一起储存在头脑中，成为运动记忆。运动记忆与其他类型的记忆相比，易保持和恢复，不易遗忘。

（2）按记忆信息保持时间的长短分类

①感觉记忆：又称瞬时记忆，是指客观刺激物停止作用后，其印象在人脑中保持很短时间的记忆。在这个阶段，外界信息进入感觉通道并以感觉映像的形式短暂停留。感觉记忆的容量较大，但保持的时间很短，一般在 0.25~2 秒之间。瞬时记忆的材料如果没有受到注意，则很快消失，如果受到注意，就转入第二阶段——短时记忆。

②短时记忆：是指记忆的信息在头脑中储存保持在 1 分钟之内的记忆。短时记忆与感觉记忆不同，感觉记忆中的信息是不被意识并且也是未被加工的，而短时记忆是操作性的，是正在工作中的、活动着的记忆。短时记忆的容量是 7±2 个组块。组块就是记忆的单位，一个数字、一个汉字、一个英文字母、一句短语或一幅挂图都可以看成是一个组块。短时记忆如果不经复述，会很快消失。若要长期保持，就须进行加工编码，使之变成长时记忆。

③长时记忆：是指信息在记忆中储存超过 1 分钟以上直至保持多年甚至终身的记忆。从信息论的观点看，所谓长时记忆是指进入短时记忆的信息，借助于复习和理解意义，最后被输送到记忆系统的最深一层，并以"意义编码"的形式保持很久。长时记忆的容量巨大。长时记忆将现在的信息保持下来供将来使用，或将过去储存的信息提取出来用于现在。它把人的活动的过去、现在和未来联系起来。

2. 记忆的过程　记忆是一个复杂的心理过程，包括识记、保持、再认和再现（回忆）。而按信息论的观点来看，记忆的形成是一个对信息处理和加工的过程，包括对信息的编码、存储、提取。

（1）识记　就是识别并且记住事物，即通过反复感知形成巩固的映像，并积累知识经验的过程；也就是外界信息输入人脑并进行编码的过程。识记是记忆的第一步，可分为无意识记和有意识记。无意识记是指没有预定的目的，不经过任何意志努力，也不采用任何专门而有效的方法所进行的识记。一般在生活中对个人具有重大意义的事情、符合个人兴趣和需要的事物，以及能激起个人情绪活动的事物是比较容易通过无意识记记住的。无意识记具有偶然性和

NOTE

片面性，仅仅依靠它是不能获取系统知识的。有意识记则是指有预定目的，要运用一定的方法，需要主动注意参与和付出一定的意志努力的识记。有意识记的效果要优于无意识记，在学习、工作中有着更为重要的意义，是掌握系统知识的主要手段。根据识记材料的性质又可将有意识记分为机械识记和意义识记，前者是采取多次重复的方法、依靠材料外在的联系进行的识记，后者是在对材料理解的基础上、依据材料内在的联系进行的识记。通常意义识记比机械识记更全面、迅速、精确和巩固。

（2）保持　是过去识记过的材料在头脑中巩固的程度。识记的知识经验在人脑中的保持，并不单是机械重复的结果，也不是一成不变的，而是一个积极的、创造性的复杂加工的动态过程。这种动态变化表现在量和质两个方面，一般随着时间的推移，保持量会呈减少的趋势。保持的质量同时受到个人兴趣、情绪和不同任务的影响，有的变得更简要、更概括、细节减少，有的变得更丰富充实，有的却发生曲解、颠倒、混淆，甚至消失。由此可见，保持既有积极的创造性意义，也有消极的作用。保持也是实现再认和重现的重要保证。

（3）再认与重现或回忆　是记忆的两种表现形式，是信息的提取或输出过程，标志着整个记忆过程的数量和质量。曾经感知过的事物再度呈现时能辨认出来，就叫再认；曾经感知过的事物或场景不在眼前的情况下，重新呈现出来，这称为重现或回忆。再认和回忆二者之间并没有本质的差别，只是两种不同水平的再现，一般再认比回忆要容易。

3. 遗忘　遗忘（amnesia）是指识记过的材料不能再认和回忆或错误地再认和回忆。如果识记过的内容，不经复习，保存量随时间的推移日趋下降，用信息加工的观点来说，遗忘就是信息提取不出来或提取出现错误。根据遗忘的程度和性质的不同，可分为部分遗忘和完全遗忘，暂时遗忘和永久遗忘。

艾宾浩斯（H. Ebbinghaus）对遗忘现象做了系统研究，并总结出了遗忘曲线。该曲线形状表明了遗忘的一条规律：在识记后短时间内遗忘较多，随着时间的推移，记忆保持的数量减少了，遗忘的进展也渐渐缓慢了，最后稳定在一定水平上。遗忘除了与时间有关外，还和其他一些因素有关。一般来说，对形象、动作的遗忘比对抽象概念的遗忘慢；对有意义的材料比对无意义的材料遗忘慢；一次识记的数量越大，被遗忘的概率越大；个体对其感兴趣的及有重要意义的材料比感到枯燥无味、毫无意义的材料遗忘慢；识记一材料后，紧接着从事其他活动比识记该材料后紧接着就睡觉休息要遗忘得多。

（四）思维

思维（thinking）是人脑对客观事物本质特征和内在规律性联系的间接的、概括的反映。它是大脑以感知觉提供的大量感性材料为基础，进行复杂的多层次的加工，揭示事物之间的关系，形成并利用概念进行判断、推理，解决各种问题，是认识的高级形式。

1. 思维的特征

（1）间接性　是指思维借助其他事物为媒介来进行和完成。思维过程是借助于词汇作为媒介来进行的，借助于某种形式的语言来完成的，没有语言就没有思维活动。由于思维的间接性，人们才可能超越感知觉提供的信息，认识那些没有直接作用于人的各种事物的属性，揭示事物的本质规律，预见事物发展变化的进程。从这个意义上讲，思维认识的领域要比感知觉认识的领域更广阔、更深刻。

（2）概括性　是指个体对客观事物本质特征和内在规律的反映。其主要表现在以下两个方面：①思维反映一类事物的共性：思维所反映的既不是事物的个别属性，也不是个别的事物，而是一类事物共同的本质特征；②思维反映事物之间的规律性：思维是对事物之间规律性内在联系的认识。概括有感性的，也有理性的，还与认识者的知识水平差异有关。概括水平是随着言语的发展、经验的积累、知识的丰富，由低级向高级发展的。一切科学的概念、定理、法则等都是人们以这样的方式概括地认识事物的结果。

2. 思维的过程

（1）分析与综合　分析是指在思想上把事物整体分解为各个部分或各个方面，把整体的个别特征或个别属性分出来。综合是在思想上把事物的各个部分、各个特征、各种属性综合起来，了解它们之间的联系和关系，形成一个整体。分析是从整体各部分、各属性的联系中进行分析的，综合是对各部分、各属性的联合，是通过分析才达到的。分析与综合是思维活动不可分割的两个方面。

（2）比较与分类　比较是对不同事物和现象进行对比，确定其异同，明确其关系的过程；分类则是把事物按不同属性进行区别归类的过程。比较与分类是两种基本的逻辑思维方法，分类是比较的前提，比较是分类的依据。

（3）抽象、概括、系统化和具体化　抽象就是把事物共同的、本质的特征抽取出来，而舍弃其个别的、非本质的特征的过程。概括就是把抽象出来的事物共同的、本质的特征综合起来，并推广到同类事物中去的过程。概括有不同的等级水平。初级概括是在知觉、表象的基础上进行的，它只能抽取事物的外部共同特征，做出形象的概括。高级概括以抽取事物的本质特征为前提，被抽取的特征本身就已经是以概括的形式被思考着。科学概念和规律是高级抽象概括的产物。在高水平概括基础上所做的分类和归类的过程叫作系统化，通过这个过程能得到系统化的知识。应用概念和命题去解释具体事物的过程叫作具体化，以举例和图解去说明原理，就是具体化的表征。

感知和思维构成了认识过程中的两个方面，感知为思维提供了所必要的信息，而思维是感知的进一步发展。整个认识过程可被简单概括为：①通过感觉和知觉从外界获得信息；②将获得的信息进行分析、综合；③将分析和综合所加工的信息进行比较、抽象和概括；④由以上的过程形成概念；⑤利用概念进行判断和推理，形成全新的概念。

3. 思维的分类

（1）根据思维方式分类　可分为动作思维、形象思维和抽象思维。

①动作思维：又称操作思维，是在实际动作中进行的思维。它解决问题的方式是一边动手操作一边思考。婴幼儿的思维基本就属于动作思维，成年人也有动作思维，但是成人的动作思维过程是由词进行调节和控制的。

②形象思维：是指人们利用头脑中的具体形象（表象）进行的思维。形象思维在问题解决中有重要的意义。它是学龄前儿童的主要思维方式，也是许多艺术家、文学家及设计师较多运用的思维方式。

③抽象思维：又叫逻辑思维，是以概念、判断、推理等形式所进行的思维。个体思维发展中，只有到青年后期才能具有较发达的抽象思维。抽象思维解决问题的方式是运用概念进行判断、推理和论证，是人类思维的典型形式。

（2）根据思维探索答案的方向分类　可分为聚合思维和发散思维。

①聚合思维：也称求同思维，是指思维沿着单一的方向，从已知信息中产生逻辑结论的思维。

②发散思维：又称求异思维，是指沿着各种不同的方向去进行积极的思考，根据已有信息找出多种答案、解决方法或结论。其主要特点是求异与创新。

（3）根据思维的独立程度分类　可分为常规思维和创造性思维。

①常规思维：又称习惯性思维，是运用已有的知识经验，按照惯常的解决问题的方式进行思维。这种思维是不经思考就按程序完成的，既规范又节约时间，其创造性水平低。

②创造性思维：是指在思维过程中，在头脑中重新组织已有的知识经验，沿着新的思路寻求产生一些新颖的、有创造想象参加的并具有社会价值的思维。创造性思维是人类思维的高级形式，是多种思维的综合表现。

4. 思维与解决问题　思维活动主要起源于待解决的问题，思维过程体现在解决问题的活动中。

（1）解决问题的思维过程

①发现问题：即认识到问题的存在，并产生解决问题的需要和动机。善于发现问题的人，思维具有较高的积极性，有着强烈的求知欲，他们能从司空见惯的现象中发现问题，提出问题。爱因斯坦曾说过："发现一个问题比解决一个问题更重要，因为后者仅仅是方法和实验的过程，而发现问题则是要找到问题的关键要害。"

②分析问题：就是弄清问题的要求是什么，哪些是已知条件，已知条件与要求之间有什么联系，从而把握问题的实质，确定问题解决的方向，这是解决问题的起点。分析问题能否抓住关键，既取决于人的知识经验的多寡，又取决于人的分析能力。

③提出假设：即提出解决问题的方案、原则、途径和方法。它也是解决问题的关键，只有提出合理的假设，找出正确的方法或答案，问题才能得以解决。

④检验假设：就是通过一定方法确定所提出的假设是否符合实际，是否与某些原理、原则、公式相符合，是否能够真正地解决问题。检验假设的方法主要有两种：一种是直接检验，就是通过实践进行实际操作；另一种是间接经验，即通过思维活动来检验。凭借已有的知识经验，通过逻辑推理，从理论上检验假设。当然，最终还得由实践来检验。

（2）影响问题解决的心理因素

①情绪状态和动机强度：愉快、自信、乐观等积极的情绪状态能激励人们积极思考，有助于问题的解决；而苦闷、失望、悲观、烦躁等消极的情绪状态往往会妨碍人的智力活动，降低解决问题的效率。动机也会影响个体思维活动的积极性。在一定程度内，动机的强度与解决问题的效率成正比。但是，动机过强或过弱都会降低解决问题的效率。动机过强，使人的情绪过于紧张会抑制主体发现解决问题的线索；动机过低，使人易被无关因素分散注意力。

②思维定式：是心理活动的一种准备状态，这种心理准备使人们以特定的方式进行认识或产生行为，或在解决问题时具有一定的倾向性。通常在相同、相似的情形下，定势有利于问题的解决；在变化的情况下，定式则可能有消极作用。

③迁移：是指对一些问题的解决会影响对另一些问题的解决。迁移有正迁移和负迁移，正迁移起积极作用，负迁移则起消极作用。

④功能固着：是指在解决问题时，因个人在知觉上受情境中条件（或因素）既有功能的

影响，致使问题不易解决的情形。

⑤个性：解决问题的效率常受个性的影响，包括智慧、自信心、灵活性、创造精神、毅力等多种因素。

（五）想象

想象（imagination）是一种思维活动，是人脑对已有的表象进行加工改造而产生新形象的过程，是一种高级的、复杂的认识活动。想象是在表象的基础上形成的，表象是过去感知的事物在个体记忆中保留下来的印象。想象即是人脑通过对已有表象的加工改造，进行重新组合创造而形成的新形象。构成新形象的一切材料都来源于人们既有的生活，取自人们过去的经验。

1. 想象的分类

（1）无意想象　是一种没有预定目的，不自觉的想象。它是当人们的意识减弱时，在某种刺激的作用下，不由自主地想象某种事物的过程。

（2）有意想象　是根据一定的目的，自觉进行的想象。人们在实践活动中为完成某种活动任务，或创造某种东西所进行的想象，在头脑中引出相应的表象，组合加工这些表象等都属于有意想象。有意想象又可分为再造想象和创造想象。幻想则是创造的一种特殊形式。

①再造想象：是根据语言（口头或文字）描述或图样示意，而在自己的头脑中形成新形象的过程。

②创造想象：是指不依据现成的描述而在头脑中独立地创造新形象的过程。创造性想象与创造性思维密切相关，它是人类创造性活动所必不可少的。创造想象的产生，除了丰富的表象储备外，还依赖于三个条件：强烈的创造想象愿望、积极的思维活动、原型启发。

③幻想：是一种与个人愿望相结合并指向于未来的想象。幻想不一定是由语言符号的描述所引起，也不一定完全符合客观规律，亦不一定直接指向物质产品的创造。在人类社会发展史上，科学的幻想是创造发明的必要条件。

2. 想象的形成方式

（1）综合　就是把生活中各个领域和各种现象的不同方面和特征组合在一起。这种形成方式不是按照事物的特征和方面之间固有的相互关系进行组合的，而是按照人们的要求，把分析出来的事物的各种特征重新配置，综合起来，构成人们需要的形象。

（2）夸张　又称为强调，是通过改变客观事物的正常特点，或者突出某些特点，在头脑中形成新的形象。

（3）拟人化　即把人类的特性、特点加在外界事物上，使之人格化的过程。

（4）典型化　是根据一类事物的共同特征创造新形象的过程。它是形成新形象最复杂、最高级的过程。

（六）注意

注意（attention）是心理活动对外界某种事物或自身的指向和集中。注意有两个特点：指向性与集中性。人们不能同时反映周围的一切事物，而是根据主体的活动需要有选择地指向一定的对象，忽略其他无关对象，这就是注意的指向性。心理活动在一定时间内集中到、深入到注意对象上，保持一定的强度和紧张度，并且抑制多余的活动，这就是注意的集中性。注意具有选择、保持和调节与监督的功能。注意的选择功能是指通过注意可以选择有意义的、符合需要的和与当前活动一致的事物，而避开非本质的、附加的、与之相竞争的事物；注意的保持功

NOTE

能是指注意的对象或内容能在意识中保持；注意的调节与监督功能则表现为对各种心理活动过程的调节与监督作用。

1. 注意的分类

（1）**无意注意**　又叫不随意注意，是指没有预先目的，不需要意志努力参与且不受自主神经调节和支配的注意，即由外界事物所引起的不由自主的注意。从主观方面，个体的情绪、兴趣、需要等与无意注意密切相关；从客观方面，外界刺激的特征，如刺激强度、新颖性、活动性、对比差异性及其变化等与无意注意有关。

（2）**有意注意**　又叫随意注意，是指有预先目的并需要意志努力参与且受个人自主神经调节和支配的注意。要保持有意注意，需加深对目的、任务的理解，或依靠间接兴趣的支持，并需坚强的意志同干扰做抗争。有意注意是一种比无意注意更高级的注意，它显示了人的心理活动的积极性、主动性，是人类特有的心理活动现象。

在一定条件下，有意注意和无意注意可相互转换。有意注意可通过训练得到强化和发展。

（3）**有意后注意**　是指有预先目的，但不需要意志努力参与的注意。它是在有意注意基础上转化而来的无意注意。在从事某些活动时，因为缺乏兴趣或是因为困难较大，最初注意难以集中，往往要做出努力才能保持注意力。但经过一段时间后，对活动或事物本身产生了浓厚的兴趣，就无须意志努力也能够维持注意力。有意后注意是人类特有的一种高级的注意形式，具有高度的稳定性，是人类从事创造性活动的必要条件，对完成长期任务有积极的意义。

2. 注意的品质　注意的品质也称注意的特征，是判断一个人注意力好坏的标准。

（1）**注意的广度**　又称注意的范围，是指单位时间内注意到的事物的数量。在 0.1 秒时间内，正常成人能注意到 4~6 个毫无关联的对象。影响注意广度的因素有：注意对象方面，越集中、有规律、有相互联系的对象，注意的广度就越大。注意的主体方面，个体的活动任务和知识经验都会影响注意的广度。注意任务多，注意范围就变小；注意任务少，注意范围就变大。知识经验愈丰富，注意的范围就愈广；知识经验贫乏，注意的范围就愈小。

（2）**注意的稳定性**　是指注意在同一对象或同一活动上所能持续的时间。保持的时间越长，表明注意的稳定性越好。注意集中时间长短与个体差异、兴趣和状态有关，同时与训练有关。一般人的注意集中时间为 10 分钟左右，但经过严格训练的外科医师可以集中注意在手术部位达数小时之久。注意的稳定性并不是一成不变的，而是在间歇性地加强或减弱，这种现象叫作注意的起伏，是注意的基本规律之一。影响注意稳定性的因素有：注意的主体方面，个体对所从事的活动的意义理解得深刻，态度积极或对活动有浓厚的兴趣，注意的稳定性就好。注意对象方面，内容丰富的对象比内容单调的对象更容易使人保持较长时间的注意；活动的对象比静止的对象更容易使人保持较长时间的注意。

（3）**注意的分配**　是指在同一时间内，将注意指向不同的对象或活动上。注意的分配对人的实践活动是必要的，在现实中也是可能的。例如驾驶员开车时，一面要注意道路、行人和其他车辆，另一方面又要注意操作离合器、油门、刹车及换挡。注意的分配得以实现的前提是只能存在一个注意的中心。驾驶汽车时，驾驶员对车的操作是熟悉的，因此路况就是注意的中心。

（4）**注意的转移**　是指个体有目的地、主动地把注意从一个对象转移到另一个对象。其意义在于使个体可以不断接受和掌握新的信息。注意转移的速度主要取决于注意的紧张性和引起注意转移的新的刺激信息的性质。

注意在各人身上的表现是不同的，与其大脑皮层的功能状态有关，可以通过实际生活中有意识的训练得到改善和提高。

二、情绪和情感过程

（一）情绪和情感概述

1. 情绪和情感的概念　情绪（emotion）和情感（affection）是人对客观事物是否符合自己的需要而产生的主观体验。人在认识和改造世界的过程中，与客观世界交互作用，与客观事物发生多种多样的联系。客观事物对人总是具有特定的意义，人对这些事物也会抱有特定的态度，从而产生了丰富多彩的情绪体验。情绪似染色剂，使人的生活染上各种各样的色彩；情绪又如催化剂，使人的活动加速或减速地进行。积极的、快乐的情绪使人获得幸福与成功的动力，使人充满生机；焦虑、痛苦等消极的情绪，使人心灰意冷，沮丧消沉，危害身心。

情绪与情感这两个概念在我们的日常生活中并没有被严格地区分，一般是将它们作为同义词运用的。但是在心理学上，情绪和情感是两个不同的概念。它们的区别主要表现在以下三个方面：①情绪通常与生理需要相联系，而情感与人的社会需要相联系。如吃饱、穿暖、睡足时产生的满意感，生命受到威胁时产生的恐惧感，就属于情绪；如理智感、道德感和美感等与社会道德的需要、精神文化的需要有关，故属于情感的范畴。②情绪具有明显的情境性，因此一般是不稳定的；情感则既具有深刻性，又具有稳定性和持久性，一般不受情境影响。③情绪比较强烈，具有较大的冲动性和较明显的外部表现，例如狂热的欣喜、强烈的愤怒及深深的哀怨等；而情感体验常常比较内隐和含蓄，常以内心体验的形式存在，如深厚的爱、殷切的期望等。

情绪和情感虽有区别，但对具体个体来说是很难严格区分开的。一方面，情绪是情感的外部表现，情感离不开情绪。另一方面，情感是情绪的本质内容。一般地说，情感的产生会伴随有情绪反应，情绪的变化又受情感的支配。因为人的情绪和情感是统一在人的社会本质之中的。

2. 情绪的功能

（1）适应功能　情绪是生物进化的产物，是有机体适应生存和发展的一种重要方式。情绪是人类早期赖以生存的手段。婴儿出生时，还不具备独立的生存能力，这时主要依赖情绪来传递信息，成人也依此来判断婴儿的需要并为其提供各种生活条件。在成人的生活中，情绪直接地反映着人们生存的状况，人们还通过情绪、情感进行社会适应，如用微笑表示友好，通过移情维护人际关系，通过了解对方的情绪状况以做出决策等。也就是说，人们通过各种情绪、情感，了解自身或他人的处境与状况，适应社会的需要，求得更好的生存和发展。

（2）动机功能　是指人的情绪对人的活动具有推动和调节作用。积极的情绪情感能够激励人们的行为，提高活动效率。适度的情绪兴奋性，可使身心处于活动的最佳状态，进而有效地完成任务。研究证明，适度的紧张和焦虑能促使人积极地思考和成功地解决问题。情绪过于松弛或过于焦虑、紧张则不利于问题的解决，消极的情绪情感还会干扰阻碍人的行动，降低活动效率。

（3）信号功能　情绪在人际交往中具有传递信息、沟通思想的功能。这种功能是通过情绪情感的外部表现——表情来实现的。表情是言语交流的重要补充，从信息交流的发生上看，表情的交流比言语交流要早得多，如在前言语阶段，婴儿与成人相互交流的唯一手段就是情绪，情绪的适应功能也是通过信号交流作用来实现的。

（4）组织功能　情绪是一个独立的心理过程，有自己的发生机制和发生、发展的过程，对其他心理活动具有组织作用。这种作用表现为积极情绪的协调作用和消极情绪的破坏、瓦解作用。中等强度的愉快情绪有利于提高认知活动的效果，而消极的情绪如恐惧、痛苦等会对操作效果产生负面影响。消极情绪的激活水平越高，操作效果越差。情绪的组织功能还表现在人的行为上，当人们处在积极、乐观的情绪状态时，容易注意事物美好的一方面，其行为比较开放，愿意接纳外界的事物；而当人们处在消极的情绪状态时，容易失望、悲观，甚至产生攻击性行为。

（二）情绪的分类与表现

1. 基本情绪　从生物进化的角度看，人的情绪可分为基本情绪和复合情绪。基本情绪是人与动物所共有的，是先天的。每一种基本情绪都具有独立的神经生理机制、内部体验和外部表现，并有不同的适应功能。复合情绪则是由基本情绪的不同组合派生出来的。一般把快乐、愤怒、悲哀、恐惧作为最基本的原始情绪。

（1）快乐　是个体愿望达成后继之而来的紧张解除时的情绪体验。快乐的程度，取决于愿望满足的意外程度。目的无足轻重，只能引起些微小的满足；目的极重要，并且意外地达到，则会引起异常的快乐。快乐的程度可从满意、愉快到欢乐、大喜、狂喜。

（2）悲哀　是个体所盼望的、所追求的东西或目的失去时出现的情绪体验。由悲哀所带来的紧张释放产生哭泣。悲哀的强度取决于所失去的事物的重要性和价值，可从遗憾、失望到难过、悲伤、哀痛、绝望。

（3）愤怒　是由于目的和愿望不能实现，一再受到挫折，内心的紧张逐渐积累而产生的情绪体验。愤怒的发展和对妨碍物的意识程度有直接关系，如果人们清楚地意识到是什么东西妨碍他达到目的，并知其不合理或恶意时，便会产生愤怒，并可能伴随攻击性行为。愤怒的程度可从轻微不满、生气、愠怒到大怒、暴怒。

（4）恐惧　是人们企图摆脱，逃避某种情景而又无能为力时所产生的情绪体验。引起恐惧的关键因素往往是由于缺乏处理或缺乏摆脱可怕的情景（事物）的力量和能力。此外，熟悉的环境发生了意想不到的变化也会引起恐惧情绪。

2. 情绪状态的分类　情绪状态是指在某种事件或情境的影响下，在一定时间内所产生的某种情绪，其中较典型的情绪状态有心境、激情和应激等三种。

（1）心境　是一种比较持久的、微弱的、具有渲染性的、影响人的整个精神活动的情绪状态。心境不是关于某一事物的特定的体验，具有弥散性。个体处于某种心境时，往往会以同样的情绪状态看待一切事物。心境一般是由对个体具有重要意义的各种情况引起的。例如，工作的顺逆、事业的成败、人际间的关系、健康状况甚至自然环境的影响等，都可成为某种心境的起因。心境对人们的日常生活有着很大影响：积极的心境有助于发挥人的主观能动性，提高人的活动效率，有益健康；消极的心境使人意志消沉，降低活动效率，并且有害健康。

（2）激情　是一种强烈的、短暂的、爆发式的情绪状态。激情通常是由个体生活中具有重大意义的事件引起的，对立意向的冲突或过度的抑制也很容易引起激情。激情状态常伴随生理变化和明显的外部行为表现，如眉开眼笑、手舞足蹈、咬牙切齿、面红耳赤、一身冷汗。激情状态下，人往往出现"意识狭窄"现象，即认识活动的范围缩小，理智分析能力受到抑制，自我控制能力减弱，做出一些鲁莽的行为或动作。积极的激情是动员人积极地投入行动的巨大动力，能激发人的上进心与斗志，调动人的身心潜能；而消极的激情会使人盲目行动或惊慌失措，做出一些不该做的事。

（3）应激　是个体在出乎意料的紧急情况下产生的极度紧张的情绪状态。例如，突然发生危险事故或地震等自然灾害时，人的心率、血压、肌肉紧张程度等发生显著的变化，情绪处于高度应激状态。在此状态下，个体可能做出平时所不能做出的勇敢行为，也可能心绪紊乱，视野缩小，惊惶失措，无法做出适当的行动。个体在应激状态下会有何种反应取决于个体的适应能力，尤其是个体的意识水平。长时间地处于应激状态，对个体的健康不利，可能导致能量资源枯竭，甚至死亡。

3. 情绪和情感的外部表现　情绪和情感是一种内部的主观体验，当其发生时，往往伴随着某种外部表现，即可以观察到的某些行为特征——表情。

（1）面部表情　是指通过眼部、颜面和口部肌肉的变化来表现各种情绪状态。面部表情是表达情绪的主要通道。达尔文在《人类和动物的情绪表情》一书中认为，不同的面部表情是天生的、固有的，并且能为全人类所理解。当代的一些研究支持这一观点。

（2）肢体表情　又称身段表情或姿态表情，是指由身体的各种动作（包括身体的不同姿态和手、足、躯干的动作）代替语言达到表情达意的沟通目的。例如鼓掌表示兴奋，顿足表示生气，搓手表示焦虑，垂头表示沮丧，摊手表示无奈，捶胸表示痛苦等等。

（3）言语表情　是情绪在语言的音调和节奏、速度等方面的表现。例如，一个情绪激动的人，他的声音音调会变高，语速会加快，甚至带有颤音；而一个情绪低落的人，语调则往往是低沉的，语速是缓慢的，甚至断断续续的。

4. 情绪的生理反应　情绪和情感的内心体验和外在表现是与个体的神经系统多种水平的功能相联系的。与情绪和情感有关的生理反应是由人的自主神经系统和内分泌系统所调控的。例如，伴随焦虑、紧张、恐惧等情绪发生的心率加快、血压升高、瞳孔扩大、呼吸加速、面色苍白等，这些都与人体的自主神经系统和内分泌系统的变化有关。

（三）情绪理论

1. 詹姆士－兰格理论　詹姆士－兰格理论（James－Lange theory of emotion）认为情绪就是对机体变化的知觉。詹姆士（James）说："常识告诉我们，我们失去财产，觉得难过并哭泣；我们碰上一只熊，觉得害怕而逃跑；我们受到一个对手的侮辱，觉得发怒而打起来。这里我们要为之辩护的假设是：这样的序列是不正确的，这一心理状态不是直接由另一状态引起的，在两者之间生理表现必须首先介入。更合理的说法是：我们觉得难过是因为我们哭泣，发怒是因为我们打人，害怕是因为我们发抖。而并不是因为我们难过、发怒或害怕，所以才哭、打人或发抖。没有随着知觉的生理状态，则知觉就纯粹是认知性的，是苍白无彩色的，缺少情绪温度的。于是，我们或许会因为看到熊而决定最好是逃跑，受了侮辱而认为去打击对手是对的，但我们却并不真正觉得害怕或发怒。"詹姆斯（James）和兰格（Lange）都把产生情绪的原因归为外周性变化，所以这种理论通常也被称为"情绪的外周学说"。

2. 坎农－巴德理论　美国神经生理学家坎农（W. B. Cannon）认为情绪并非外周变化的必

NOTE

然结果，情绪产生的机制不在外周神经系统，而在中枢神经系统的丘脑，故该理论曾被称为"丘脑学说"。按照该理论的观点，情绪过程是大脑皮层对丘脑的抑制解除后，丘脑功能亢进的结果。所有情绪过程都遵循同样的活动链条，即外界刺激引起感觉器官的神经冲动，通过传入神经传到丘脑，再由丘脑同时向上向下发出神经冲动，向上至大脑皮层，产生情绪体验，向下激活交感神经系统，引起一系列生理变化。人的情绪体验与生理反应是同时发生的。该理论也存在着历史局限性，它忽视了外周变化的意义及大脑皮层对情绪发生的作用。

3. 情绪的认知理论　现代心理学理论以信息加工的观点分析情绪，强调情绪的发生依赖于个体过去和现在的认知经验，以及对环境事件的评估、愿望、料想和对性质的认识。该理论的代表人物之一，美国心理学家沙赫特（S. Schachter）提出"情绪三因素学说"，把情绪的产生归之于刺激因素（刺激情境）、生理因素（身心变化）和认知因素（包括对刺激情境的认知考量和对身心变化的认知解释）的整合作用。他认为，认知因素中对当前情境的估计和对过去经验的回忆在情绪的形成中起着重要的作用。

（四）情绪与健康

情绪与健康的关系十分密切，俗话说的"笑一笑，十年少；愁一愁，白了头"，就是说情绪对个体健康的作用和影响。情绪具有明显的生理反应成分。生理学研究发现，情绪的生理作用有以下三条途径：①通过自主神经的交感和副交感神经影响全身各系统的生理功能；②通过边缘系统影响内分泌代谢功能；③通过激素作用于免疫细胞相应受体，影响人体免疫功能。同时，又由于所有的心理活动都是在一定的情绪基础上进行的，故情绪被看作是心身联系的桥梁和纽带。正性情绪，如乐观、开朗、向上等都有利于个体心身两方面的健康；负性情绪，如焦虑、抑郁等则有损于个体心身健康，严重时还可能导致心身障碍或疾病。

情绪的调节一般可以从以下几个方面着手：

（1）需要的满足　情绪和情感与个体的需要是否得到满足有关。鉴于这一点，可以通过调整行为目标，建立起理想与现实尽可能一致的生活或行为目标，使个体需要尽量得到满足，从而减少个体负性情绪的产生。

（2）个体的认知　情绪的性质和强度与个体的认知关系密切。在面对可以引起情绪反应的刺激时，通过调整个体的认知评价方式，使个体能正确合理地看待这些刺激，往往可有效地减少负性情绪的产生，甚至改变情绪反应的性质。

（3）改变环境　环境刺激是情绪的引发因素。有时通过改变或转换环境，改善人际关系的结构，可以防止负性情绪的产生。

（4）心理防御或应对　恰当的心理防御或积极地应对，可以消除负性生活刺激引起的消极情绪反应。

（5）自我调整或寻求帮助　通过自我调整或求助于他人（如心理医师）可进行个体情绪调节。这里的自我调整法是指按一套特定的程序，以机体的某些随意反应去改变机体的另一些非随意反应，用心理过程影响生理过程，以解除紧张、焦虑等负性情绪。

三、意志过程

（一）意志概述

1. 意志的概念　意志（will）是指个体自觉地确定目的，并根据目的支配、调节行为，克服困难，从而实现预定目的的心理过程。意志是人类特有的心理现象，是人类意识能动性的集中表现。意志是成才和成事的内在动力，不仅对主观世界的形成和发展具有重要作用，而且对客观世界的改造也具有重要意义。人总是在不断地追求目标中改造着世界，人的生活意义正是在追求和改造之中得以体现的。

2. 意志的特征

（1）自觉的目的性　意志行动和目的密不可分。离开了自觉的目的，就没有意志可言。人的认识、情感通常是有目的的、自觉的和随意的，但有些也不是这样；而人的意志则完全是有目的的、自觉的和随意的。可见，对目的的认识是意志的前提。意志行动的目的是在人们认识客观现实的过程中确立的。

（2）以随意运动为基础　所谓随意运动是一种受主观意识调节的、具有一定目的和方向性的运动，是学会了的、较为熟练的动作。随意运动是意志行动必要的组成成分，意志行动表现在随意运动中。人们正是根据目的去组织、支配和协调一系列的随意运动，组成复杂的意志运动，从而实现预定的目的。人们掌握随意运动的程度越高，意志行动就越容易实现。

（3）与克服困难相联系　克服困难是意志行动的核心。目的的确立与实现，可能会遇到各种困难，克服困难的过程也是意志行动的过程。意志的水平往往以困难的性质和克服困难的难易程度为衡量标准。困难包括内部困难和外部困难。前者是指主观障碍，如人本身在心理和生理方面的障碍，包括知识不足、能力不够、身体上的疾病，不良的情绪和性格等；后者是指来自客观条件方面的阻挠，如自然环境和社会环境中的障碍或对某种活动要求太高。一般来说，外部困难必须通过内部困难起作用。

（二）意志行动的心理过程

意志行动有其发生、发展和完成的历程，大致可以分为两个阶段。

1. 采取决定阶段

（1）动机冲突与目的确定　人的行动总是由一定的动机引起的，并指向一定的目的，但由动机过渡到行动的过程可能是不同的。在简单的意志行动中，动机几乎是直接过渡到行动的。这时，行动的目的是单一的、明确的，通过习惯了的行为方式就能实现。而在较复杂的意志行动初期，人的动机往往十分复杂，同时可能存在引起不同行为的多种动机。这时，如果这些动机彼此是对立的，或者是竞争的，就会发生动机冲突。人在动机冲突中需要权衡各种动机的轻重缓急，比较各种动机的利弊得失，评定其社会价值。如果个体相互冲突的动机都很强烈，而且做出某种决定对个体具有重要意义，动机冲突就会异常激烈。这种动机冲突检验着一个人意志水平的高低。只有当某种动机通过斗争居于主导地位时，行动的目的便确定下来，动机冲突也才告结束。个体业已形成的信念、理想、世界观和道德品质对其动机冲突的过程起着制约作用。

（2）选择方法与策略，制定行动计划　确定目的之后，就要考虑行为方法与策略的选择和行动计划的拟定。虽然行动的方法、策略是服务于目的的，但是方法与策略的选择，对行动目的能否顺利实现关系重大。切实可行的方法、策略，使行动结果事半功倍；而不好的方法、策略，则事倍功半，甚至导致行动的失败。方式和方法的选择及行动计划的拟定就是了解、比较、分析各种方法和策略的优缺点和可能导致的结果，周密思考、权衡利弊而加以抉择的过程。方法、策略的选择和计划的制定不仅受动机和目的的制约，而且与个人的知识经验水平，

NOTE

与是否能掌握客观事物发展的活动规律有密切关系。

2. 执行行动阶段　执行行动是意志行动的完成阶段，是使头脑里的目的、计划和措施付诸实施，支配和调节行动，达到预定目的的过程，也是意志行动的关键和最重要的环节。

人在行动中，必然伴随着种种积极和消极的情感体验。而要想使自己的行动始终围绕预定的目的，随时对自己的行动进行调节，需要认识活动的积极参与。因此，意志行动的执行和完成是意志、情感和认识活动协同作用的过程。在行动过程中，往往会遇到各种各样的主观的困难和客观的困难。这些困难主要是：①与预定目的不符的动机可能重新出现，引诱个体，使其行动脱离预定的轨道；②出现意料之外的新情况、新问题，而个人缺乏应对它们的现成手段，从而造成个体行动犹豫、踌躇、徘徊；③在行动尚未完成时，产生了新的动机、新的目的和手段，使个体心理上出现新目的与既定目的的竞争而干扰其对既定目的的执行；④个体个性中原有的消极品质和由行动或行动的环境带来的不快体验。

（三）意志品质

所谓意志品质是指个体在实践过程中所形成的比较明确的、稳定的意志特点。意志品质不仅在意志活动中表现，而且也在意志活动中形成。

1. 自觉性　是指个体在行动中具有明确的目的性，认识到行动的社会意义，自觉地调节自己行动的品质。具有自觉性的人，能够自觉地、独立地、主动地控制和调节自己的行动，在行动中一方面不轻易受外界影响，另一方面也不拒绝一切有益的意见，为实现预定的目的倾注全部的热情和力量，即使在遇到障碍和危险时，也能百折不挠、勇往直前。与自觉性相反的特征是受暗示性和独断性。受暗示性较强的人缺乏独立精神和创造精神，对自己的行动缺乏信心，容易轻信别人，容易屈从于环境；独断性较强的人往往固执己见，拒绝别人的批评、劝告。

2. 果断性　是指个体善于明辨是非，适时而合理地采取决定并执行决定的品质。具有果断性的人能全面而深刻地考虑行动的目的和方法，了解所做决定的重要性，并能清醒地了解可能出现的结果。意志的果断性以正确的认识为前提，以勇敢和深思熟虑为条件，并与思维的批判性、敏捷性有着密切的联系。与果断性相反的品质是优柔寡断和草率决定。优柔寡断的人往往思想、情感分散，不善于解决思想和情感的矛盾，不能把思想和情感引向明确的轨道，在各种动机、目的、手段之间摇摆不定，患得患失。草率决定主要缘于个体为了立即摆脱随着选择目的而产生的使他不愉快的紧张状态，对任何事物都不假思索，不考虑后果，单凭盲目冲动，贸然抉择，这是意志薄弱的表现。

3. 坚韧性　是指一个人在意志行动中，百折不挠地贯彻决定并完成既定目的的品质。该品质一方面表现为个体善于抵抗不符合行动目的的主、客观因素的干扰，另一方面表现为个体善于长久地维持业已开始的符合目的的行动。与坚韧性相反的品质是顽固执拗和见异思迁、虎头蛇尾。顽固执拗的人总是坚持自己的意见、一意孤行。见异思迁、虎头蛇尾的人行动缺乏坚持性，行动过程中随意更改既定目的和方向。

4. 自制力　是指一个人善于控制自己的情感，约束自己的言行方面的品质。自制力反映了个体的意志抑制能力。自制力不仅能促使个体去战胜不利因素，执行已经采取的行动，还能帮助个体克服盲目冲动和克制自己的困惑、恐惧、慌张、厌倦和懒惰等消极情绪。与自制性相反的品质是任性和怯懦。任性的人不能约束自己，语言伤人，行为放纵。怯懦的人胆小怕事，遇困难就惊慌失措，畏缩不前。

第三节　人　格

人格（personality）一词源于拉丁语，其原意是指演员所戴的面具。关于人格的定义，迄今尚无统一的说法，国内更多的学者将其定义为一个人的整个精神面貌，即具有不同遗传素质的个体在不尽相同的社会环境中形成的，带有一定倾向的、比较稳定的心理特征的总和。

在心理学中，人格也常常被称作个性或个性心理。受前苏联心理学的影响，中国心理学界在很长一段时间里一直使用个性这个概念，用来强调人的独特性和个体之间的差异；而西方心理学界常用人格这个概念，强调人的整体性和社会性。在西方心理学发展的过程中，人格逐渐成为不同心理学派研究的重点，并最终形成了丰富多彩的人格理论。

一、人格的倾向性

人格倾向性（personality inclination）是人格中的动力结构，是个性结构中最活跃的因素，它以积极性和选择性为特征，决定个体对客观事物的态度和行为对象的选择，它制约着人的全部心理活动。人格倾向性主要包括需要、动机、兴趣、理想、信念和世界观等心理活动。

（一）需要

1. 需要的概念　需要（need）是指有机体内部由于生理或心理上的某种匮乏而产生的不平衡状态。如体内缺少水分会产生喝水的需要，血糖下降会产生进食的需要等，属于生理上的不平衡。一般情况下，生理上的需要是人类所有需要中最基本的。心理上的不平衡主要包括人际交往的需要、爱的需要、尊重的需要、成就的需要等。例如，文艺作品的创作、科技的发明与应用、追求自尊和别人的赞许等，都是在心理需要的基础上产生的。

2. 需要的类型　人类社会丰富多彩，人类的需要也多种多样，根据需要的不同性质，可将需要分为不同的类型。

（1）自然需要和社会需要　根据需要的起源，可以将需要分为自然需要和社会需要。自然需要也称为生物需要，包括饮食、排泄、睡眠、性交、生育等。此类需要由个体内部生理上的不平衡引起，对个体生命安全、延续生命具有极为重要的意义和价值。社会需要是人类特有的需要，如劳动的需要、交往的需要、成就的需要、社会赞许的需要、求知的需要等。这些需要反映了人类社会的要求，对维系人类社会生活和推动社会进步具有重要的作用。

人类和动物均有自然需要，但需要的内容不同，满足需要的手段也不一样。人生活在社会中，人的自然需要不仅可以通过自然界的物质得到满足，而且可以通过社会的产品得到满足。如人类可以使用空调达到对适宜温度的需求，可以使用各种交通工具到达想要去的目的地，而动物却做不到。此外，人的自然需要还受社会性需要的调节。如人类在进食时，要考虑社会风俗及周围人的感受，否则会遭到他人的厌恶。

（2）物质需要和精神需要　根据需要对象的性质，可以将需要分为物质需要和精神需要。物质需要指向社会的物质产品，并以占有这些产品而获得满足。例如，对食物的需要、对生活日用品的需要、对住宅条件的需要等。精神需要指向社会的各种精神产品并以占有这些产品而得到满足。例如，对音乐绘画的需要、对电影艺术作品的需要、对哲学道德的需要等。

物质需要和精神需要存在紧密的联系。个体在对某物质产品表现出需要时，同时也表现出精神上的需要。同样，精神需要的满足大多又离不开物质产品。

（二）动机

1. 动机的概念　动机（motivation）是指一种激发和维持个体活动，并促使该活动朝向某一目标前行的内在动力。

动机是一种内部心理过程，是构成人类大部分行为的基础。动机不能直接进行观察，但是可以通过任务选择、努力程度、活动坚持和言语表达等外部行为进行推断。动机必须有目标，目标引导着个体行为的方向。

2. 动机与需要　动机是在需要的基础上产生的。当某种需要没有得到满足时，它就会推动人们去寻找满足需要的对象，从而产生活动的动机。例如，正常个体需要一个稳定的内环境，保持正常的体温，维持细胞内水和盐分的适当平衡。当这些平衡发生破坏或变异时，人体内的一些调节机制会自动地进行校正，但它还不是行为的动机。只有当需要推动人们去活动，并把活动引向某一目标时，需要才成为人的动机。

3. 动机的类型　根据动机的性质，可以将人的动机分为生理性动机（physiological motivation）和社会性动机（social motivation）。

（1）**生理性动机**　由生理需要所驱动的动机称为生理性动机。例如，进食、饮水、睡眠等均属于生理性动机。生理性动机推动个体行为，从而满足生理需要（饥饿、口渴、困乏）。但是，满足人的生理性需要的方式要符合社会要求，例如取得食物需要使用交换、购买或其他符合社会规范的方式取得。因此，纯粹的生理性动机实际上很少。

（2）**社会性动机**　起源于社会性需要的动机称为社会性动机。例如，权力的需要、人际交往的需要、归属和爱的需要、审美的需要、求知的需要等。正是由于这些需要的产生，才产生了相应的社会性动机（权力动机、交往动机、亲和动机）。这些动机推动个体追求权力、进行人际交往活动、追求美的享受、学习科学文化等。由于社会性动机是后天习得的，所以人与人之间存在个体差异，满足社会性需要的方式和手段也各有不同。

4. 动机冲突　动机冲突（mental conflict）又称心理冲突，指个体心理上同时存在两个或两个以上的动机而无法同时满足时，发生冲突并出现相应挫折感和负性情绪的一种状态。在现实生活中，由于人们有多种需要，于是就会形成多种动机，而任何时候驱动人的行为都是由动机结构中最强的主导动机决定的。但是，主导动机常因动机结构中同时存在的与其性质和强度非常相似或相互矛盾的动机，而使人难以确立目标行为，从而形成了动机冲突。

动机冲突有四种基本形式：

（1）**双趋冲突**　两个事物或目标对个人都具有相同的吸引力，并引起相同强度的动机。迫于环境和条件，二者必选其一，即造成了"鱼与熊掌不可兼得"的矛盾心理状态。

（2）**双避冲突**　两个事物同时对个人造成威胁或厌恶，产生同等强度的逃避动机，但迫于环境和条件，必须接受一个，即造成了"前怕狼，后怕虎"的心理紧张状态。

（3）**趋避冲突**　对一个事物同时产生两种动机，一方面是好而趋之，一方面又恶而避之，即造成"想吃鱼又怕腥"的心理矛盾状态。

（4）双重趋避冲突　个体同时面对两个事物，存在两种选择，但二者各有利弊，反复权衡拿不定主意所产生的心理冲突。例如，在临床上对某一疾病有两种治疗方案，一种疗效好但风险高，另一种风险低但疗效不显著，患者及家属在选择方案时往往拿不定主意。

二、人格心理特征

人格心理特征（personality mental characteristics）是人格的特征结构，是指在心理过程中表现出来的比较稳定的心理品质。人格心理特征主要包括能力、气质和性格。气质和性格两种心理特征的结合，就形成了西方心理学界强调的人格差异。

（一）能力

1. 能力的概念　能力（ability）是直接影响人的活动效率，使活动得以顺利完成的个性心理特征，它是人们顺利完成某种活动的必要条件。

能力与活动是密切相关的。一方面，个人的能力总是在人所从事的各种活动中形成和发展起来，并在活动中得到表现。人们从事某种活动，才能形成相应的能力。另一方面，从事某种活动又必须有一定的能力作为条件和保证。例如，一个人在绘画活动中形成了线条透视、色彩鉴别和形象记忆的心理特点，我们就说他具有了绘画能力。当然，能力与活动之间，并非完全一一对应的关系。一种能力可能会对多种活动起作用，一种活动也会需要多种能力。

2. 能力的分类　能力根据不同的划分标准，常被划分为以下两类：

（1）一般能力与特殊能力　按照能力的倾向性，可把能力分为一般能力与特殊能力。

一般能力是指在许多基本活动中表现出来的，且各种活动都必须具备的能力。例如，观察力、记忆力、想象力、抽象概括能力、创造力等。其中，抽象概括能力是一般能力的核心。我们通常所说的智力（intelligence）就是一般能力的统称。

特殊能力是指在某项专业和特殊活动中所表现出来的能力。例如，数学能力、音乐能力、绘画能力、机械操作能力等。每一种特殊能力都是由该活动性质所制约的几种心理品质共同构成的。例如，文学家的敏锐观察力、创造想象能力、精确的文字表达能力等；画家的色彩鉴别力、形象记忆力等。

（2）液体能力和晶体能力　根据能力在人的一生中的不同发展趋势，以及能力与先天禀赋、后天社会文化因素的关系，可以将能力分为液体能力和晶体能力。

液体能力是受先天遗传因素影响较大，受后天文化教育和知识经验影响较小的能力。它主要包括对新奇事物的快速辨认、记忆、理解等能力，属于人类的基本能力。研究发现，液体能力的水平不是固定不变的。液体能力的发展与年龄有密切的关系，一般人在 20 岁以后，液体能力的发展达到顶峰，30 岁以后则随着年龄的增长而降低。

晶体能力是受后天文化教育和知识经验影响较大，主要表现在运用已有的知识和技能去学习新的知识或解决问题的能力。在现实生活中，晶体能力与教育、环境的影响有密切的关系，但与年龄的变化关系不大。与液体能力不同的是，晶体能力与个体的知识水平有关。晶体能力在人的一生中一直在发展，到 25 岁前后发展速度才逐渐趋于平缓，并保持至个体的晚年。

3. 能力发展的个体差异

（1）能力结构的差异　能力结构的差异主要表现为质的差异。能力有各种各样的成分，它们可以按不同的方式结合起来。不同的结合方式，构成了能力结构的差异。能力结构的差异

NOTE

主要表现在知觉、记忆、表象、思维等认知能力方面。能力结构的差异，并不表明一个人能力的高低，只体现一个人能力的倾向。

在感知方面，有的人属于分析型，其特点是善于分析，对细节感知清晰，但整体性不够；有的人属于综合型，其特点是善于概括和把握整体，但分析性较差；有的人属于分析 – 综合型，兼有上述两种类型的特点。在记忆方面，有视觉记忆型、听觉记忆型、运动记忆型和混合记忆型。以识记材料的性质为根据，又可分为直观形象型和抽象逻辑记忆型；在思维方面，有的人长于形象思维，有的人则善于抽象逻辑思维。

（2）能力发展水平的差异　能力发展水平的差异主要指一般能力，即智力的差异。根据研究，智力的发展水平在全国人口中的分布表现为常态分布"两头小，中间大"，即智力特别高或特别低的人数量极少，而智力中等的人则占大多数（表2－1）。

表 2 – 1　斯坦福 – 比奈量表的智商分布

智商（IQ）	等级	理论百分比（%）	实际百分比（%）
140 以上	极优	1.6	1.33
120 ~ 139	优秀	11.3	11.7
110 ~ 119	中上	18.1	18
90 ~ 109	中等	46.5	46
80 ~ 89	中下	14.5	15.1
70 ~ 79	临界状态	5.6	5
70 以下	智力落后	2.9	2

心理学家根据智力发展水平的差异，一般将智力分为超常、中常和低常三级水平。下面主要讨论智力超常和智力低常两类：

智力超常，是指智力发展显著地超过同年龄常态人的水平或智商（IQ）高于140，或某方面具有突出发展的特殊才能，能创造性地完成活动。智力超常者的心理特征：有浓厚的认识兴趣和旺盛的求知欲；注意力集中，记忆力强；感知敏锐，观察仔细；思维敏捷，理解力强，有独创性；自信、好强、坚韧。

智力低常，是指智力明显地落后于同年龄人的平均水平或智商（IQ）低于70。智力低常者不仅智力水平远远落后于同年龄人，而且社会适应不良。智力低常者的心理特征：感知速度慢；思维迟钝，不能理解抽象的东西；言语发展迟缓，表达模糊或失真；技能性学习有困难；缺乏自信、情绪紧张、压抑，社会适应能力差，不能较好地处理人际关系。

4. 智力与能力的关系　智力（intelligence）是使人能顺利从事某种活动所必需的各种认知能力的有机结合，其核心成分是抽象思维能力。要正确理解智力，还要学会正确处理智力与能力的关系：

第一，智力与能力同属于人格的心理学范畴。智力与能力都可以看成是成功解决某种问题或完成某个活动所表现出来的个体心理特征。

第二，智力与能力有着一定的区别。一般来说，智力偏重于知识，它着重解决知与不知的问题，它是保证有效认识客观事物的心理特征的综合；能力偏重于活动，它着重解决会与不会的问题，它是保证顺利进行实际活动的心理特征的综合。

第三，认识和活动总是统一的，认识离不开一定的活动基础；活动又必须有认识参与。所以智力与能力是一种相互制约、互为前提的交叉关系。也就是说，能力中有智力，智力中有能力，智力和能力的总和就叫智能。

（二）气质

1. 气质的概念　气质（temperament）这一概念与人们通常所说的"秉性""脾气"相近似，是指表现在心理活动的强度、速度和灵活性方面的典型的、稳定的动力方面的心理特征。所谓心理活动的动力特征，是指心理过程的强度（如情绪体验的强度、意志努力的程度）、心理过程的速度和稳定性（如思维的灵活程度、注意力集中时间的长短），以及心理活动指向性等方面在行为上的表现。例如，一个易动怒的人，在任何场合都难以控制自己的情绪。

气质是人格结构中受先天生物学因素影响较大的一部分，它使人的活动带有显著的个人色彩。例如，在日常生活中，有的人活泼好动、反应灵活，有的人安静沉稳、反应缓慢，这些属于气质方面的差异。

2. 气质学说　关于人们在气质方面存在的差异，学者们提出了不同的解释：

（1）体液说　最早对气质现象进行研究的是古希腊著名医生希波克拉底（Hippocrates）。他在长期的医学实践中观察到人有不同的气质。他认为，人有血液、黄胆汁、黏液、黑胆汁四种体液。人的"气质差异"是由这四种体液不同的配合比例形成的。希波克拉底认为，气质差异按四种体液在人体中的不同分配，可分为多血质、胆汁质、黏液质、抑郁质四种类型。人体内血液成分多的为多血质，黄胆汁多的为胆汁质，黏液多的为黏液质，黑胆汁多的为抑郁质。公元二世纪，古罗马医生盖伦继承和发展了希波克拉底的学说，首次使用了气质这个概念。近代生理学的研究证明，用体液说来解释气质类型是缺乏科学依据的，但由于他们对气质类型的四分法具有较好的代表性，故一直沿用至今。

（2）高级神经活动类型学说　高级神经活动类型学说是俄国生理学家巴甫洛夫创立的。他通过动物实验发现，不同动物的高级神经活动的兴奋和抑制过程有独特的、稳定的结合方式，从而提出高级神经活动类型学说。人的高级神经活动过程是兴奋和抑制交替的过程，具有强度、平衡性和灵活性三个基本特性。巴甫洛夫根据这三种特性的独特结合，把高级神经活动划分为兴奋型、活泼型、安静型和抑制型四种类型（表2-2）。

表2-2　高级神经活动类型与气质类型对照表

神经活动特点			神经活动类型	气质类型
强度	平衡型	灵活型		
强	不平衡		不可遏止型	胆汁质
	平衡	灵活性高	活泼型	多血质
		灵活性低	安静型	黏液质
弱			弱型	抑郁质

①强而不平衡型（胆汁质）：兴奋比抑制占优势，具有容易激动、奔放不羁的特点，称之为"不可遏止型"。

②强、平衡、灵活型（多血质）：兴奋和抑制都比较强，两种神经活动过程易转化，具有反应灵活、外表活泼的特点，称之为"活泼型"。

③强、平衡、不灵活型（黏液质）：兴奋和抑制都比较强，两种神经活动过程不易转化，

NOTE

具有坚毅、迟缓的行为特点，称之为"安静型"。

④弱型（抑郁质）：兴奋和抑制都比较弱，而且弱的抑制过程强，具有胆小、经不起打击、消极防御的特征，称之为"抑郁型"。

巴甫洛夫认为，从动物身上所确定的四种神经类型与人类神经活动类型相吻合，而且这种一般类型的外部表现恰恰相当于古希腊和古罗马学者对气质的分类。因此，巴甫洛夫认为，高级神经活动类型是气质类型的生理基础。同时他还指出，属于这四种典型类型的人在人群中并不占多数，大多数人属于两种或三种类型结合的中间型。

3. 气质类型　气质类型是指人类共同具有的各种气质特征的有规律的结合，不同的气质类型有其典型的心理特征。

（1）胆汁质　具有这种气质的人热情直率，精力旺盛，脾气暴躁，好冲动，反应迅速，情绪反应强烈，外倾性明显。他们能以极大的热情投入到工作和学习中去，但缺乏持久的耐心。在正确的教育之下，他们也能具备坚强的毅力、主动性和独创性等良好的心理品质。

（2）多血质　具有这种气质的人活泼好动，反应迅速，对一切引起他注意的事物都能做出兴致勃勃的反应。他们行动敏捷，有高度的可塑性、灵活性，容易适应新环境，善于结交新朋友。他们的情绪易于发生也易于改变，表情生动，言语表达能力强。在良好的教育之下，多血质的人可以培养出高度的集体主义情感，易于对学习、劳动形成积极主动的态度。

（3）黏液质　具有这种气质的人反应速度慢，动作迟缓，态度稳重，沉默寡言，善于克制、忍耐，具有实干精神，情绪不易发生，也不易外露。具有这种气质的人可塑性差，表现不够灵活，行为和情绪表现为内倾性。在良好的教育之下，黏液质的人容易形成勤勉、实事求是、坚毅等心理特性。

（4）抑郁质　这种气质类型的人具有较高的感受性，情绪体验深刻、细腻，易多愁善感，行为孤僻，不善交际。具备这种气质的人往往富于想象，能在力所能及的工作中表现出负责的精神。在友好的集体中，多表现出温顺、委婉、耐心的心理品质；但在危险、紧张等的氛围中，常表现出恐惧、怯懦、畏缩、优柔寡断的心理特点。

以上四种类型的气质没有好坏之分，任何一种气质类型都有积极的一面和消极的一面。例如，有人对俄国的几位著名文学家进行过比较研究，结果发现赫尔岑是多血质，普希金是胆汁质，克雷洛夫为黏液质，果戈理则是抑郁质。他们虽然气质类型不同，但都在文学创作上取得了很高的成就。

（三）性格

1. 性格的概念　在国外的心理学文献中，性格一词源自古希腊语，最早的性格问题是作为道德问题提出来的。性格（character）是指人对现实典型的、稳定的态度和行为方式等方面的心理特征。性格是人格心理中比较稳定的、独特的心理特征。

性格的内涵包括：

（1）性格是个体在社会实践中逐渐形成的对现实的态度。外界客观事物的种种影响，特别是社会环境的影响，往往通过认识、情感和意志活动在个体的心理反应机制中保存、固定下来，构成一定的态度体系，且以一定的方式表现在个体的行为之中，并形成个人所特有的行为方式。例如，有的人待人热情忠厚、与人为善，有的人待人尖酸刻薄、冷嘲热讽，有的领导者勤政廉洁、大公无私，有的领导者碌碌无为、以权谋私等。不同的人由于各自所受的社会影响不同，对现实的态度各异，受态度支配的行为方式也就千差万别。

（2）性格是一种典型的、稳定的心理特征。性格是一个人与众不同的心理特征。正因为如此，文学家总是对人物最本质、最具有代表性的性格特征加以描绘，刻画出许多鲜明、生动、有血有肉、活灵活现的人物形象，让读者感到栩栩如生、如见其形、如闻其声。但是，人在特殊情境中偶然表现出的态度和行为方式却不能称其为性格。例如，一个人偶尔表现出胆怯，我们不能据此认为他就是一个胆小怕事的人。换句话说，构成性格的态度和行为方式，必须是经常出现的、稳定的态度和行为方式。

（3）性格具有社会评价意义。性格与人的需要、动机、信念和世界观联系密切，是构成个性心理的核心。人对现实生活的态度直接构成了个体的人生观体系，人的各种行为方式也是在这种态度体系的影响和指导下逐渐形成的。因此，性格是一个人道德观和人生观的集中体现，是一种最能表现个性差异的心理特征，具有直接的社会评价意义。

2. 性格的类型　所谓性格的类型，就是某一类人身上共同具有或相似的性格特征的独特结合。由于分类的标准不同，人们很难在性格问题上形成统一的认识。在此，介绍几种主要的性格类型学说。

（1）心理功能类型说　英国心理学家培因（A. Bain）等人按智力、情绪、意志三种心理优势功能来划分性格类型。在心理功能方面理智占优势的属理智型，这种人通常用理智来衡量并支配自己的行动，很少受情绪、情感的影响；在心理功能方面情绪占优势的属情绪型，这种人的内心体验比较深刻，情绪不稳定，受情绪影响大，缺乏理智感，凭感情办事；在心理功能方面意志占优势的属意志型，这种人行动目标明确，富有主动性和自制力，不易受外界因素干扰，果断、坚定，有时也表现得固执、任性。但在现实生活中，大多数人的性格属于理智型、情绪型与意志型混合的类型。

（2）外倾－内倾类型说　瑞士心理学家荣格（C. G. Jung）根据力比多的倾向把性格划分为外倾型与内倾型两种类型。在荣格看来，力比多是一种来自本能的力量，它是一种生命力，决定着个人活动的方向。个体的力比多活动倾向于外部环境，就是外倾型的人；力比多的活动倾向于自己，就是内倾型的人。外倾型（外向型）的人，重视外在世界、爱社交、活跃、开朗、自信、勇于进取，对周围一切事物都感兴趣，比较容易适应环境的变化。内倾型（内向型）的人，重视主观世界、好沉思、善内省，常常沉浸在自我欣赏和陶醉之中，孤僻、缺乏自信、害羞、冷漠、寡言、较难适应环境的变化。因此，外倾型和内倾型可以看作是性格的两大态度类型，即个体对特有情境的两种态度或方式。

（3）独立－顺从类型说　美国心理学家威特金（H. A. Witkin）根据场的理论，将人的性格分成场依存型和场独立型两种类型。这两种不同性格的人按照两种对立的认知方式进行工作。场依存型（亦称顺从型）性格的人倾向于以外界参照物作为认识事物的依据，他们容易受外界事物的影响，遇事缺乏主见，容易受他人暗示和其他因素的干扰，常常不加分析地接受别人的意见或屈从于权威。场独立型（亦称独立型）性格的人则具有坚定的个人信念，习惯于更多地利用内在参照，善于独立地对事物做出分析和判断，自信心比较强，不易受他人的暗示和其他因素的干扰，在紧急和困难的情况下也不易出现动摇或慌张。但是有时也失之于主观武断，喜欢把自己的意志强加于人。

NOTE

三、人格的影响因素

塑造和培养良好的人格是个体成长与发展的关键。在早期心理学家的研究中，有人认为人格形成主要由遗传决定，也有人认为人格主要受后天环境的影响。现代心理学家认为，人格的塑造是先天与后天因素共同作用的结果，即人格是遗传与环境因素交互作用的产物。

（一）生物遗传因素

遗传（heredity）是指父母的形态特征、生理特征、心理特征和行为特征通过遗传基因传给子代的生物学过程。个体的身体特征，如身高、骨骼结构、皮肤颜色和眼珠颜色等，主要是从父母那里遗传下来的。

心理学家为了研究遗传与环境因素在人格发展中的作用，采用了双生子对比研究的方法。双生子可分为同卵双生子与异卵双生子。同卵双生子是从同一个受精卵发育而成的，其染色体内的基因完全相同，即遗传基础完全相同；异卵双生子是从不同的两个（或多个）受精卵发育而成的，其遗传基因存在较大的差异。因此，研究同卵双生子的特征，并与不同血缘关系的人比较，可以推论遗传对人格特征的不同影响。科学研究表明，同卵双生子即使不在同一社会环境中成长，但在其智力、情绪、气质、性格等方面仍有许多相近的表现；而异卵双生子次之，同胞再次之，堂兄弟姐妹相关更小。另外，心理学家还发现，与养父母比较，寄养儿童在许多方面更像自己的亲生父母。

（二）家庭环境因素

心理学家研究发现，从出生到5、6岁是人格特征形成的主要阶段。在该阶段，父母的爱抚、教养方式和家庭氛围等因素对个体人格的形成和发展具有重要而深远的影响。

1. 父母的爱抚　许多研究表明，父母的爱抚，尤其是母爱，是儿童人格正常发展的必要条件。例如，婴儿一般出生3个月后有种"天真快乐"反应，若父母与婴儿接触很少且缺乏爱抚，或对婴儿采取冷漠态度，这种快乐的情绪反应就会延缓出现。缺乏母爱的儿童就会形成孤僻、情绪反应迟钝、不易合群等不良人格特征。

2. 教养方式　父母的教养方式对儿童人格特征的形成也有重要影响。成长在权威型教养方式下的孩子容易形成消极、被动、依赖、服从、懦弱、做事缺乏主动性，甚至会形成不诚实的性格特征；成长在放纵型教养方式下的孩子多表现为任性、自私、无礼、依赖、蛮横等性格特征；而成长在民主型教养方式下的孩子往往形成一些积极的人格品质，如活泼、乐观、自立、有礼、善于交往、富于合作等。

3. 家庭氛围　家庭氛围指一个家庭中占主导地位的一般态度和感受，可分为融洽和对抗两种。虽然家庭氛围是所有家庭成员所营造的，但关键还是要看夫妻之间的关系。哈特威克（Hartwick）的研究表明，宁静愉快家庭的孩子有安全感，能放松心情，并能顺利完成学习任务；气氛紧张及冲突家庭的孩子缺乏安全感，经常担心受到惩罚，所以容易紧张、焦虑，并发生情绪性行为问题。

（三）学校教育因素

教师对学生人格的发展具有指导和定向作用。教师的人格特征、思维方式与行为模式等都会对学生产生重要的影响。每个教师都有自己独特的风格，这种风格为学生设定了一个"气氛区"。在教师的不同气氛区内，学生表现出不同的行为特征。洛奇（M. Lodge）的研究发现，在性情冷酷、刻板、专横的老师所管辖的班集体中，学生的欺骗行为增多；在友好、民主的教师气氛区中，学生的欺骗行为明显减少。另外，生活在学校班集体中有利于培养学生的组织性、纪律性、自制力等积极的人格特征。

（四）社会文化因素

人一出生便置身于社会文化之中并受到社会文化的熏陶与影响，文化对人格的影响伴随人的一生。社会文化塑造了社会成员的人格特征，使其成员的人格结构朝着相似性的方向发展，而这种相似性又具有维系一个社会稳定的功能。但是，如果一个人极端偏离其社会文化所要求的人格特征，就不能融入社会文化环境之中，就可能会被视为行为偏差或心理疾病。此外，职业要求对人格发展也具有重要影响，个体长期从事某种特定职业，就会逐渐形成与职业特点相适应的人格特征。例如，长跑运动员的顽强、医护人员的细致、军人的忍耐等人格特征，都与自己长期的职业训练有关。

【复习思考题】

1. 简述心理实质的内容。
2. 简述感觉与知觉的概念、种类与特征。
3. 简述情绪的概念、分类及情绪的作用与调节。
4. 什么是意志？意志的品质有哪些？
5. 简述气质的概念、类型与意义。

NOTE

第三章　医学心理学基本理论

心理学是一门古老而又年轻的学科，人类探索自己的精神世界已经有两千多年的历史，但作为独立学科出现只有一百多年。由于其自身的复杂性，心理学在发展过程中出现许多流派，从不同角度探索心理学规律。本章主要系统介绍的理论有：精神分析与心理动力学理论、行为主义理论、人本主义心理学理论、认知理论、心理生物学等其他理论。

第一节　精神分析理论

19 世纪末 20 世纪初，奥地利精神病学家弗洛伊德（S. Freud）提出了经典精神分析（classical psychoanalysis）理论。精神分析是西方现代心理学和医学心理学的主要流派之一，该学派认为被压抑的情绪和心理冲突是导致心身功能失调，从而造成疾病发生的重要原因。弗洛伊德在治疗癔症与神经症的患者时，提出了"自由联想法"，让患者在觉醒状态下，身心放松不受任何约束和限制地重新回忆过去的经历，体验和宣泄被压抑的情绪，将压抑的冲突提到意识上来，不再用症状表达痛苦，从而获得治疗。

精神分析理论包括弗洛伊德提出的经典精神分析理论和他的后继者们提出的新精神分析理论。在弗洛伊德之后，他的女儿安娜·弗洛伊德（A. Freud）、埃里克森（E. H. Erikson）等人强调自我功能，提出自我心理学；英国心理学家克莱因（M. Klein）对儿童观察分析，更关注母婴关系和童年经验对人的影响；后来柯恩伯格（O. F. Kernberg）、温尼科特（D. W. Winnicott）提出客体关系理论，科胡特（H. Kohut）及追随者提出了自体心理学。所有这些，构成了新精神分析理论。经典精神分析理论包括意识层次理论、人格结构理论、性心理发展阶段理论、心理防御机制理论和释梦；新精神分析理论中，客体关系理论和自体心理学理论成为重要的分支。

一、意识层次理论

弗洛伊德认为，人的心理活动就像大海里的一座冰山，人所觉察到的意识部分只是露出海面的冰山一角，潜藏在海平面下的一大部分则是人的潜意识（图 3-1）。很久以前曾引起过情感强烈波动的一些生活事件，表面上似乎是被遗忘了，实际上并未从记忆中消失，只不过被压抑在潜意识中。与这些生活事件相伴被压抑的情绪情感并未善罢甘休，而是蠢蠢欲动，造成各种心理冲动，影响人的行为或成为患病原因。

弗洛伊德将人的心理活动分为三个层次：意识、前意识、潜意识。

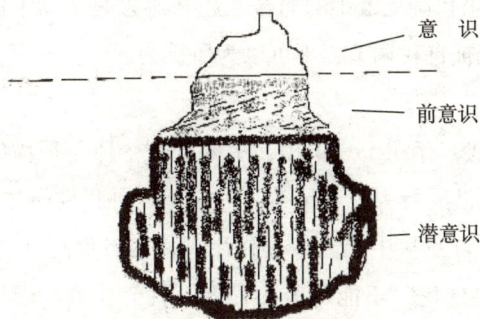

图 3-1　心理结构示意图

（一）意识

意识（consciousness）是人们可以直接觉察到的心理部分，是心理活动的表层，是有限的外显部分。只有合乎社会规范和道德标准的各种观念才能进入意识界，正常人的思维和行为属意识系统，其主要功能在于从心理结构中把来源于潜意识、不符合道德规范的本能欲望与冲突排除出去。

（二）前意识

前意识（preconsciousness），又叫浅意识，是指当前未曾注意到的，但经过他人提醒或自己集中注意力、努力回忆可以回想起来的心理活动，即潜意识中可被召回的部分。它处于潜意识和意识的过渡领域，类似于冰山接近海平面的一小部分，随着海浪若隐若现。其担负着一定的稽查任务，在意识和潜意识间从事"警戒"，充当检察员的作用。它保持人对欲望和需求的控制，使其尽可能按外界道德规范和个人道德标准来调节，是意识和潜意识之间的缓冲区。

（三）潜意识

潜意识（nonconscious），又叫无意识，是指不被人意识到而潜于心理结构深层的心理活动。潜意识的特点是非理性、冲动性、无道德性、非时间性、非言语性，是深层次的心理活动和人类活动的内驱力。潜意识中的心理活动内容包括社会伦理道德和宗教法律所不能容忍的、原始的冲动，以及本能冲动和被压抑的愿望。

潜意识的欲望只有经过前意识的审查、认可才能进入意识。人的一切活动都是以满足其愿望或欲望为前提的。为了使被压抑的观念或欲望能在意识中出现，潜意识只能乔装打扮，变相出现而得到间接满足。如梦、神经症症状及人的失误，都是变相满足的表现形式。正常情况下，潜意识、前意识和意识之间保持动态平衡。潜意识的概念是精神分析理论的基础。

二、人格结构理论

弗洛伊德提出了人格结构模式，他把人格分为本我、自我、超我三个部分，每一部分都有相应的反映内容和功能，每个人都有这三部分人格，它们始终处于冲突与协调的矛盾运动之中。

（一）本我

本我（id），又称私我、原我或生物的我，是人格中最原始的部分。它代表人的本能冲动

NOTE

和原始欲望，包括人的内驱力和被压抑的习惯倾向，处于潜意识的最深层。本我遵循"快乐原则"，目的是争取最大的快乐和避免最小的痛苦，趋利避害是生物本能。本我的动力强大，但有很多时候是被超我压抑或被自我调节，不可以为所欲为。

（二）自我

自我（ego）是现实的我，存在于意识中，主要处理个体与环境的关系。按超我的要求采取社会允许的方式，指导自己的行为，满足本我的愿望。自我遵循"现实原则"，调节和控制本我的活动。在人格结构中自我从中起着中介作用，使两者保持平衡。一旦"本我"和"超我"之间的矛盾冲突达到"自我"不能调节的程度，就会导致心理异常，甚至精神疾病。弗洛伊德认为，本我、自我、超我三者经常处于矛盾冲突之中，于是产生了应付矛盾的心理防御机制。自我功能越好，心理健康程度越高。

（三）超我

超我（superego）是道德和良心的我，是个人在社会成长过程中，内化道德规范和社会文化价值观念而形成的最文明的人格部分。超我遵循"至善原则"，其主要作用是监督自我和控制本我，使之符合社会规范，不让它有越轨行为。超我追求完美，与本我一样也属于非理性的。

弗洛伊德认为，一个健康人的本我、自我和超我是协调的，由自我起主导作用，协调超我与本我冲突。如果在不同人身上这三个"我"协调程度不同，则形成不同的人格特征。第一种，自我软弱超我无力，本我不受控制，会以自我为中心，为所欲为，缺少道德的约束；第二种，超我强大自我功能弱小，过分压抑本我，会导致自卑感和内疚感，体验更多的冲突；第三种，自我强大，很好地协调超我和本我的要求，既尊重现实，又满足愿望，内心健康，人格完善。

三、性心理发展阶段理论

弗洛伊德认为，人类精神活动的能量来源于本能，本能是推动个体行为的内在动力。人类最基本的本能有两类：一类是生的本能，包括性欲本能与个体生存本能，其目的是保持种族的繁衍与个体的生存；另一类是死亡本能，即个体可能存在着某种侵略、破坏或自我毁灭的本能，认为这是促使人类返回生命前非生命状态的力量。死亡本能派生出攻击、破坏、战争等一切毁灭行为。当它转向机体内部时，会导致个体的自责，甚至自残自杀；而当它转向外部世界时，则会导致对他人的仇恨、攻击和谋杀等。

在弗洛伊德看来，性欲有着广义的含意，是指人们一切追求快乐的欲望，性本能冲动是人一切心理活动的内在动力。当这种能量积聚到一定程度就会造成机体的紧张，机体就要寻求途径释放能量，他将这种内在的力量称作"力比多（libido）"。在本能内驱力的推动下，各个发展阶段经历不同的心理冲突并形成心理结构及其特征。弗洛伊德将人的性心理发展划分为以下5个阶段：

（一）口欲期

口欲期（oral stage，0~1岁）力比多指向口唇，口唇是本我努力争夺的主要身体部位。刚出生的婴儿就懂得吸乳，乳头摩擦口唇黏膜引起快感，吮吸动作使其获得自我满足，婴儿除了吮吸母乳之外，还会吸手指、安慰嘴等，帮助他在幻想中获得满足。如果婴儿在该阶段的需要得不到适当的满足（如由于断奶过早）或者过度的满足，便可能形成"口欲性格"，在成年期发展为过度的依赖性、不现实、富于幻想、执拗，以及过度的"口欲习惯"（如贪食、嗜烟酒和挖苦人等）。

（二）肛欲期

肛欲期（anal stage，1~3岁）为孩子出生后的第二年，力比多更多指向肛门，肛门成为其快感获得器官。粪块摩擦直肠肛门黏膜产生快感，同时，定时定点训练控制排便，孩子主动控制对肛门和膀胱括约肌的使用，也是对权利和意愿的一种躯体表达。这一时期，幼儿主要从保留和排便中获得满足，象征性的表达"给出还是拿回"的关系冲突。如果在这一阶段发生问题，幼儿便会体验到强烈的焦虑。这种焦虑如果持续存在，就会使其心理或行为"固着"于肛欲期，到成年时便会表现出固执、吝啬、整洁、过于节俭和学究气等。这种性格被称为"肛欲性格"，压抑成为潜意识力量，容易罹患强迫症。

（三）性器期

性器期（phallic stage，3~6岁）力比多指向生殖器官，儿童可以从摩擦生殖器中获得性欲满足。这个阶段对于儿童的心理发展极为重要，因为这一时期正是俄狄浦斯情结（oedipus complex，又称恋母情结）活跃，儿童开始由自恋转向他恋的时期，易出现恋母或恋父情结。儿童到3岁以后懂得了两性的区别，开始对异性父母眷恋，与同性父母竞争，常常会引发父母的惩罚和攻击，其间充满复杂的矛盾和冲突。男孩害怕来自父亲的惩罚焦虑，被称为"阉割焦虑"；女孩认为母亲的惩罚来自嫉妒。儿童会体验到恋母情结（或称为俄狄浦斯情结）和恋父情结（或称为厄勒克特拉情结）。

（四）潜伏期

潜伏期（latency stage，6~12岁）孩子是去性化的，潜伏期不意味着性心理发展的中断或消失，而是儿童在外界影响下性欲被暂时"封存"。潜伏期可能隐藏着两种发展倾向。一种是被积累起来的性能量脱离性目标本身而转向其他方面，升华为更高的文明行为；另一种是性能量被压抑，使得性活动倒退，回复到性发展的初期，形成神经症和性心理障碍。只有经过潜伏期到达青春期性腺成熟才有成年的性欲。

（五）生殖期

生殖期（genital stage，12岁以上）大致相当于青春期。此时，性器官的发育已经趋向成熟，性欲开始朝着生殖这一生物学目标飞速发展，性爱的对象不再指向自身和异性的父母，而指向家庭以外的异性。这种异性之恋是性成熟的标志之一，同时与原生家庭产生心理社会性分离。另一个重要的标志是健康的功能活动，即在性、社会和精神等诸方面都达到成熟和较完善的境界。成年人成熟的性欲以生殖器性交为最高满足形式，以生育繁衍后代为目的，这就进入了生殖期。

弗洛伊德认为，成人人格的基本组成部分在前三个发展阶段已基本形成，中国也有句俗话"三岁看大，七岁看老"，可见儿童早期生活环境和人生经历对其成年后的人格形成起着重要作用。一些成人的心理障碍、心理冲突，甚至心身疾病都可追溯到早年期创伤性经历和压抑的情结。在口欲期、肛欲期、性器期一些未解决的冲突压抑到潜意识中，可能在成人后表现为退行、药物滥用、酗酒、强迫症或反社会人格等。

NOTE

四、心理防御机制

（一）心理防御机制的概念

心理防御机制（psychological defense mechanism）是弗洛伊德最早（1894）提出来的，是构成其人格理论的重要概念之一。它是指个体处在挫折与冲突的紧张情境时，在其潜意识活动中所产生的一种解脱烦恼，减轻内心不安，以恢复情绪平衡与稳定的适应性心理反应。如同一个人生理上的免疫系统或一个国家抵御外敌的军队，心灵自备一套自我保护系统，人格成熟度不同，使用的保护方式也不同。

应用心理防御机制有两种作用：一种是积极的作用，它虽只能暂时地减轻心理症状，不能根本解决问题，但可使个体有更多的机会去寻找应对挫折更为有效的方法；另一种则是消极的作用，使个体依赖于心理防御，逃避现实，而不能学会有效地去解决问题。心理防御机制是常见的心理现象，几乎每个人都在不知不觉中使用，但若使用不当或过多地依赖，则是不正常的，甚至表现为某种病态。

（二）常用的心理防御机制

心理防御机制的种类有很多，按照时间出现的先后及心理成熟程度，一般分为四大类型，即自恋型防御机制、不成熟型防御机制、神经症型防御机制、成熟型防御机制。

1. 自恋型防御机制　心理学的观点认为，婴儿早期人格的发展处于以自我为中心的阶段，常常使用自恋的心理防御机制。此类防御机制也常见于严重的精神病患者，所以，又称之为精神病性的心理防御机制。主要有以下几种：

（1）否认（denial）　这是一种比较原始而简单的心理防御机制。是指对已经发生但令人不愉快的事情加以否定，就像根本没有发生过一样，以此逃避心理上的不安和痛苦。如癌症患者否认自己的病情，坚信是医院误诊。此种否认机制，在精神病患者中常以妄想的形式表现出来。

（2）投射（projection）　是把自己遭受心理挫折的原因完全归咎于他人或周围的事物，认为是别人给其造成了困难和障碍，以此来减轻自身的焦虑不安。如考试成绩不好，不是从主观上查找原因，而是埋怨试题太偏、太难，监场太严等。

（3）曲解（misinterpretation）　将客观事实做歪曲性的解释，以符合自己的内心需要。采用此机制的人，不仅曲解事实，而且确信他所曲解的就是真相。例如，将别人对自己的排斥当作照顾，把别人的讽刺当作赞扬，即所谓"自我感觉良好"，以保持自尊心不受伤害。

2. 不成熟型防御机制　此类防御机制多见于幼儿时期，其性质是不成熟的。主要有以下几种类型：

（1）退行（regression）　是指当个体遇到挫折时，放弃已经获得的成人应对方式，而恢复使用早年幼稚的方式，以此来争取别人的同情、帮助和照顾，从而减轻心理上的痛苦和压力。比如，堂堂七尺男子在有病需要打针时，像小孩一样号啕大哭。此种退化行为常见于癔症和疑病症患者。

（2）幻想（hallucination）　是指个体在遇到实际困难而无法处理时，便脱离现实，想入非非，以其愿望和情感任意想象，在"白日梦"中"自我陶醉"，以求得内心的满足。如灰姑娘对英俊王子的企盼，或怀才不遇的青年人想象突然有一天被一位伯乐发现而大展宏图。

（3）内射（injection）　与投射作用相反，即将原本指向外界的本能冲动或情感转而指向自身。例如，有人常将自己的不幸归咎于"前世作孽"，是"上帝"对自己的惩罚。许多抑郁症患者的自伤、自杀行为，正是由于其对自身过分的指责，把对外界的怨恨转向自己的缘故。

3. 神经症型防御机制　这一组防御机制常被神经症患者使用，故统称神经症性心理防御机制。主要有以下几种：

（1）合理化（rationalization）　是指个体在遭受挫折或无法达到所追求的目标时，为了减轻自己的焦虑不安，维护自尊，"自圆其说"地寻找一些牵强附会的缘由进行自我安慰。例如，伊索寓言里所描写的那只狐狸，因吃不到长在高处的葡萄，就说葡萄是酸的；与此相反，在得不到葡萄而只有柠檬时，就认为柠檬是甜的。这种"酸葡萄心理""甜柠檬心理"都是典型的合理化防御机制。

（2）转移（transfer）　是指由于某些原因无法向某一对象直接发泄情绪时，而将这种情绪转移到其他替代者身上。例如，丈夫在外受气，回家拿妻子出气，妻子就朝孩子发泄，孩子又对家中的小狗小猫乱踢一通，由于愤怒被逐一转移，各自心境也就得以平静。

（3）反向（reverse）　是指个体表现出来的外在行为与内在动机截然相反。因为人们的许多动机和欲望不能被意识和社会规范所认可，而常常被压抑到潜意识中去，不敢表露，但其并未因之而消失，随时都有进入到意识的可能。所以，人们进行全力防范，结果却从相反的方向表现出来。比如，有人对内心憎恨而伺机报复的对象却表现出过分的热情，正是他在无意中用反向作用来掩盖其本意。

4. 成熟型防御机制　此类防御机制属于比较成熟有效的适应方式，容易被现实社会所接受。

（1）升华（sublimation）　是指将各种不为意识和社会认可的冲动及欲望加以改变，使之导向崇高的目标。这是一种最为积极的心理自卫方式。歌德不因失恋而自暴自弃，写下了不朽名著《少年维特之烦恼》即是升华的典型范例。

（2）幽默（humor）　是指通过幽默的语言或行为来应付紧张、尴尬的局面或者间接表达潜意识欲望的防御机制。著名哲学家苏格拉底的夫人是一位脾气非常暴躁的女人。有一次，苏格拉底正在与一群学生谈论学术问题，夫人突然冲进来，先是大骂，接着又往苏格拉底身上浇了一桶水。面对如此难堪的局面，苏格拉底只是微微一笑，说："我早就料到，打雷之后，定会下雨。"经此幽默，即把事情化解了。可见幽默也是一种积极的心理防御机制。聪慧、机敏、坦荡而自信的人能在适当的场合，巧妙地运用幽默，打破窘境，渡过难关。另外，从医学心理学的角度来讲，幽默对心身健康也十分有益。

（3）理智化（intellectualization）　是指以理智的方式对待紧张的情境，借以将自己超然于情绪烦扰之外。这种机制对于经常与痛苦和死亡打交道的医务人员尤为重要，一个优秀的医务工作者无论面对多么危急复杂的病例，都应保持理智、沉着、冷静。

总之，所谓心理防御机制，就是人们在受到心理挫折和压力时所表现出来的一种心理状态和行为，是日常生活中常有的心理现象。从精神卫生的观点而言，掌握个体对防御机制的选择应用情况，有助于了解其心理问题，以提高心理治疗的针对性。

五、客体关系理论

弗洛伊德精神分析理论创立之后，其理论观点在传承过程中不断地重组分化，形成了新精神分析理论，客体关系理论和自体心理学理论成为其重要的分支。克莱因（Klein）、费尔贝恩（Fairbairn）、科恩伯格（Kernberg）、温尼科特（Winnicott）对客体关系理论的形成与发展起了重要作用。

客体（object）是由弗洛伊德创造的专业名词。客体关系（object relations）指的是人与人的关系。客体关系中的客体指生命中有特殊意义的人或事物，是一个人的感情或内驱力的投注对象或目标。

弗洛伊德认为，内驱力先于客体，甚至为满意和受挫的体验创造出客体，客体是用来满足内驱力欲望的；并认为儿童的心理能量只投注于自身，而不是自身以外的客体，所以没有预设与他人的链接。

克莱因通过儿童观察发现，母婴关系、人际环境影响人格的形成。她从内驱力的角度，将婴儿与客体之间的作用看作是一种被幻想所转化和呈现的作用。她认为婴儿的精神世界具有最原始的偏执分裂状态，把人幻想成全好或全坏的状态，把来自妈妈好的体验（被喂养、被舒服拥抱、被安全保护等）都归于极好的妈妈，如天使一般；把坏的体验（被冻、饥饿、不舒适、幻想被迫害）归结于可恨的妈妈，如噩梦一般。婴儿将极端的幻想连续不断地投射出去，接受现实的检验，以修改后的形式再返回内心。该婴儿逐渐察觉到自己有一个可爱并不完美的妈妈，并将两个妈妈融合在一起。克莱因强调，修复（reparation）是相当重要的，修复自己由于恨给所爱的人带来的伤害（想象中的以及现实的）。每一次经历哀伤，重陷抑郁，人格便经由所做的修复工作得到一次加强，这是人格发展整合的过程。

科恩伯格认为，理解人格结构（从极度紊乱到正常）的关键是母婴关系，早期健康的客体关系会使一个人获得整合的自我、有力的超我和良好的人际关系；早期不良的客体关系会导致矛盾的自我状态和多种不同程度的心理障碍，如边缘型人格障碍。

费尔贝恩受克莱因的影响，立足于"纯粹"客体关系，强调所有主要的内驱力都是对关系的驱动，而不是对生物本能的满足。此客体关系理论完全从弗洛伊德的力比多模型中分离出来。根据费尔贝恩的理论，如果孩子与父母的关系好，孩子的自我就是完整的；如果与父母关系不好，儿童自我就会建立补偿性的内部客体。他的贡献在于证明了幼儿期被内化的客体关系抚育出一个显现的自体（self），而不是起源于非人格的本能。

温尼科特作为英国的一名儿科医生，他认为母婴关系中母亲是一个重要角色，为此创造出一个词"足够好的妈妈（good - enough mother）"。当婴儿用身体攻击母亲时，母亲并没被摧毁，始终能为婴儿提供帮助、保护、喂养，是可依赖的，他称之为"抱持"。在良好的环境下，给予婴儿身体和心理上安全而不强迫的呵护，婴儿的真实自体才得以发展。当没有一个足够好的母亲，不能满足孩子全能感的环境时，假自体就会发展出来。温尼科特的贡献在于提出了"过渡性客体"。

六、自体心理学理论

在 20 世纪 70 年代科胡特（H. Kohut）创立了美国自体心理学（self psychology）学派，主要探索早期关系怎样影响自体和自体结构。他关于自体和自体结构的观点主要来自对自恋性人格障碍的分析。自体和自我是不同层次的概念，自我是心理学家设想的描述性概念，自体是我们作为人的基本体验，它囊括了自我在内的所有心理构成。客体关系是指发生在自体和他的客体之间的关系。与弗洛伊德不同的是情感投注的性质。弗洛伊德认为自恋的人将"力比多"投注给自己，没有客体关系；科胡特认为自恋的人将"自恋"投注给客体，有自恋的客体关系，只不过将客体视为自体的一部分来对待，被称为"自体客体（selfobject）"。自恋者有一种对别人的幻想性控制，如同成人控制自己的身体一样。

弗洛伊德将心理疾病看成是本我、自我、超我冲突导致的。而自体心理学认为，如果个体遭受到虐待、创伤及不良教育方式的影响，其自体发育会受到阻碍，导致其自体断裂扭曲、发展停滞形成不完整人格，从而罹患自体性疾病，如自恋型人格障碍和表演型人格障碍。

第二节　行为学习理论

行为主义学派形成于 20 世纪 20 年代，创始人是美国心理学家华生（J. B. Watson），1913 年他发表了《行为主义者眼中的心理学》，成为行为主义诞生的标志。他们认为隐藏在内心的欲望、欲念及心理冲突只能自己内省，而不能为他人观察，更难予以客观定量。而研究行为，从行为的表现上看意识或心理过程，所获得的资料较为可靠。早期行为主义的"行为"是指个体活动可以直接观察到的部分。受巴甫洛夫条件反射学说的影响，华生认为心理学是自然科学，因而只能应用客观观察法进行外部观察，目标是预见和控制人的行为。所以，他只研究刺激与反应。行为主义认为，人的正常或病态行为，包括外显行为及其伴随的身心反应形式，都是通过"习得"而成的，正所谓"一朝被蛇咬，十年怕井绳"。华生认为人的病症也是学习得来的。所以，行为主义认为学习是支配行为和影响身心健康的重要因素，通过对行为的学习来纠正不良行为，进而治疗和预防疾病。行为主义理论由经典条件反射理论、操作性条件反射理论和社会学习理论三部分构成。

一、经典条件反射理论

俄国生理学家巴甫洛夫在 20 世纪初提出了经典条件反射（classical conditioning）理论。经典条件反射是指一个中性刺激和另一个带有奖赏或惩罚的无条件刺激多次联结，可使个体在经验中学会在单独呈现该中性刺激时，也能引发类似无条件反应的条件反应。最著名的例子是巴甫洛夫的狗的唾液条件反射（图 3-2）。试验中他把狗用一副套具固定住，唾液是用联结在狗颚外侧的管道收集的，管道连接到一个既可以测量以立方厘米计的总量，也可以记录液体滴数的装置。当狗嘴里有食物时，会产生分泌唾液的反应，这种反应是本能的。巴甫洛夫把这种食物称为无条件刺激（unconditioned stimulus），简称"UCS"，把反射性唾液分泌称为无条件反射（unconditioned reflection），简称"UCR"。为了使狗对某一种刺激（如铃声）形成条件作用，把这种原来只会引起探索性反射的中性刺激（即铃声）与无条件刺激（即食物）配对。经过一系列配对尝试后，单是发出铃声而不提供食物，也能引起狗产生唾液分泌。在这种情况下，铃声就成了条件刺激，简称"CS"，铃声引起的唾液分泌就是条件反射（conditioned stimulus），简称"CR"。由此可见，条件反射仅仅是由于条件刺激与无条件刺激配对呈现的结果。

1924 年心理学家琼斯（M. C. Jones）运用习得性学习理论治疗一个怕兔子的儿童，让恐惧兔子的孩子在一个安全放松的环境下，逐渐由远及近地接近兔子，逐步把恐怖症治好。这是首

NOTE

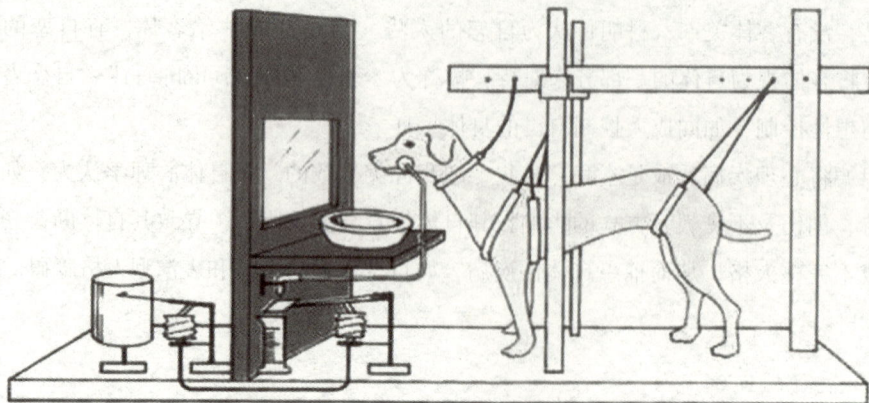

图 3-2　巴甫洛夫的狗的唾液条件反射

次公开报道的行为治疗案例。学习行为遵循两个规律：一是频因律，即对某一刺激的某一行为反应发生的次数越多，这一行为越有可能固定保留下来，并遇到相同刺激时反应再次发生；二是近因律，即对某一刺激发生某一行为反应在时间上越接近，那么这一行为反应越容易固定下来，并在以后遇到相同的刺激时越容易发生。

与行为疗法有关的概念和规律包括：①习得律，即一种条件反射的建立必须依赖于一种无条件反射，即条件刺激和非条件刺激多次成对呈现可加强条件反应。②消退律，即如果条件刺激出现后，不再呈现无条件刺激，反复多次之后，已习得的反应就会逐渐消退；但条件反应不是永久被消除，而只是习惯的钝化，在适当的情况下反应还可以被恢复。③泛化律，即对某种特定刺激的条件反应形成后，另外一些类似于这一刺激的情境也可能诱发出同样的条件反应。经典条件反射理论不仅可以较好地解释焦虑症、恐怖症的形成，同时也是系统脱敏疗法等行为疗法的理论基础。

二、操作性条件反射理论

斯金纳（B. F. Skinner）和桑代克（E. L. Thorndike）是操作性条件反射理论的代表人物，操作性条件反射（operant conditioning）又称工具性条件反射，它的关键是描述个体做出特定的行为反应，导致环境发生某种变化，变化的结果也就是行为后果会影响继后行为。如果行为后果对个体是积极价值的，会激发后继出现相同行为；如果行为后果是消极价值的，则会抑制后继行为减少或停止。

斯金纳从 20 世纪 20 年代末就开始对小白鼠学习的实验研究。他的动物实验装置被称为"斯金纳箱"。早期的斯金纳箱结构简单，在一个木箱内装有一个操作用的按键或杠杆，还有一个提供食物强化的食盒。小白鼠一触按键或按压杠杆，食物盒就出现一粒食物，对小白鼠的操作行为给予强化，从而使动物按压杠杆的动作反应概率增加。斯金纳认为，这种先由动物做出一种操作反应，然后再受到强化，从而使受强化的操作反应概率增加的现象是一种操作性条件反射。这种反射与巴甫洛夫的经典性条件反射不同。经典性条件反射是由条件刺激引起反应的过程，写成公式是 S→R；而操作性条件反射是先做某种操作反应，然后得到强化的过程，写成公式为 R→S。由此，斯金纳进一步提出，人和动物有机体有两种习得性行为：一种是应答性行为，通过建立经典式条件反射的方式习得；另一种是操作性行为，通过操作式条件反射获得。

操作性条件反射作为行为后果对行为的影响有强化作用。所谓强化，是指一个具体行为的发生，紧接着出现一个直接的后果，而这一行为后果又导致该行为在将来被加强。强化分为正强化和负强化。正强化是指满足了个体需要的好的行为后果，使某一行为得以增加；负强化是指个体想避免遭受不良行为后果，使某一行为增加。例如，家长为了让孩子增加学习行为，可以用奖励的方式，是正强化；孩子也可以为避免父母教训而增加学习行为，是负强化。负强化与惩罚不同的是，惩罚目标是减少行为发生，负强化是增加行为发生。强化行为在日常生活中呈现广泛。例如，当孩子在商店因妈妈不给买玩具而哭闹时，如果妈妈此时买了玩具，等于强化了孩子哭闹的行为，容易导致孩子下次再发生哭闹事件，玩具强化了哭闹行为。

三、社会学习理论

观察学习（observational learning）是指个体通过观察榜样在应对外在刺激时的反应及其受到的强化而完成学习的过程。班杜拉（A. Bandura）在大量实验研究的基础上，提出了"观察学习理论"。1961 年，他以学前儿童为对象进行了一个实验。首先让儿童看成人榜样对一个充气人拳打脚踢，然后把儿童带到一个放有充气人的实验室，让他们自由活动。结果发现，儿童也学着成人榜样的动作对充气人拳打脚踢。这说明，成人榜样对儿童行为有明显的影响，儿童可以通过观察成人榜样的行为而习得新行为。

影响行为强化的因素包括：①直接性。当刺激与行为配合直接发生，强化刺激效果更大。②一致性。刺激与行为发生越具有一致性，强化效果越大。③已形成事件。在刺激发生之前环境与个体的实际状态具有直接关系。④结果的特征。强化刺激，因人而异。

（一）观察学习的过程

1. 注意过程　对榜样的知觉。观察者将其心理资源，如感觉、知觉等集中于榜样事件，它决定了选择什么样的信息作为观察对象及其从中获取什么信息。此过程是观察学习的起始环节。

2. 保持过程　信息的存储。观察者将获得的信息以符号表征的方式储存于记忆中。在此过程中，即时的观察经验转化为持久而稳定的认知结构，在榜样行为结束后，给观察者提供指导。

3. 生成过程　记忆向行为的转变。把记忆中的表象和符号转换成适当的行为，即再现以前所观察到的榜样行为。此过程是由内到外，由概念到行为的过程。

4. 动机过程　行为表现。经过注意、保持和再改造几个过程后，观察者已经基本习得了榜样行为，却不一定会主动表现行为。观察者在动机驱使下，即在特定情景的某种诱因的作用下，才会表现习得的行为。

（二）观察学习的条件

1. 外部因素　榜样的特征包括性别、年龄、职业、社会地位及社会声望等，这些都会影响观察者对榜样的注意。

2. 内部因素　观察者自身的认知能力、知识背景和价值取向等都会对注意过程起到制约作用。

NOTE

与社会学习有关的概念和规律包括：①示范效应，即通过观察示范者而习得一种新的行为。②抑制－去抑制效应，即通过观察示范者因某种行为受到惩罚或奖励而抑制或解除抑制自己想从事类似行为的动机。③诱发效应，即通过观察示范者行为之后，表现出与示范者不同的，但是有联系的其他行为。模仿学习原理可以较好地解释父母、朋友等周围环境对个体不良行为的影响，运用模仿学习可以帮助患者习得或表现出某种期待的新行为习惯。

第三节　人本主义理论

人本主义于 20 世纪 50 ~ 60 年代在美国兴起，主要代表人物有美国心理学家罗杰斯（C. R. Rogers）和马斯洛（A. H. Maslow）。人本主义重视研究人的本性、动机、潜能，关注人的尊严、价值、创造力和自我实现，既反对行为主义只研究人的行为而不理解人的内在本性，又批评弗洛伊德只研究神经症和精神病患者的变态心理学，因而被称之为心理学的第三势力。

人本主义强调人的尊严、价值、创造力和自我实现，把人的本性的自我实现归结为潜能的发挥，而潜能是一种类似于本能的性质。罗杰斯相信，人天生具有一种成长为积极健康向上的潜能，每个人就像一棵橡树的种子，具有长成一棵参天大树的潜能，只不过有的人在成长过程中遭遇了环境的挫伤和扭曲，并因而出现心理障碍。人本主义最大的贡献是看到了人的心理与人的本性的一致性，主张心理学从研究人的本性出发。人类是先天良好而且具有选择能力的有能动性的动物，其主要任务是使自身的潜能得到不断发展。

一、需要与自我实现理论

美国心理学家马斯洛对人类的需要做了系统考察和研究。他认为，人类有五种基本需要，即生理需要、安全需要、归属和爱的需要、尊重需要和自我实现的需要。后来他又补充了认知需要和审美需要。马斯洛认为，人类的需要具有层次性，人类各种需要是相互联系、相互依赖和彼此重叠的，是一个按层次组织起来的系统。他认为，只有低级需要基本满足后才会出现高一级的需要，而且是在持续获得满足后；只有所有的需要相继满足后，才会出现自我实现的需要。每一时刻最占优势的需要支配着一个人的意识，成为组织行为的核心力量，已经满足了的需要，就不再是行为的积极推动力量。自我实现的需要是追求实现自我理想的需要，表现为个人特有潜能的极度发挥，做一些自己认为有意义和有价值的事。自我实现者大都是中年人或年长的人，或者是心理发展比较成熟的人。在一个人的童年经验中，2 岁以内受到的爱的教育特别重要。如果童年失去了安全、爱与尊重，会阻碍其追求自我实现。马斯洛认为，只有人类中的少数人才能达到真正自我实现的境界，成为自我实现者。后来，马斯洛又把人类的需要概括为 3 个大层次，即基本需要、心理需要和自我实现的需要；他还认为，在自我实现的需要之上，还有一个超级需要。个人需要的发展过程更多地像波浪式地演进，各种不同需要的优势由一级演进到另一级。例如，婴儿时期主要是生理需要，后来才产生安全、归属和爱的需要，青少年时才产生尊重需要。马斯洛将人类的需要由低级到高级分成不同层次，并把它们纳入到一个连续的统一体中，把人的基本需要看作一个按层次组织起来的系统。这种理论受到了人们的重视，并在实际工作中得到应用。一些研究证明，人类的各种需要之间确实存在着层次关系。

但是，马斯洛离开了人的社会历史条件，离开了人的社会实践，抽象地谈人的需要和人的自我实现，有其局限性。他认为人的基本需要从低级到高级的发展都是天生的，这样就混淆了生理性需要和社会性需要之间的界限，忽视或否定了人类基本需要的社会性。

马斯洛在多年研究和临床实践的基础上，提出了神经症是由于得不到安全感所致，在与他人的关系中得不到尊重和认可，没有归属感；精神疾病可以被解释成人性的退缩。马斯洛认为心理治疗要获得成效，需要具备以下几点：①患者基本需要的满足，是自我实现需要产生的基础。②患者自我意识的改善，帮助个体朝向更丰满的人性和完善的人格方面发展。③建立良好的人际环境，环境的病态会导致和加剧心理疾病的发生发展。

二、人格自我心理学

1959 年人本主义心理学家罗杰斯在《在来访者中心框架中发展出来的治疗》一书中，系统阐述了以自我为中心、自我实现为驱动力的人格结构理论。自我理论是罗杰斯的人格心理学的核心基础理论。他认为，自我（self）是人格形成、发展和改变的基础，是人格能否正常发展的重要标志。每个人都有自己的主观世界，都存在于以他自己为中心的不断改变的体验世界中。这里的自我与弗洛伊德的自我（ego）是有区别的。弗洛伊德的自我指向动力性主体自我，也就是相对于个体本身的自我；而罗杰斯的自我指向心理经验自我，相对于客体而言的。罗杰斯自我理论包括自我概念、自我实现倾向、人格自我发展等内容。

（一）自我概念

自我概念（self–concept）是指一个人对自身存在的体验，是个体通过经验、反省和他人反馈逐步形成的对自身的了解，也就是人认识到的自我。自我可分为两类：一是主体自我，指人的行为和心理经验的主体，相当于英文中的主格"I"；二是客体自我，指人对自己本身的看法和想法（态度、感情、知觉等），相当于英文中的宾格"me"。如曾子曰："吾日三省吾身。"第一个"吾"是主体自我，第二个"吾"是客体自我。自我概念指客体自我，它是个人独特的知觉、看法、态度和价值观的总和。罗杰斯区分了自我概念与现实自我、理想自我的不同。现实自我是指真实存在的自我，个体目前真实的情况；理想自我是指期望中的自我，如我希望我将来成为什么样的人，个体向往的自我形象。自我概念不一定能真实反映现实自我，一个人的现实自我与理想自我越接近，心理健康程度越高；相反，现实自我与理想自我反差越大，越说明人格的不协调。

（二）自我实现倾向

自我实现倾向是指有机体具有一种天生的自我实现的动机。就像一颗种子，天生具有破土而出、茁壮成长的本能。一个婴儿建立起自我结构的雏形，他们实现自我的倾向性就开始发展起来，当有机体的自我知觉和自我概念一致时，这一自我实现的本能便能充分发挥；当有机体自我经验和自我概念不一致时，充分发挥自我实现的本能就会受阻。

（三）价值条件化

每个人都存在两种价值评价过程：一种是先天具有的机体评价过程，这一过程建立在机体自身评价的基础上；另一种是价值的条件化过程，这一过程建立在他人评价的基础上。个体在生命早期存在着对他人积极评价的需要，当得到他人欣赏时这一需要被满足，人会感到自尊。这种需要的满足取决于别人，别人是否给予积极评价根据个体行为是否符合评价者的价值标

NOTE

准，所以是有条件的。但有时他人的价值评价会与其自身的体验相矛盾，如：一个男孩欺负弟弟使他自己有愉快的成就感，但妈妈说"你很坏，你这样做一点儿不可爱"，这时男孩体验到负性消极评价，与其真实体验相反，他会曲解成"这样做让父母不高兴了，我不被喜欢，我错了"，而真实的评价是"这样做我感到高兴而我父母不满意"。获得父母的积极评价有价值条件的，时间长了，孩子会将父母的价值观念内化成自我概念的一部分，而忽略了自己的真实体验。这样自我概念和自我体验之间就会出现不一致、不协调。

（四）人格自我发展

人格自我发展是指个体自婴儿到成年一生的人格成长机制和历程。自我概念包括自我认定、自我评价、自我理想三方面内容。在自我形成之后，那些被看作能增强自我概念的经验得到肯定评价，那些被看作会损害自我概念的经验得到否定评价。条件性自我关注是个体自我发展的普遍需要，又是促进自我发展的外在价值条件。但无条件积极关注也是自我发展的方式，没有价值条件的积极关注体验对个体形成健康人格也很重要。没有价值条件化会使自我体验和自我概念更趋于一致。

罗杰斯的心理失调观点认为，自我概念与有机体的自我经验不一致是心理失调的关键。个体经验与自我概念之间存在三种情况：一种是符合个体需要，被个体直接体验、知觉到，被纳入到自我概念之中；另一种是由于机体经验和自我概念不一致而被忽略掉；第三种就是自我概念和机体体验不一致，被歪曲和否认，压抑扭曲自己的真实感受，内化别人的价值观念，导致形成不真实自我。机体建立防御系统，来维持自身造成的假象，从而心理失调。

第四节　认知理论

一、认知理论概述

（一）认知的概念

认知（cognition）是指个体接受、编码、操作、提取和利用知识的心理过程，包括感觉、知觉、想象、思维等，在这个过程中还需要智力和语言的运用。信息加工理论是认知心理学的核心，该理论认为心理过程就像计算机那样将输入的感觉信息加工成神经和心理事件。在信息加工过程中，人脑已有的知识结构，即认知图式决定了信息加工的方式和质量。

信息加工理论对医学心理学有着举足轻重的影响。该理论用信息加工的观点和术语说明了人的认知过程，揭示了认知特点，为心理咨询和治疗提供了理论依据。

（二）认知与情绪的关系

认知与情绪是连续不可分的心理过程，当个体对知觉对象进行信息加工的同时，就对其产生了情绪情感，认知与情绪相互影响。

1. 认知对情绪的影响

（1）认知的功能　认知在情绪中的作用在于判断评估刺激物是否符合个体的需要，从而产生肯定的或否定的情绪。例如，学生认为一个老师知识渊博、善解人意的时候，在听其上课时的心情就是愉悦的，即产生肯定的情绪。认知对情绪有三种作用：①对情绪刺激的评价和解释；②对引起唤醒原因的认知分析；③对情绪的命名及对所命名情绪的再评价。

（2）认知结构的作用　认知结构的复杂程度对于情绪体验会产生很大的影响。认知结构复杂度的表现之一是能从多方面对客观事物进行分析评价。认知结构越复杂，个体越善于多方面进行分析评价问题，所产生的情绪体验就越温和；认知结构越简单，个体对事物进行评价时所产生的情绪体验就越强烈。例如，A 从 10 个方面去评价某一个足球队，而 B 只能从 2~3 个方面去评价，那么 A 在评价这个足球队时就会感到其既有优点也有缺点，而 B 仅根据极少的特征评价就会得出不是好就是坏的极端化结论。

（3）归因的作用　对行为结果的不同归因决定着个体的情绪反应。例如，当被问道："如果你因为晚出来 5 分钟而错过和朋友见面的机会，或者如果你因为地铁晚点 5 分钟而错过和朋友见面的机会，对于这两种情况，你认为哪种情况下可能更感到遗憾？"大多数人都认为前者更遗憾、情绪反应更强烈。这是因为人们把行为的失误归因于自己之故。再如，当被问道："张三下班回家时走了一条平时不走的路，结果刚好遇上车祸而身亡；李四在平时下班的路上遇上车祸而身亡。哪一种情况下事故死亡者的亲属更感到悲伤？"绝大多数人在前一种情况下，对事故死亡者更可能感到悲伤。这是因为人们将车祸事故归因于偶然因素之故。

2. 情绪对认知的影响　情绪对认知的影响，主要表现为情绪对记忆联想的启动作用、心境对记忆提取的影响、情绪对认知的干扰等。

（1）情绪与记忆启动　情绪对认知的影响主要表现为心境对记忆与联想的启动。在记忆中，情绪色调相似的记忆材料倾向于联系在一起，激活一个项目就会启动另一个性质相似的项目，这些项目可以是积极的，也可以是消极的。例如，一张美好的旅行记忆照片可以激活积极的情绪，这种情绪可以启动对一次旅行的向往或者行动。积极项目是指由积极的心境激活的项目，被消极心境激活的项目叫作消极项目。项目的激活或启动可以是自动的，即不需要做意志努力；也可以是控制的，即有意识地运用某种策略、受动机驱使努力等。

（2）心境与记忆提取　如果个体希望长时间地保持积极心境，或者想摆脱消极心境，就要有意识地从记忆中提取积极情绪色调的项目，即控制启动积极情绪色调项目。例如，学生面对考试，可以提取以往考试取得了优良成绩的记忆，这种记忆可以激活愉快的情绪，愉快的情绪可以帮助学生对抗因临近考试而引起的焦虑。心境不仅影响对记忆材料的提取，而且也影响推理、加工方式和决策过程。积极心境可以加速对决策有关的材料的加工，促进思维的流向，使人不费力地回忆起许多材料，简化决策过程的复杂性。同时，积极心境下个体倾向于用肯定的眼光对事物做判断，表现出积极的行为；而消极心境下个体往往用否定的眼光对事物做判断，表现出消极行为。心境对记忆的影响还表现在，与心境相一致的材料比不一致的材料更容易编码和回收。

（3）情绪对认知的干扰　情绪对认知的干扰作用，也是在生活中经常遇到的。例如，当一位大学生在写学术论文的时候忽然想起激动人心的足球赛或与女朋友的争执，由于情绪波动可能打断了他的认知活动，无法继续写论文。西蒙（H. A. Simon, 1916—2001）用信息加工的观点对情绪干扰认知过程做出过解释。他认为，情绪具有报警作用，可以使个体离开一个目标而去追求另一个更加重要的目标。因为人的信息加工系统的容量是有限的；即是说，在同一时间里他只能追求有限的目标。情绪所起的报警作用（例如恐惧、紧张或亢奋）就在于能提高对紧急目标的注意。

二、情绪认知理论

情绪的认知学说（cognitive theory of emotion）是由美国的心理学家沙赫特（S. Schachter）等人提出。认知学说认为，情绪的产生是外界刺激、机体的生理变化和认知过程三者之间整合作用的结果。沙赫特提出了情绪产生的三个要素，即刺激因素、生理因素和认知因素，强调认知因素起着决定性作用。

沙赫特等人试图用实验来证明这种理论。他给参加实验的大学生志愿者注射肾上腺素，在注射时，对第一组告知，药物的作用将使你感到心悸、手抖和脸部发热等现象；对第二组告知，药物的作用将使你感到身上有轻度发痒，手脚有点发麻，此外别无其他作用；对第三组不给予任何说明。药物注射后，让三组被试者分别进入两种预先安排好的情境中休息。然后进行情境刺激，一种是惹人发笑的愉快情境（有人做滑稽表演）；另一种是惹人发怒的情境（强行要求被回答一些繁琐的问题，并吹毛求疵，横加指责）。按照实验设计，得到六种不同的结果。根据主试者观察和被试者自述，发现第二组和第三组的大多数被试者，在愉快和发怒的情境中分别表现出相应的情绪，而第一组的被试者不因情境的影响而表现愉快的情绪。可见，三组被试者均受相同的外界环境影响，由内部刺激引起的激动（唤醒）状态也相同，实验证明个体对生理反应的认知性解释对情绪体验起着决定性作用。

同一时期，斯比斯曼（Speisman）、拉扎鲁斯（R. S. Lazarus）、摩德科夫（Mordkoff）和戴维森（Davison）等人也做了一个实验，同样证明了认知对情绪的影响。他们用皮肤电反应来测验正在看一部紧张电影的四组被试者。对第一组用声音加强所看到的银幕上残酷的画面；对第二组则用声音来否认此画面情境中的苦痛；对第三组只出现一个理性的描述；让第四组观看无声的电影。结果如图3-3所示，紧张的声音会增加对电影的情绪反应（皮肤电反应较明显），否认和理性描述的声音会降低对电影的紧张情绪反应（皮肤电反应较低），而且这两组比观看无声电影组的紧张情绪反应还更低一些。

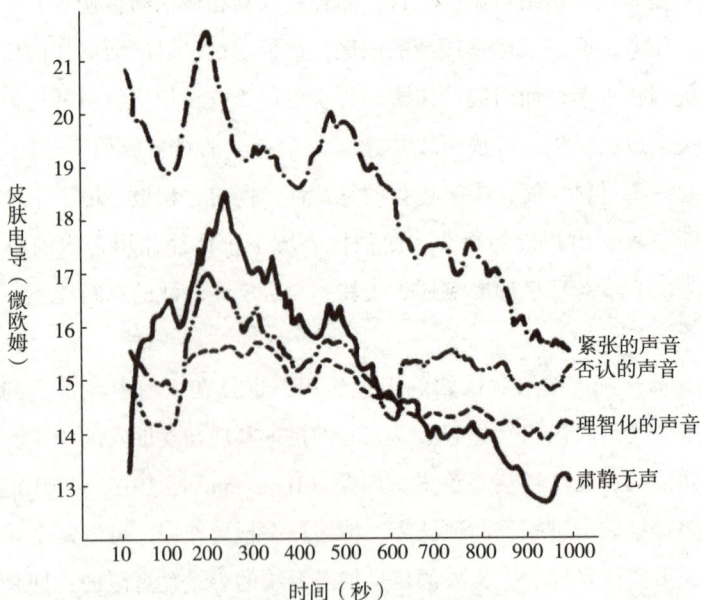

图3-3　认知对情绪的影响

三、认知行为理论

由于认知在心理活动中扮演着重要的角色，认知理论的思想被广泛应用于临床心理治疗。目前，较有影响的是艾利斯（A. Ellis）的认知领悟疗法和贝克（A. T. Beck）的认知行为理论。

（一）艾利斯的 ABC 理论

心理学家艾利斯认为，人生来就具有理性与非理性思维潜质。当人们按照理性去思维、去行动，他们是愉快的、富有成效的，反之则是烦恼的、自我挫败的。在人的一生中，任何人都可能或多或少地有一些非理性信念，艾利斯认为，非理性信念和行为是神经症的典型特征。早在我们的孩童时代，我们的头脑就不断被灌输各种观念，有些被社会所推崇的观念也是非理性的。他还认为，不合理的信念主要有三大类，即人们对自己、他人、周围环境及事物的非理性信念、绝对性思考和错误评价。个体通过不断地自我暗示和自我重复加强了这些非理性观念，最后形成认知障碍，从而影响情绪与行为。

艾利斯根据自己的基本观点提出了 ABC 理论。A 是指刺激性事件（activating events），B 是指个体的信念系统（belief system），C 是继事件之后个体的情绪和行为反应的结果（consequence）。人们通常认为情绪和行为反应 C 是事件 A 引起的。艾利斯说："人不是被事情本身所困扰，而是被其对事情的看法所困扰。"也就是说，B 是引起人的情绪和行为反应直接的原因。人们的思维有理性的，也有非理性的。当人们坚持某些非理性思维时就会导致不良情绪的产生，引起心理障碍。艾利斯认为，情感疏导可以消除情绪障碍，但最迅速、最深刻和最持久的办法是改变一个人的认知，即人的思维模式和生活态度。

（二）贝克的认知行为治疗假说

贝克认为，人们的早年经验形成了"功能失调性认知假设"，即关于自己、他人或世界的绝对看法，这些看法决定着人们对事物的评价，影响人们的行为，这个过程往往不被人们所察觉。这些假设并不一定都与现实相符合，由于这些看法形成于童年，较少受到质疑和检验，往往会保留到成年，贝克称其为负性自动思维（negative automatic thought）。当个体受到某个生活事件刺激时，大量负性自动思维就会被激活，用以评价信息，导致情绪障碍或行为障碍，不良的情绪和行为障碍反过来又强化了负性自动思维，形成恶性循环。要使情绪和行为障碍好转，一是识别和改变负性自动想法，二是识别和改变潜在的功能失调性假设。

贝克认为负性自动想法和功能失调假设缘于错误的逻辑推理，他提出以下六种错误：①极端思维，即用全或无、非黑即白的方式来思考和解释，或用不是、就是两个极端来对经验分类。例如，只要努力就一定能够成功。②主观臆断，即没有支持性或相关证据就武断做出消极的结论。例如，公共汽车再不来我一定会因为迟到而受到老师的批评。③选择性概括，即仅凭某一局部细节做出总体的结论。例如，一个胖孩子做事一定会笨手笨脚。④过度引申，即由一个偶然的事件取得的信念不恰当地应用于其他情况。例如，前几天某公司发生了一起坠机事件，乘坐该公司的航班很危险。⑤夸大和缩小，即用一种比实际上大或小的意义来感知事件或情境。⑥个性化，即在没有根据的情况下将一些事件与自己联系起来的倾向。

（三）凯利的个人构念理论

凯利（G. A. Kelly）的个人构念理论是对人们如何建构其世界的假说。所谓个人构念就是个体对事物理解与解释的方式，在凯利看来，预测个体行为的关键是构念。

NOTE

个人构念理论认为，每个人都像科学家那样试图主动预测和解释这个世界。在面对新的情境时，个体首先是观察，然后推断事物间的关系、提出假设、检验看似可能的东西，最后从实验中得出结论。心理健康的人依据现实经验来确认他们的个人构念，他们像称职的科学家检验合理的假设一样，不加歪曲或否认地接受结果，然后欣然地根据所掌握的资料修正他们的理论。健康的个体不仅能做出预测，还能随情境的变化做出适当的调整。心理不健康的人的构念系统中不能接受新的经验，他们拒绝接受或歪曲合理的结果，拒绝修正或放弃已不再有用的旧理论；还有一些个体的构念过于松散或灵活，思维混乱，他们没有一致的行为模式，其价值观也飘忽不定。因此，不健康的个体不能适应现实世界。凯利认为，人类体验到的威胁、恐惧、焦虑和内疚是认知不协调的结果，也是个人构念太坚固或太松散的反应。凯利认为，当构念被动摇时就感到威胁，或者构念偶然发生重组时就会感到恐惧。当威胁或恐惧使人感到不安时，个体就会产生心理失调。凯利认为，当个体在证实个人构念、预测未来事件、控制环境上有困难时，就会产生困扰。个体在经历新事件时之所以会感到焦虑，是因为该经验在他们的构念适用范围之外，这种焦虑是正常的。但当个体不能忍受矛盾的构念或个体的构念系统崩溃时，就会出现精神病理性焦虑。当个体的行为表现与对自己身份的感觉不一致时，就会感觉到内疚；当人们难以驾驭困扰时，就需要诸如心理治疗之类的外在帮助。治疗者的任务是帮助患者修正他们的个人构念系统，提高预测的效果。凯利创建的"固定角色治疗技术"，就是让患者假设自己是另一个人，在角色扮演过程中发现原有构念的问题，找到新的个人构念，减少自己生活中的不确定性。

认知心理学采用信息加工的观点来解释人们的认知过程，对心理治疗领域产生了深刻的影响。它启迪了临床心理学家从认知的角度来考虑心理障碍的成因、干预与治疗，提出了认知治疗假说及方法和技术。认知疗法是目前发展最迅速的一种心理治疗方法，它吸收了行为治疗、患者中心疗法等的合理内涵，在治疗抑郁症、恐怖症、成瘾行为、人际关系障碍等各种心理和行为问题上取得了令人瞩目的效果。认知理论同许多其他心理学理论一样也不能解释或解决所有的心理问题，尤其是把人看成是计算机式的信息加工系统，用计算机的信息加工原则解释人的认知，很难体现人的自然属性和社会属性。

第五节　其他理论观点

一、心理生物学理论

随着现代医学和生物学的发展，心理生物学研究正在医学心理学中起到越来越重要的作用。心理生物学研究的特点是采用严格的实验设计、客观的测量手段和可靠的数理计算，能准确地揭示心身之间的某些本质联系。另外，由于技术的先进性，心理生物学的研究也更加具有前沿性。

大批生物学学者和心理学学者进行了心理生物学研究，其核心是生理因素与心理因素的相互影响。早期的研究集中于脑功能区与脑机制的研究，即心理功能与脑的位置的对应关系与发生机制，包括感觉功能区、记忆功能区、情绪功能区、情绪相关研究、心理变量与生物学变量相关研究。现代的研究已经从对脑的研究发展到生理机制对心理的影响，包括中枢神经递质、神经内分泌、神经免疫学、遗传学、神经影像学等领域的研究。

1. 脑功能区研究

（1）感知觉的脑功能区　20世纪，英国神经病学家杰克逊（J. H. Jackson）关于感觉障碍的脑机制的心理学研究、前苏联心理学家鲁利亚（A. R. Luria）对大脑功能的分层定位研究，肯定了大脑皮质中央沟后部区域的损伤与感觉障碍的相关性，为感觉障碍的脑机制研究奠定了心理学基础，并为临床中对感觉障碍进行精确定位提供了有利的依据。

（2）记忆脑功能区　研究者试图发现与不同种类、不同形式的记忆及不同的记忆过程相应的神经生理解剖学的位置，对边缘系统包括海马结构在记忆中的关键作用达成了共识。

2. 情绪相关研究

（1）情绪丘脑说　美国生理学家坎农于20世纪20年代在生理学实验研究的基础上提出了情绪的丘脑假说，该理论认为情绪的控制中枢在丘脑。他还提出了紧急反应（emergency reaction）概念和机体内平衡（homeostasis）理论，即当个体处于恐慌、饥饿等紧急状态时会引起肾上腺皮质激素的分泌，同时通过交感 – 副交感神经的协调调节使机体保持内环境的平衡。与此同时，俄国巴甫洛夫学派经过长期的研究提出了情绪的动力定型和高级神经活动学说，认为高级神经活动控制情绪并调节内脏功能，进而提出了皮层内脏相关学说。

（2）应激学说　20世纪30年代，加拿大生理学家塞里（H. Selye）通过实验提出应激学说。塞里指出，当机体遭受外界各种不良刺激时就会产生一系列的非特异性反应，即一般适应综合征（general adaptation syndrome，GAS），由此创立了著名的应激学说。根据这一假说，个体对外界紧张性刺激首先表现为警戒反应，之后是适应或抵抗期。如果应激源持续存在，则进入衰竭期，个体出现头痛、血压升高等躯体症状，并可导致心身疾病的产生。

（3）情绪中枢说　20世纪40年代，赫斯（W. Hess）首先利用电刺激的方法研究动物的情绪反应，发现了"情绪中枢"。他发现使用微电流刺激猫下丘脑特定区域可引发出恐惧、愤怒等情绪反应和攻击行为。他的研究带动了寻找"情绪中枢"的热潮。紧随其后，美国生理心理学家奥尔兹（J. Olds）和米尔纳（P. Milner）意外发现了"愉快中枢"，已证明下丘脑存在"性中枢""摄食中枢""饱食中枢"和"兴奋中枢"等等。这些"情绪中枢"的发现为中枢控制情绪的假设提供了丰富的证据。

3. 心理变量与生物学变量相关研究　美国精神科医师沃尔夫（H. G. Wolff）是人类心理生物学研究的代表人物，他的研究在心身医学的发展中起了重要作用。他在1943年出版的《Human Gastric Function》这本书中阐述了人类心理变量和生物学变量之间的关系，探讨了心理社会因素与生理因素相互作用对人类健康的影响。其最大的贡献在于：在研究中对心理变量定量化，并客观地测量所观察的生理和病理学变化。

4. 中枢神经递质的研究　研究证明，多巴胺（DA）、去甲肾上腺素（NE）、5 – 羟色胺（5 – HT）、乙酰胆碱（Ach）、γ – 氨基丁酸（GABA）、谷氨酸（Glu）等经典的神经递质在正常和异常的心理活动中发挥了作用。中枢DA功能与人类的心理活动关系非常密切，中枢特别是中脑边缘系统DA功能过高可能与精神分裂症的阳性症状有关，而前额叶DA功能不足则可能与精神分裂症的阴性症状有关。而在重性抑郁障碍时可能有中枢NE功能不足，尤其是在双向情感障碍的抑郁状态时有NE代谢产物MHPG的排泄减少。5 – HT的正常功能对维持人类精

NOTE

神活动的正常有重要的作用。药理学研究显示，重性抑郁障碍、强迫性神经症、焦虑症和惊恐障碍及进食障碍都与中枢某些通路 5 – HT 功能不足有关，而精神分裂症则可能是由于中脑边缘系统和前额叶 5 – HT 功能过高。中枢 Ach 参与大脑的学习和记忆功能，在阿尔茨海默病（AD）时中枢 Ach 神经元发生退行性改变而导致其功能不足。

5. 神经内分泌的研究   神经内分泌与大脑功能密切相关。其中下丘脑、垂体和靶器官之间构成的几个轴起到了重要的调节作用，包括下丘脑 – 垂体 – 肾上腺轴（HPA 轴）、下丘脑 – 垂体 – 甲状腺轴（HPT 轴）、下丘脑 – 垂体 – 性腺轴（HPG 轴）。

（1）HPA 轴对应激的影响   由下丘脑所释放的促肾上腺皮质激素释放激素（CRH）、垂体所释放的促肾上腺皮质激素（ACTH）、外周器官肾上腺皮质释放皮质醇都与应激调节有关。现代研究已证明，处于紧急状态时血中 ACTH 的升高主要是由于下丘脑的室旁核释放 CRH 引起的。脑对应激的调节主要通过：①激活脑干青斑核交感神经 – 肾上腺髓质轴而释放儿茶酚胺；②兴奋下丘脑 – 腺垂体 – 肾上腺皮质轴而增加糖皮质激素的合成和分泌。同时，脑边缘系统如海马、内嗅皮质、扁桃体等也参与应激的调节。

（2）HPT 轴对痴呆的影响   该轴中由下丘脑所释放的激素是促甲状腺激素释放激素（TRH）对神经元的兴奋性、行为和神经递质的调节，特别是对中枢隔区、海马胆碱能系统和黑质 – 纹状体 DA 系统的调节有直接作用，而胆碱与老年痴呆直接相关。

（3）HPG 轴的综合影响   该轴所释放的性类固醇在个体出生后与心理和社会因素共同作用于性的发育。各种雄性功能不足状态使攻击性和性动力不足，而补充雄性激素可提高攻击性和性行为。而月经前及产后的情感改变可能与雌激素水平的改变有关。此外维持生理水平雌激素还具有神经保护作用，能够增强乙酰胆碱神经元对皮层和海马的投射，减低胆碱能神经元损害所伴随的认知障碍。此外催乳素（PRL）、生长激素（GH）、缩胆囊素（CCK）、血管紧张素（VAP）等也具有重要的神经内分泌功能，影响着正常与异常心理的发生发展过程。

6. 神经免疫学的研究   研究表明，心理因素和神经 – 内分泌 – 免疫系统密切相关。神经内分泌系统在机体应激过程中对免疫功能进行着调节。早期关于应激反应的研究发现，长久的应激可严重影响免疫功能，引起肾上腺增大，伴随胸腺和淋巴结的退化。应激过程中 HPA 轴可以改变外周糖皮质醇水平，从而可以进一步改变各种主要免疫细胞的反应性。几乎所有激素，包括神经激素和神经调节激素都在应激的作用下进一步影响免疫功能的不同方面。

心理因素对免疫系统的影响很大，如亲人亡故这样的负性生活事件可使 T 细胞对植物血凝素的转化反应和 NK 细胞的活性受到抑制，是使恶性肿瘤发病率升高的部分原因。许多重性精神疾病也常伴发免疫功能的改变，如情感障碍、精神分裂症、酒中毒、阿尔兹海默病、孤独症等。使用精神药物也可使免疫细胞数目和功能发生改变，许多精神药物对各种免疫功能都有不同程度的抑制作用。

7. 遗传学的研究   一般认为，精神疾病与多基因遗传密切相关。如果某种疾病是由一系列遗传易感基因的积累而引发，那么与患者的血缘关系越近，可能带有相同易感基因的概率就越大，发病率也越高。反之，如果某种疾病在患者亲属中的患病率随亲属级别升高而升高，也可以作为该疾病遗传背景的证据。

目前常用的遗传学研究技术和方法包括：分子杂交、聚合酶链式反应（PCR）、基因组扫描、关联分析和连锁分析、基因芯片及动物模型等。可用于对阿尔茨海默病、精神分裂症、情感障碍和注意缺陷障碍等多种精神障碍的遗传基础的研究。

疾病遗传学研究的最终目的是为了对疾病的预防和治疗。基因治疗在精神疾病中的应用还处于非常初期的探索阶段，但随着技术的发展，它可能成为对付精神疾病的重要治疗手段。

8. 脑影像技术　目前用于进行脑定位、脑功能、脑代谢及某些精神异常机制研究的脑影像技术主要包括磁共振成像（MRI）、功能性磁共振成像（fMRI）、磁共振弥散张量成像（DTI）、磁共振波谱成像（MRS）、正电子发射断层摄影（PET）和单光子发射型计算机断层仪（SPECT）等。

MRI 广泛应用于医学领域，在心理学领域中也得到了运用。这种技术可以用来测量大脑的灰质体积与密度等。

fMRI 是一种以 MRI 研究活体脑神经细胞活动状态的新技术。此技术被应用于很多心理活动的脑功能研究，如语言、感觉、运动、情绪等。

DTI 用于脑白质的连贯性研究，其用途不仅在于研究健康组织的结构及功能，而且对探讨某些影响组织结构连贯性的疾病如精神分裂症、抑郁症等也有重要意义。

MRS 提供了进行非侵入性研究组织的生物化学成分的能力，而 SPECT 和 PET 仍然是受体配体研究的重要手段。

9. 神经电生理及其他研究　目前的神经电生理研究方法主要包括脑电图及相应的睡眠脑电图、脑地形图、诱发电位等，主要用于探索各种复杂的心理活动（如准备、期待注意、动机及觉醒等）的神经电生理的基础。

心理应激测试术（MST），即以心理作业（如问题解决、信息处理、心理主动、情感状态、厌恶或痛苦等作业）为应激源，同时配合各种生物参数的记录，主要用于系统的心理生理学研究。

心理生物学越来越丰富的研究成果及其相应的有关理论和方法，有助于阐明多种疾病，特别是心身疾病的发生发展机制，并为其诊断、治疗、康复和预防提供科学依据。但是，由于人的心理活动是生物、社会和多种其他因素交互作用的产物，而心理生物学侧重于生物科学的研究手段，试图以心理生物学的研究结果和生物学的理论观点来全面解释复杂的心理现象和心身关系还是有一定的局限性。所以，采用社会因素和生物因素并重的多层次、多学科的综合研究将逐渐成为一种趋势。

二、森田理论

森田疗法（morita therapy）于 1918 年由日本慈惠医大的森田正马教授创立。森田疗法是森田依据亲身经历和 20 年治疗神经症的临床经验发展起来的具有鲜明东方文化特色的一种临床技术。由于该疗法在临床实践中效果明显，逐渐得到了精神医学家的承认，并受到欧美医学界同行的重视。后来森田的继承者对该疗法进行了不断的修改和发展，修改后的森田疗法被称为新森田疗法。森田疗法的理论根据如下：

（一）神经质

森田将身体和心理方面不适的状态称为神经质，相当于现在的神经症。森田理论认为，人人都有自我内省、理智、疑病的倾向，当这种倾向强烈时，就会成为神经质。神经质缘于先天性素质的改变，先天性素质的改变受环境的影响。

NOTE

（二）疑病素质

森田认为，发生神经质的个体具有疑病倾向，他们对身体和心理方面的不适极为敏感，这种过敏感觉又会促使其进一步注意和体验这种感觉，并产生苦恼，主观上感觉自己有病。但这种疑病素质也会随着环境的变化而变化。

（三）精神交互作用

森田疗法的核心理论是精神交互作用说。精神交互作用是指对某种感觉的注意集中，当个体的注意集中于某种感觉时就会使该感觉处于一种过敏状态，这种感觉的敏锐性又会使注意力越发集中，并使注意固定在这种感觉上，这种感觉和注意相结合的交互作用，就越发增大其感觉，这一系列的精神过程，称为精神交互作用。感觉和注意的交互作用，是神经症形成的原因。

（四）生的欲望和死的恐怖

森田认为，神经质的个体"生的欲望"过分强烈。"生的欲望"是指自我保护、食欲等本能欲望，以及被人尊重、获得社会承认等社会欲望。而"死的恐怖"则是指神经质的人在追求欲望的同时，害怕失败、害怕生病和对死亡的恐怖。

根据以上假设，森田提出治疗神经症的原则：

1. "顺其自然"　森田疗法的基本治疗原则是"顺其自然"。顺其自然就是接受和服从事物运行的客观法则，具体是要求患者正视自身的消极体验，接受各种症状的出现，不强求改变，把心思放在应该去做的事情上。这样，患者的消极体验发展到顶点，然后就会自然减轻、消退。

2. "为所当为"　森田所指的"为所当为"就是要求患者把心思放在应该做的事情上去，坚持日常工作和活动，而不去考虑自身感受如何。

三、中医心理学观点

中医心理学以中医理论为基础，受到中国古代哲学思想的巨大影响，以东方哲学认识世界的独特方法为核心，在理论和实践上都熠熠生辉，形成了自己独具特色的理论体系和实践模式。

中医心理学理论主要包括形神合一、心主神明、五脏情志论、人格体质论和阴阳睡梦论。

（一）形神合一论

形神合一是中医心理学理论的核心内容。形，指形体，是指构成人体的脏腑、经络、五体和官窍及运行或贮藏于其中的精、气、血、津液等。狭义之神是指人的精神、意识、思维和情志活动。形神合一论认为，人是形体与精神结合统一的有机整体，形为神之体，神为形之主，形神不可分离。形神合一论是中医整体观念的重要组成部分。

1. 形为神之体　中医心理学理论认为，神本于形而生，而且神不能离开形体而独立存在。神志活动以五脏的精气作为物质基础，故在生理上，形健则神旺，形体充盛则精神振奋，神智清楚，思维敏捷；在病理上，形衰则神疲，脏腑精气空虚，就会出现易怒、健忘、悲伤、恐惧等一系列形病伤神的症候。

2. 神为形之主　神在形的基础上产生，但对形有主宰作用。如《素问·灵兰秘典论》曰："心者，君主之官也，神明出焉。""主明则下安……主不明则十二官危，使道闭塞而不通，形乃大伤。"说明人体各脏腑组织器官的功能活动是由神来支配和调节的，神一旦失去了这一主宰及调节作用，就有可能影响五脏六腑的功能，甚至危及生命。

3. 形神不可分离　《内经》认为形神和谐是健康的保证，无神则形不可活，无形则神无以生。诚如《素问·上古天真论》所说："故能形与神俱，而尽终其天年。"《灵枢·天年》曰："五脏皆虚，神气皆去，形骸独居而终矣。"说明人体的精神心理活动与五脏六腑的功能活动相互影响，相互作用。形神合一则机体百病不生，健康长寿。

（二）心主神明论

心主神明，又称心藏神或主神志，是指心有统帅全身脏腑、经络、形体、官窍的生理活动和主司精神、意识、思维、情志等心理活动的功能。狭义的"神明"，是指精神、意识、思维活动的狭义之神。

中医心理学认为，心主神明论以中医学"形神合一"的整体观为指导，强调心在五脏中的核心地位。"心主神明"的理论已形成较为完整的体系，贯彻于中医学的理、法、方、药等诸多方面，并有效地指导着临床实践。

（三）五脏情志论

情志，在中医学中是七情五志的统称。七情指喜、怒、忧、思、悲、恐、惊七种精神、意志及情绪活动。五志，是指由五脏精气所生成的喜、怒、忧、思、恐五种情志变化。五脏情志论是研究情志活动与脏腑关系的理论。

中医学认为，情志活动的产生有赖于脏腑的功能活动，是以五脏所藏的精微物质为生理基础的。如《素问·阴阳应象大论》中说："人有五脏化五气，以生喜怒悲忧恐。"《内经》主要以"五志"的形式对情志活动进行归纳表述，并与内脏生理联系起来，深刻地阐释了情志活动的生理基础，如肝"在志为怒"，心"在志为喜"，脾"在志为思"，肺"在志为忧"，肾"在志为恐"。五脏亦是情志活动产生的病理基础，当五脏发生虚实盛衰的变化时，往往对外界的刺激极为敏感，会直接影响人的情志活动，产生相应的变化，如"肝气虚则恐，实则怒……心气虚则悲，实则笑不休"（《灵枢·本神》）。中医亦重视情志活动对脏腑的反作用，情志变动过于强烈和虽不强烈但过于持久，即"情志过度"或"七情太过"，则可伤及脏腑气血而成为内伤疾病的重要致病因素。

总之，五脏情志论不仅指出脏腑气血是情志活动的生理病理基础，更强调了情志对脏腑的反作用。由于人的情志变化极为复杂，因此，临证之时，应结合患者的体质因素、脏腑功能状态及具体脉证等，灵活运用七情内伤五脏的致病规律，指导临床实践的防治工作。

（四）人格体质论

人格体质论是在"形神合一论"的基础上，将人格与体质结合起来，阐述个性的理论。中医学认为，人的心理活动是与生理活动互相联系的，一定的人格与一定的体质也有某种关联，应用中医阴阳五行学说，依照五行属性的特点和阴阳之气的多少，将人格体质分类为"阴阳二十五人""阴阳五态之人"等，从而使人格体质统一于阴阳五行之中。《内经》中有很多篇章讨论了人格问题，在讨论不同人格时，多结合不同的体态、体质、行为和生理病理因素一起讨论。如《灵枢·通天》根据人体阴阳的多少、盛衰分为太阳、少阳、阴阳和平、少阴、太阴等"五态人"，"五态者，其态不同，其筋骨气血各不等"；《灵枢·阴阳二十五人》根据阴阳气的表现和五行属性的特点，分为木、火、土、金、水"五形人"，再根据五行各属之五音

NOTE

的多少、偏正进一步将各形人分为五个亚形。

《素问·经脉别论》中的"勇者气行则已，怯者则着而为病也"指出了人格体质特征与生理特征有着密切关系。在治疗疾病时，应全面收集病史资料，详细了解先天禀赋、后天环境之影响，分析个性特点而确定治疗原则和具体方法。《内经》中的人格体质学说对人的分析、分类和个体差异的精细描述，为中医心理学的人格体质论奠定了基础。不同的人格体质具有不同的疾病倾向，这一理论为中医临床辨证论治提供了"因人制宜"的根据，也指导了临床"治未病"心理养生方案的制定。

（五）阴阳睡梦论

中医学对睡眠与梦这一基本生命现象的认识本于阴阳学说，延伸到营卫、经络、气血、五行、水火等理论，后世医家又在此基础上紧密联系临床实践，不断地加以充实和完善，形成了独具特色的阴阳睡梦理论。

1. 阴阳与睡眠　人体睡眠与觉醒出入交替的规律，是人类在长期进化过程中适应天地自然、阴阳消长规律而产生的结果。中医学强调，天地自然界白天阳长阴消，晚上阴长阳消，因此人体睡眠觉醒的阴阳出入交替规律与之同步，白天觉醒而兴作，夜晚睡眠而休息。

2. 营卫循行与昼夜寤寐　营卫之气的正常循行是昼夜寤寐交替的物质基础，卫气属阳，营为阴血，即是卫气率营血而行。卫气随着昼夜的阴阳消长变化而潜藏出入，形成寤寐交替的过程。如《灵枢·口问》云："卫气昼日行于阳，夜半则行于阴。阴者主夜，夜者主卧。"当黄昏阳气渐尽，而阴气渐盛，卫气入里则合目而瞑；相反，当清晨阴气渐衰，而阳气渐盛，卫气由里出表，则开目为醒寤。

3. 阴阳消长与梦幻　在我国古代，人们已认识到梦是发生在睡眠之中的特殊心理活动，对于人体的身心健康有着重要的影响。中医学认为，梦是特殊的神志活动，与人体自身的阴阳消长变化及脏腑气血、营卫运行密切相关，梦是人的心理活动和生理活动的反映。人体的生理要求、本能欲望，可以表现在梦中，如《素问·脉要精微论》中所说"甚饥则梦取，甚饱则梦予"就属于此类的梦。凡人体阴阳不和、脏腑组织的病变均可产生睡眠障碍，也可以表现在梦境之中，这就是《内经》中所论及的"淫邪发梦"理论。如《灵枢·淫邪发梦》说："阴气盛，则梦涉大水而恐惧；阳气盛，则梦大火而燔灼；阴阳俱盛，则梦相杀。"因此，中医对失眠、多梦甚或恶梦病证多从调理阴阳论治。如黄连阿胶鸡子黄汤、交泰丸、定心汤、定志丸等治疗梦寐疾病的方剂，均蕴含调和阴阳之理。

【复习思考题】

1. 简述人格结构理论的分类及功能。

2. 简述人本主义理论。

3. 认知和情绪是如何相互影响的？

4. 简述贝克的认知行为治疗假说。

5. 简述森田理论。

第四章　心理发展与心理健康

每个人都有着独一无二的人生旅程（life span），大都包括了童年和青少年的光辉历程、青春与浪漫、事业与家庭，直至衰老和直面死亡。心理发展和心理健康是伴随人生的重要维度，每个人都应该了解心理发展与心理健康的关系，去维持和促进个体的心理健康。

第一节　心理发展与心理健康概述

一、心理发展概述

（一）什么是心理发展

个体的发展，首先是生理的发展，即从受精卵长成几斤重的婴儿，40周的变化几乎穷尽了人类进化的全过程。而要探讨人的全程发展，就必须涉及人的心理发展。心理发展（mental development）是指个体从出生、成熟、衰老直至死亡的整个生命进程中所发生的一系列心理变化。心理发展一般具有以下4个基本特征：

1. 连续性与阶段性　在心理发展过程中，当一些代表新特征的量累积到一定程度时，就会取代旧的特征而处于优势的主导地位，表现为阶段性的间断现象；而后一阶段的发展总是在前一阶段的基础上发生的，而且又引发了下一阶段的新特征，呈现出心理发展的连续性。

2. 定向性与顺序性　在正常条件下，心理的发展总是具有先后顺序；尽管发展速度有个别差异，或快或慢，但发展的方向是不可逆的，也不可逾越。

3. 不平衡性　心理的发展可以因进行的速度、到达的时间和最终达到的高度不同而表现出多样化的发展模式。一方面，表现为个体的不同系统在发展的速度上、发展的起讫时间与到达成熟时期上的不同进程；另一方面，也表现出同一功能特性在发展的不同时期有不同的发展速率。

4. 差异性　每一个人的心理发展总要经历一些共同的基本阶段，但发展的速度、最终达到的水平，以及发展的优势领域又往往是千差万别的。

（二）心理发展的基本观点

曾经有学者提出人的实质性发展在生命刚刚开始的那几年就已完成，之后的成长变化只是对生命发展状态的充实。现在很少有人会认同这种观点，而毕生发展的理念已被广泛认可。德国心理学家巴尔特斯（P. B. Baltes）阐明了毕生发展观的基本思想：①个体的发展是一个整体发展的过程，它包含了生理、认知、社会性各个方面的发展；②发展具有多维性和多样性，发展的内容、路线、模式、机制和结果是多维的、多样的；③发展由获得和丧失的结合组成，任

NOTE

何年龄阶段都包含获得和丧失两个方面；④发展具有很大的个体可塑性；⑤心理发展受多种因素的影响。

每个人的生命旅程各不相同，有人一帆风顺，平步青云；有人怀才不遇，郁郁而终。但每个人的生命旅途都要经过婴幼儿期、儿童期、青少年期、青年期、中年期和老年期几个阶段。心理学研究的毕生发展问题涉及从生命孕育到死亡全过程中行为与心理的发展和变化。每个人的一生都有很多发展的里程碑，都是对个体发展有决定性作用的重要事件、变化的标志或生活的转折点，其中包括毕业、第一次求职、结婚、生子、父母亡故、自己当了爷爷奶奶、退休、死亡等等。而无论婴幼儿期、儿童期，再到青少年期、成年期，个体发展的基本状况始终与其心理健康密切相关。

二、心理健康概述

（一）什么是健康

传统上，人们会认为身体没有疾病或伤残就是"健康"。随着人类科学文明的不断发展，许多身心疾病成为人类健康的主要杀手。不良的生活方式、心理或行为、社会和环境因素逐步成为影响健康的重要因素。人们对健康的认识不仅仅只局限在生理学范畴，心理健康的重要性日益凸显。1948 年，世界卫生组织（WHO）明确指出："健康不仅是没有疾病或虚弱，而是在躯体上、心理上和社会适应能力上达到一个完美的状态。"也就是说，健康至少应包含身体健康和心理健康两方面的含义。

1989 年，世界卫生组织提出了 21 世纪健康新概念："健康不仅是指没有疾病，而且包括躯体健康、心理健康、社会适应良好和道德健康。"并进一步提出了人的身心健康的八大标准"五快三良"，即食得快、便得快、睡得快、说得快、走得快，个性品格良好、处世能力良好、人际关系良好。"食得快"，说明胃口很好，对食物不挑剔，证明内脏功能正常；"便得快"，说明排泄轻松自如，胃肠功能好；"睡得快"，说明中枢神经系统功能协调，且内脏无病理信息干扰；"说得快"，表明头脑清楚，思维敏捷，心肺功能正常；"走得快"，证明精力充沛、旺盛，无衰老之症；"个性品格良好"就是性格温和，意志坚强，感情丰富，具有坦荡胸怀与达观心境；"处世能力良好"就是有自我控制能力，看问题客观现实，适应复杂的社会环境，对事物的变迁能始终保持良好的心态，能保持对社会外环境与机体内环境的平衡；"人际关系良好"就是待人接物能大度和善，不过分计较，能助人为乐、与人为善。

对于人类的健康来说，身体健康和心理健康是相辅相成、缺一不可的。身体健康有益于保持心理健康，心理健康又能促进身体健康。反之亦然，不健康的身体会难以维持心理的健康，不健康的心理也会诱发身体疾病。

（二）什么是心理健康

1946 年，第三届国际心理卫生大会指出：所谓心理健康（mental health），是指在身体、智能及情感上与人的心理健康不相矛盾的范围内，将个人心境发展成最佳状态。并指出心理健康的标志为：①身体、智力、情绪十分调和；②适应环境，人际关系中彼此能谦让；③有幸福感；④在工作和职业中，能充分发挥自己的能力，过有效率的生活。我国学者认为，心理健康的人应是一个适应与发展良好的人，是一个心理功能健全的人。心理健康的人在与环境的互动中，其心理活动过程能够有效地反映现实，解决面临的问题，达到对环境的良好适应并且指向更高水平的发展。虽然到目前为止仍然没有一个全面而确定的关于心理健康的定义，但可确定的是这些关于心理健康的看法都认识到并强调个体的内部协调和外部适应，都把心理健康看作是一种内外调适的良好状态。换言之，心理健康就是在身心和谐的作用下，给个体带来的一种主观幸福的体验。

（三）心理健康的标准

要判断一个人的心理是否健康，实际上就涉及心理健康的标准问题。由于不同理论学派、不同专家学者对心理健康的认识不同，因此国内外学者所提出的心理健康标准也各不相同。美国心理学家马斯洛（A. H. Maslow）认为，心理健康的人是具有自我实现的人格特征的人。所谓自我实现的人，就是精神健全、能充分开拓并运用自己的天赋、能力、潜质的人。他认为，应从 15 个方面去衡量一个人的心理是否健康：①洞察现实生活的能力强；②接受自我、接受他人、接受自然；③个体行为是自发的和自然的，很少做作；④注意力主要集中在自身以外的问题上，而不太关心自身；⑤在社会中是超然独处、最有个性的人，同时也是最合群、最友好的人；⑥通过激发个体的潜力及潜在的资源来达成自我满足，而非依赖于外界条件；⑦善于欣赏生活，常保持新鲜感；⑧常有高峰体验；⑨对人类怀有很深的认同、同情和爱的情感，具有帮助他人的真诚愿望；⑩有良好的人际关系；⑪不注重阶层、种族和教育程度等的差别，乐于虚心拜能者为师；⑫有很强的伦理道德观念，是非分明，敢于对自己的行为负责，不文饰错误；⑬有幽默感；⑭有创造性；⑮能抵制社会文化的诱惑和限制。

我国学者王登峰、张伯源在《大学生心理卫生与咨询》一书中，提出了心理健康的八个标准：①了解自我，容纳自我；②接受他人，善与人处；③正视现实，接受现实；④热爱生活，乐于工作；⑤能协调与控制情绪，心境良好；⑥人格完整和谐；⑦智力正常，智商在 80 分以上；⑧心理行为符合年龄特征。

值得注意的是，心理健康是一个动态、开放的过程，心理健康与心理不健康之间也没有绝对的界限。心理健康的人，在特别恶劣的情境下，也会出现某些失常行为。判断一个人心理健康与否，需要结合具体情境，从整体上去综合评估其经常性的行为方式。

（四）心理健康与疾病的关系

临床医学和心理学研究一致认为，心理和社会因素对身心健康有着十分重要的影响。有学者说："健康的一半是心理健康，疾病的一半是心理疾病。"研究发现，超过 75% 的疾病由心理因素引发，所谓"病由心生"。我国传统的中医理论认为，人的"七情"，即"喜、怒、忧、思、悲、恐、惊"七种情绪，与身心健康有着密切的关系。《素问·阴阳应象大论》指出，心"在志为喜"，肝"在志为怒"，脾"在志为思"，肺"在志为忧"，肾"在志为恐"。不同的心理情绪可直接影响人的不同脏器，从而影响人的健康状况，心理与健康的关系表现在"阴阳五行""经络气血"等方面。现代心理学研究认为，积极情绪如幸福、爱慕、愉悦、希望等，能让人们感觉到生活充实富有意义；消极情绪如恐惧、焦虑、愤怒、悲伤等，能让人们失去生活的存在感，变得无助失落。同样，机体疾病又会反过来对个体的心理和情绪产生影响。有研究发现，几乎所有的癌症患者，病程中都会伴随消极情绪的出现。因此，保持健康的心理，建立积极的应对方式和健康的生活行为方式，是保障身心健康的重要条件。

NOTE

第二节　个体心理发展与心理健康

一、儿童期心理发展与心理健康

发展心理学一般按年龄阶段将个体的发展划分为既相对独立、又相互影响的若干个阶段，或称为若干个"期"。一般认为，从怀孕开始到出生为胎儿期；胎儿出生后，直到上小学是婴幼儿期；再到小学毕业是儿童期。即 0 ~ 3 岁为婴儿期，3 ~ 6 岁为幼儿期，6 ~ 12 岁为儿童期。

（一）胎儿期、婴儿期及幼儿期的心理健康

从受精卵开始到胎儿出生为胎儿期，大约 280 天。胎儿在子宫内生长发育要经历胚种期（0 ~ 2 周）、胚胎期（2 ~ 8 周）和胎儿期（8 周 ~ 出生）几个阶段的发展。影响胎儿健康发育的因素主要是母亲的自身条件：①孕妇的年龄。最适合年龄一般是 20 ~ 35 岁，15 岁之前太小，40 岁之后对孕妇和孩子都有一定的风险。②孕妇的体重。高于标准体重 25% 的孕妇怀孕期间易患高血压，而低于正常体重 25% 的，胎儿可能出现营养不良。③孕妇的身高。孕妇身高低于140cm，会因为骨盆过小而限制胎儿生长，并有可能导致难产。④怀孕史。有 4 次以上孕史的，再次怀孕会有更多的危险性。⑤孕妇的营养状况。早期孕妇营养不良有可能导致胎儿生理缺陷，后期营养不良也可能导致低体重儿或死胎。孕妇的营养状况对儿童出生后的智商也有明显影响，需要注意补充足够的蛋白质、维生素和矿物质。⑥孕妇的情绪状态。短期的极端情绪不会对儿童造成伤害，重大的、长期的则可能会导致儿童以后的精神问题，如各种病态人格。⑦孕妇的疾病。许多病毒能透过胎盘的保护屏障影响胎儿。⑧药物等影响。药物会对正在发育中的胎儿有潜在影响，孕妇用药一定要小心谨慎。酒精能抑制胎儿大脑的增长和脑功能的发展。孕妇吸烟会妨碍胎儿正常供氧，从而减慢胎儿的新陈代谢和正常发育。

婴儿期的年龄范围是 0 ~ 3 岁，这是儿童生理心理发展最迅速的时期。这个阶段心理发展的主要特点是：婴儿期的动作发展对心理发展的意义重大；同时，婴儿的感知觉快速发展，在许多方面接近成熟水平。这一阶段也是言语发展的重要时期，依恋发展是情绪情感发展的重要标志。婴儿动作的发展始于新生儿的无条件反射活动和继而发展起来的条件反射活动。明确而稳定的条件反射的形成就是心理发生的标志。婴儿期主要是解决儿童的自主性、独立性发展，初步学会遵守生活规则和社会规范。

幼儿期的年龄范围是 3 ~ 6 岁，游戏是这一时期儿童的主导活动。幼儿期是儿童口头言语发展的关键期，这一时期的思维活动以具体形象性为主导，具有自我中心性特点，儿童的个性倾向性开始形成。幼儿期主要是发展儿童的想象力和创造力。儿童在形成想象力的过程中，创造力及创造的欲望、动机开始形成，人一生创造力的基础开始奠定。儿童的自信心开始形成。如果这个阶段发展不良，儿童今后就会体验到更多的自卑感。

爱因斯沃斯（M. Ainsworth）用"陌生情境"技术对亲子依恋进行研究，把婴儿分为三种类型：①安全型（约占 70%）。母亲在时积极地探索环境，在与母亲分离后明显感到不安，母亲回来后立即寻求与母亲接触。②回避型（约占 20%）。母亲在时对探索不感兴趣，母亲离开也没有多少忧伤，母亲重新返回时，常常避免与母亲接触。对陌生人也没有特别的警惕，但常

常采用回避和忽视的态度。③矛盾型（约占 10%），也称反抗型依恋。母亲在时表现非常焦虑，不在时则非常忧伤，母亲返回时试图留在母亲身边，但对母亲的接触又表示反抗，对母亲曾经的离开非常不满。

关于婴儿依恋的研究证实，早期的安全依恋对个体的智力、性格、情绪及人际等社会适应有着积极的促进作用。而不安全型的孩子往往会遭遇社会适应不良。行为主义者指出，儿童通过条件反射建立对母亲的依恋。哈洛（H. F. Harlow）对恒河猴的研究表明，先天动机、接触性安慰在依恋发展过程中比条件作用更为重要。良好的依恋关系与后期健康适应有着较高的关联。

（二）儿童期的生理心理发展特点

儿童期的年龄范围是 6～12 岁，这是人生中最快乐美好的时光。从这时开始，儿童要开始尝试一种更有挑战的变化——上学，接受学校教育。这一时期的发展中，父母的教养方式、学校环境、同伴交往等对于儿童的发展带来了不可忽视的影响。

身高和体重是衡量儿童生理发展状况的重要指标，标志着内部器官和相应系统的成熟。小学阶段儿童的身高年增长 4～5cm，体重年增加 1.5～2.5kg，是相对平稳的过渡期。伴随神经细胞结构的复杂化和神经纤维的伸长，儿童的脑重量逐渐增加，6～7 岁达到 1280g，9 岁约为 1350g，12 岁约为 1400g，达到了成人的平均脑重量。在这一时期，儿童大脑皮层的额叶体积增大最为明显，而额叶的发展与记忆、抑制、思维等有密切关系。在思维方式上，从以具体形象思维为主的思维方式过渡到以抽象逻辑思维为主要形式，但仍主要与感性经验相关，具有很大成分的具体形象性。同时，儿童的感知觉也日益增强，观察力显著提升。这一阶段，也是自我意识发展的重要时期。

（三）儿童期的心理健康

儿童期是心理素质培养和人格塑造的关键时期，也是各种心理健康问题的多发阶段。如果不及时、有效地对儿童存在的心理健康问题给予相应的干预，极易引起严重的心理问题，而且儿童期的心理健康问题往往会持续到成年时期，影响其学业成就、生涯发展和社会交往，给家庭和社会带来极大的影响。

儿童心理健康问题的影响因素有：①先天因素又叫生物学因素，也就是儿童先天的身心发育状况。研究表明，早产及孕妇吸烟或饮酒对儿童心理健康影响明显。还有研究表明，某些早期患有高热惊厥、头颅外伤的儿童和患有慢性疾病如哮喘、癫痫、糖尿病的儿童会更容易具有行为、情绪问题和精神障碍。②自然环境。儿童出生后，自然环境对儿童的身体和心理都有明显的影响，良好的自然环境有助于儿童健康成长，而环境污染、生态破坏则会损害其身心健康。③家庭环境。家庭状况对儿童健康的影响极为显著，融洽的家庭环境能促进儿童的身心发展，而长期暴露于家庭逆境的压力会损害儿童身体心理的健康发展。研究发现，儿童心理健康问题与单亲家庭、父母间的冲突、家庭破裂、家里人口多或过度拥挤、父母有精神疾病、社会经济地位或家庭暴力史等都有着密切联系。④学校环境。儿童大多时间是在学校度过的，学校环境是儿童生理发展、知识技能获得和社会性发展的重要场所，是儿童社会生活的一个重要组成部分，它包括学校的纪律、师生关系、同伴关系等。有研究显示，校园霸凌事件与青年早期的心理障碍密切相关，童年时期的被欺负者在成年后更容易出现情绪焦虑症、忧郁症，甚至会导致自杀和反社会行为，而经常欺负他人的儿童在成年后较正常人的反社会行为和暴力犯罪率

NOTE

更高。⑤社会环境和社区环境。社会环境是指除核心家庭、学校环境以外的儿童活动环境，主要包括社区环境和社会文化。社区环境是对家庭所居住的环境的统称，包括社区资源、关系、规范和集体效能，是影响儿童心理发展的重要因素。研究发现，好的社区环境与儿童青少年的学校准备和学业成就呈正相关，差的社区环境与情绪和社会适应呈负相关，目睹社区暴力与儿童内化性问题和外化性问题有密切的关系。

儿童心理健康的策略主要有：①注重优生优育。从优生优育优教开始，进行心理健康发育宣传引导，充分考虑各种因素对儿童心理健康的影响作用。②注重家庭教育。父母在家庭生活中扮演的角色最直接地影响着儿童的心理健康。父母应以身作则，多示范、少说教，讲民主，尊重儿童的独立人格。和谐的家庭气氛、适宜的物质环境和心理气氛都会对儿童心理健康的发展产生影响。③注重儿童心理适应性的培养。循序渐进培养儿童的生活、学习、劳动、人际交往、独立思考及判断问题等各方面的能力。④注重儿童的社会交往。入托、入园、入学，过集体生活，多接触社会，参加各种集体活动，有利于儿童的身心健康成长。⑤注重预防和及早发现儿童心理偏差。儿童成长过程中，因遗传和环境因素的影响均会发生一些心理偏差。家长要注意观察，及时发现问题并采取措施。⑥注重优化儿童成长的社会环境。合理利用电视、互联网等媒体资源，创造有利于儿童健康成长的舆论环境，对侵害儿童权利的现象加强监督。

二、青少年期心理发展与心理健康

青少年期一般是指12~18岁，是儿童期与青年期之间的成长阶段，也是一个生理和心理急剧发展变化的过渡时期。青少年阶段是个体生理走向成熟，个性心理逐步形成的时期，是人生至关重要的"过渡期"。

（一）青少年期生理心理发展特点

1. 青少年期的生理发展特点　个体一生都会经历两个生长发育的高峰期：一是从受精卵开始发育至一岁左右；二是出现在10~18岁之间，即青少年阶段。这一阶段的生理发展特点是：①身体发育出现成长加速的现象，身高、体重、肩宽、胸围等都在快速增长。②性功能迅速成熟，出现成熟加速的现象。主要标志是第一性征和第二性征的显现。第一性征是指生殖器官的改变，以及由生殖器官改变而产生的相关身体变化。在这一时期，女生出现月经，男生的睾丸增大并出现遗精。第二性征是指在生殖器官之外所产生的身体变化。在这一时期，女生乳房隆起、臀部增大，男生出现体毛、声音变粗。需要指出的是，一般女生比男生的青春期要早开始并早结束2~3年。而且，随着时代的发展，青少年青春期发育和性发育年龄也不断提前。

2. 青少年期的心理发展特点　青少年阶段，个体的认知能力会进一步发展，智力接近成熟，抽象逻辑思维已从"经验型"向"理论型"转化，开始出现辩证思维，逐步形成了独立思考的方式。同时，自我意识不断发展，并呈现出一定的混乱性。一方面，能够体会到成长带来的生理心理变化，渴望自我独立；另一方面，又离不开家庭在经济上和情感上的支持，呈现出依赖性。这种生理发展水平与其心理成熟水平会形成很大的落差，往往会造成其心理上的成人感和幼稚性并存的矛盾，从而使青少年的心理具有明显的不平衡性和矛盾性，情绪波动性大，容易出现极端情绪。此外，性意识觉醒，渴望了解、接触异性，但受社会文化道德等因素的影响，会出现性意识与社会规则的矛盾。

（二）青少年期的心理健康

青少年期生理变化急剧，身体迅速发育，体型改变，第二性征和性冲动出现，月经和遗精引起的不安和羞怯难以言表，青少年需要根据这些变化重新评估自己，形成新的自我意识。随着生理上的迅速成长变化，青少年会出现许多心理迷惑和骚动，易发生适应性危机，特别是原先心理不健康、解决问题能力较差的青少年更易出现心理问题，甚至出现心理疾病，所以青少年期是心理疾病的高发时期。

对于青少年而言，要处理好"成长的烦恼"，首先要直面人生的四项主要任务：①解决独立的需要。青少年既对生理上的成熟感到自豪，又渴望留在童年，继续受到父母的呵护宠爱。独立就意味着脱离家庭，但他们又不能割断与父母的联系。这时候，青少年与父母的关系就极易变得紧张，因而他们会选择同龄人为伴，而且会经常挑战和反抗成年人的权威。②应对学业的压力。青少年面临繁重的学习压力，作业负担过重、考试频繁、朋辈竞争、人际关系不良，以及老师的批评和惩罚、父母的期望与要求等等，往往会引发强烈的应激反应。应对不当就可能出现焦虑、抑郁等心理疾病和头痛、失眠、心慌、胸闷等生理症状。③处理性意识的增强。青春期性意识觉醒后，生理变化会引起青少年的羞怯和紧张，甚至不安。青少年需要学习如何处理性冲动，学会如何与异性交往，并为以后的恋爱婚姻做好准备。④决定价值观的需要。青少年阶段是个体一生的关键期。青少年缺乏社会经验，易受外界的诱惑，对自己身体和心理的变化惊奇不已，而对人生道路上的种种困难并未做好充足的心理准备。

开展青少年阶段的心理健康教育应着力从以下几个方面入手：①探索自我，自我同一性。根据个人的生活学习方式，探索自己的性格和行为特点，发现自身稳定的人格特点。埃里克森（E. H. Erikson）认为青少年阶段的关键是要解决自我同一性的问题，克服同一性混乱。他指出，如果青少年在此阶段不能获得自我同一性，则会产生"角色混乱"及"消极认同"。学会正确地认识过去、现在、将来的"自己"，并积极思考"自己将会怎样"。②获得青春期的知识，了解与身体、生殖有关的事情，逐步消除对性的神秘感，在此基础上树立起科学的性观念。家庭、学校和社会也要帮助青少年养成良好的性道德行为习惯，并做好对性犯罪的预防教育。③加强人际交往。青少年对父母依赖程度逐渐减少，准备成为一个独立的社会成员进入社会生活，这一过程称为"社会化"。加强人际交往，促进社会化，有助于青少年处理好与家庭的关系，同时亦可帮助青少年培养个性。④寻找合适的情绪表达方式和掌握社会规范的有关知识，树立正确的价值观和人生观。家长和老师应善于理解帮助青少年，鼓励他们面对来自学业和人际交往的困难，让他们认识到为了能成为一个有技能的成年人，获得充实的社会生活，就需要通过学习发展和完善自己。

简言之，家庭、学校和社会需要理解青少年的生理心理需要。生理上，青少年应注意加强体育锻炼，均衡营养，以适应身体成长的需求；心理上，青少年需要有人给予指导，需要时间思考，需要找到生活的目标。只有身体健康、心理素质好，才能承受学业和生活的压力，才会形成解决问题的能力和与人交往的能力，才能逐步建构属于自己的完善的社会支持系统，才不易产生心理疾病。

三、青年期心理发展与心理健康

青年期，也称为成年早期，一般年龄范围是 18～35 岁。在这一时期，个体生理发育已达到成熟，身体健康进入顶峰状态。认知能力、情感和人格的发展也日趋成熟，开始按照自己的生涯规划和生活目标，真正地迈入社会。

（一）青年期心理生理发展特点

1. 青年期的生理发展特点　青年期是生理发展达到成熟的时期，也是生理功能旺盛的时期。在青年期，个体生理发展达到高峰，身高体型日趋定型，运动能力达到人生最强的时期，表现为感觉灵敏度、体能、力量、反应和心血管健康程度都达到了一生之中的最高水平。青年期个体免疫力增强，新陈代谢旺盛，是人一生中发育旺盛、疾病发生率最低的阶段。此外，青年期生殖系统功能完全成熟，具有良好的生殖能力，因而也更容易被性唤醒，形成性冲动。

2. 青年期的心理发展特点　青年期是个体认知能力的最高峰。青年期，虽然个体在获取知识的有效性方面相比青少年期没有更大的发展，但青年期以后个体智力的特点主要体现在对知识的应用上，正是由于知识的获得及应用在这一阶段形成了良好的有机结合，才使得青年期个体智力结构中的诸要素在基本保持稳定的同时，仍向高一级水平发展。在记忆力方面，青年期个体会在机械记忆能力上有所下降，但青年期是人的一生中逻辑记忆能力发展的高峰期，其有意记忆、理解记忆占据主导地位，而且记忆容量也更大。此外，在思维方式上，由以形式逻辑思维为主转为以辩证逻辑思维为主，思维更加具有相对性、变通性、灵活性、整合性和实用性。在青年期的最后阶段，创造性思维也达到高峰。青年期还是人格形成与成熟的重要时期，虽然其人格还会受内外环境的影响而发生变化，但总体上越来越稳定，比青少年期更沉稳、平静、自信、乐观和宽容。

（二）青年期的心理健康

青年期是人生最美好、最幸福的时期，也是真正迈入社会、不确定因素最多的时期。在这个阶段，个体都要经历学业、事业、恋爱、婚姻、社会交往、自我实现等生活事件。一般来说，这一阶段个体以事业的成功和寻找确立亲密关系为特征。通常，个体会从原有的家庭关系中独立出来，组建自己的家庭。此外，大多数青年人在30岁左右，会重新明确自己的生活目标。

在诸多成长挑战、生涯发展、生活任务和外界压力之下，青年期也是个体心理疾病的多发期，容易出现各种心理问题。心理学家建议这一阶段应处理好以下几个问题：①处理好恋爱和婚姻问题。择偶时应把学识、能力、修养、性格、为人等不易改变的因素放在首位考虑。婚后注意发掘对方的优点，相互尊重，互相体谅，共同承担家庭责任，不断学习解决家庭问题、维护幸福婚姻的策略，这样感情才会得到巩固。②促进和完善职业生涯。进行职业选择时要考虑自己的人格特点、职业兴趣，明确自己的潜力和优势，不要仅仅只考虑经济收入和就业机会。③提高交往能力，正确处理各种人际矛盾。步入社会后，面临的社会关系比学校更为复杂。与人交往时，应尊重他人、待人真诚，努力建立良好的人际关系。同时，要积极参与各种活动，在交往中了解别人，也让别人了解自己。处理矛盾时，相互理解、相互体谅，以豁达大度的胸怀处理各种人际关系的矛盾。④正确认识自己，加强自我心理修养。个体应了解自己的兴趣、能力、人格特征，包括了解自己的长处和不足，正确地评价自我，确立适合自己的目标和追求，把主要精力放在自己最看重的事情上去，主动放弃难以达到或无法达到的目标。遇到挫折多看到其光明的一面，以积极态度看待生活中的变化，不为小事耿耿于怀，淡泊名利地位，提高对挫折的承受力。

NOTE

四、中年期心理发展与心理健康

中年期，也称为成年中期，是人生历程中的中间阶段，一般年龄范围是 35～60 岁。中年期是生理的成熟期、心理的稳定期，又是从青年期向老年期转化的过渡时期。

（一）中年期生理心理发展特点

1. 中年期的生理发展特点　中年期是生理成熟的延续阶段，又是生理功能从旺盛逐渐走向退化的转变期。这一阶段的生理发展特点是：①身体变化表现为体重增加，身体发胖，体能下降，头发变白、稀疏，皮肤出现褶皱；各种感觉器官及其功能也在发生变化，脑和内脏器官也逐步走向退化。②"更年期"到来。更年期是指个体由中年向老年过渡过程中生理状态和心理状态明显改变的时期。一般出现在 50 岁左右，男性和女性都会有，女性更年期的年龄早于男性。女性更年期是指从女性性腺功能开始衰退到完全消失的时期，也就是绝经前后的一段时期。多数女性更年期出现在 45～55 岁期间，一般延续 8～12 年，主要表现为女性第二性征逐渐退化，生殖器官慢慢萎缩，出现热潮、失眠、轻度的焦虑和抑郁等症状。男性更年期是性器官开始萎缩，性功能由旺盛到衰减的变化过程，主要表现为性功能降低，伴有自主神经性循环功能障碍，也常表现出精神状态和情绪的变化。

2. 中年期的心理发展特点　中年期的心理发展既有稳定性，又有变化性。中年前期多以成熟和旺盛为主；中年后期往往以变化为主，同时还维持某些生理成熟和心理发展平稳的特征。40 岁以后，个体的视敏度和视觉感受性逐渐下降，听觉阈限也随年龄增长而提高。随着年龄的增长，中年期的智力也逐渐发生变化。中年期受神经生理的变化影响，流体智力随年龄增长而缓慢下降，信息加工能力逐步减弱；而晶体智力则随年龄增长继续上升，丰富的经验和积累的知识是晶体智力继续呈上升趋势的基础。中年期的人格结构和自我意识都具有相对稳定性。从个体心理发展的过程看，青年期以前的社会化过程要求个体适应外界社会环境，因而心理活动多指向外部，表现出外倾性。人到中年则开始寻找自我意识的平衡，再由于知识和经验的积累，因而个体往往会更加老练持重，因此，个体的心理发展倾向逐渐指向内部。

（二）中年期的心理健康

心理学家把中年期看作是一个危机期和再评价期。许多人到成年中期开始将现有的成就与年轻时的梦想对比。一些人在子女离开家庭后会感到十分抑郁（即"空巢综合征"），但随着时代的发展，许多中年人也表现出不断增加的满意感、稳定感和自信心。学者莱文森（D. J. Levinson）认为，中年危机（midlife crisis）是成年期中不同发展阶段之间的过渡期，此时一种生活模式结束了，人们需要在许多新机会中进行选择。他确定了成年期五个典型的主要过渡期，分别是成年早期过渡期、30 岁过渡期、成年中期过渡期、50 岁过渡期和成年晚期过渡期。在这一阶段，许多人的创造力处于高峰，因此，中年危机对个人既可以是危险也可能是新的机会。理想的中年期应该是再次坚定原有认同的时期、实现长期追求目标的时期、实现真实自我的时期，以及为今后发展和衰老做好准备的时期。

顺利渡过中年期，保持心理健康，建议做好以下几项事宜：①丰富心理健康意识，做好自我心理保健。尽量减少各种客观环境对心理的不良刺激，同时注意对自己的情绪进行适当的自我控制及调节，注意用适当的方式发泄自己的心理压力。②积极面对现实，将自己的目标同客观现实联系起来，去适应生活中的各种变化，面对现实，不退缩、不幻想、不逃避，以现实的

NOTE

态度对待周围的事物。③主动参与社会活动，处理好各种人际关系，如婚姻关系、亲子关系、工作关系、亲属关系等。以积极、豁达的胸怀面对社会地位、人际关系的改变，适应社会角色的转换。④加强自我心理修养，形成良好的心理素质，培养豁达的胸怀，保持心态平衡。⑤保持自主性，能驾驭变化着的环境，有明确的生活目标，保持进取的心态。

五、老年期心理发展与心理健康

老年期，也称为成年晚期，一般是指 60 岁以后的人生阶段。这一时期是走向人生的完成阶段，也是追及作为人的生活价值的最后时期。

（一）老年期生理心理发展特点

1. 老年期的生理发展特点　感知觉是个体心理发展最早，也是衰退最早的心理功能，主要表现是感觉阈限升高，即感受性下降。老年期，个体的视力和听力会进一步下降。由于视觉器官功能下降，眼睛晶状体弹性变小，视调节能力下降，老年视力明显降低。"老花眼"是最明显的视力减退症状。在听觉方面，60 岁以上的人中听力丧失相当普遍，一个普通老人在听高频声音时会有困难。言语听觉理解力，在 70 岁以后下降得尤为明显。因此对老年人讲话要吐字清楚、速度放慢、突出关键部分，必要时要重复几遍。同时，味觉、嗅觉、皮肤觉也逐渐迟钝，免疫系统的功能也开始衰退。

2. 中年期的心理发展特点　在认知能力方面，老年期记忆功能变化总体上是随着年龄的增长而下降的。研究表明，记忆从 50 岁开始有明显减退，70 岁以后减退更显著，过了 80 岁，记忆减退尤其迅速。个体的言语能力如词汇量和常识常能保持到晚年。晶体智力，如词汇量和积累的知识，通常会随着年龄增长而增加；而流体智力，如信息加工能力，则会随着年龄增长日益衰退。老年期人格的某些方面会随着年龄的增长而改变，比如不安全感和孤独感增加，适应能力下降，拘泥于刻板性、保守性等。但是人格的基本特征始终保持稳定性，比如神经质、外向性，宜人性三个维度的人格特质，以及活动性、反应能力、控制力和情绪等人格特征。

（二）老年期的心理健康

老年期的心理健康，与老年期的心理问题及老年人的生活事件、心理状态、精神障碍、对生活的满意度等密切相关。到了老年，个体会经常回顾生活，思考自己的生活是有意义的、成功的、幸福的，还是失望的、没有实现目标的。这一阶段个体面临的基本挑战是，当面对无法回避的死亡时，应保持生活是有意义、有价值的信念。在老年期，核心问题是如何使生活更有意义及如何面对死亡。

如何才能使老年人的生活更愉快，更有意义？心理学家认为可以从以下几个方面来做：①重塑自己的生活，将生活的重心转移到自己认为重要和有意义的事情上，选取给自己带来满意感的生活目标。②培养积极的心态。研究者对 1400 名 70 岁以上的老人进行了追踪研究，这些老人的问题并不是很严重，只是疼痛和疾病之类。结果发现，把这些问题看成是老化的标志的，如归因为特殊的不稳定因素的老年人日后会更早死亡。③坚持自我挑战。研究发现，相对于不接受各种挑战的老年人（控制组），面临挑战的老年人（实验组）的整体认知功能包括记忆功能不断提高，并表现出更好的睡眠状况。

老年期如何面对死亡？研究发现，个体临终可以分为五个反应阶段：①否认阶段。他们否认死亡的事实，拒不接受有关死亡就要发生的信息。②愤怒阶段。他们感到愤愤不平，越接近死亡，他们就越愤怒，并往生者身上发泄，因为他们嫉妒生者的健康。③讨价还价阶段。他们仍期盼着延长寿命，为此提出种种要求，希望活到完成某些重要的事情等。他们甚至会许诺："让我多活一段时间吧，我愿意为此付出任何代价。"④抑郁阶段。他们开始意识到死亡是不可避免的，于是觉得自己没用了，产生疲惫和挫折感，进而变得抑郁。⑤接受死亡阶段。最终他们会内心平静，意识到谈论死亡已毫无意义，静静地接受这一无可逃避的事实，但这种平静基本是毫无感情色彩的。

第三节　群体心理健康

身体健康和心理健康同等重要，二者联系紧密，良好的心理健康状况对身体健康和疾病恢复能够起到积极的促进作用。有研究证实，抑郁与缺血性心脏病之间存在着正相关的关系。更多的研究和实践活动均表明，心理健康可以借助社会环境和身体环境的改变而得以提升。因此，我们有必要关注来自社会、经济和环境领域的变化对心理健康的影响。提高心理健康水平，降低心理疾病的个人和社会负担，只有借助推广群体心理健康才可实现。

在群体心理健康工作中，心理健康促进是一项核心内容。心理健康促进的相关概念较多。世界卫生组织在《减少危险，促进健康的生活——2002 年世界卫生报告》中提出，心理健康促进（mental health promotion）指的是"积极的心理健康水平而不是心理疾病。积极的心理健康是健康促进干预的最优目标。预防是关于如何避免疾病，而促进则是关于改善健康和提升幸福感"。

当前，群体心理健康促进涉及家庭、学校、社区三个方面。

一、家庭心理健康促进

家庭心理健康促进不仅包括少年儿童的心理健康，还包含了家长的心理健康状态，其中亲子健康尤为重要。对于家庭心理健康促进而言，关注的焦点在于家庭整体的健康和幸福感。类似的健康促进计划还包括促进家庭支持、促进儿童发展、促进健康体重、促进健康饮食、促进身体锻炼、促进口腔健康等。有研究发现，家庭健康促进更关注的是整体健康。目前大多数家庭都能充分认识到健康的重要性，掌握健康的基本办法和实施行为，但是许多家庭还是希望能从心理健康领域入手，对家庭心理健康多一些了解和把握，特别是针对情绪健康需要有深入的认识，能够便捷地获取更多对心理健康的帮助和支持，而不仅仅是通常意义上的医疗行为。

家庭心理健康促进的策略主要有：①家长充分发挥示范作用，做孩子的好榜样；②教会孩子健康的生活行为和习惯，特别是饮食习惯、睡眠习惯等；③减少孩子看电视的时间，多一些亲子行为和活动；④确保孩子理解父母对他们的爱和以他们为自豪；⑤父母向孩子提供充分的学习和自我表达的机会；⑥帮助孩子树立更高的生活学习目标，对于孩子努力的成果，不论大小都要给予充分的肯定和赞许；⑦在孩子有需要的时候能够及时提供全部的支持；⑧对孩子表现出足够的耐心；⑨充分尊重孩子；⑩最大限度地保持冷静，面对孩子的问题和错误，不要提高嗓门，不可言语吓唬孩子，尽量不使用体罚。

NOTE

二、学校心理健康促进

从幼儿期到儿童期，再从青少年期到青年期，基本上人生早期阶段都在学校教育和管理的范畴内。学生的社会性和情绪状态对学业成功有着重要作用，因而学校不仅仅只肩负着教授课业的责任，还肩负着全面提升学生的心理健康状态的责任。学校心理健康服务应该以能够促进所有学生的心理健康水平为目标，为处于潜在危险或需要帮助的学生提供充分的保护性支持和无条件的关注，并以这样的教育氛围，鼓励和引导学生做好应对各种心理健康问题挑战的准备。同时，作为学校的管理者和教师，应当充分明确心理健康不仅仅只是意味着没有心理或行为问题，而是一种充满幸福、心理满足、积极向上的生活状态。要通过教学和管理，让学生体会到自尊、自我接纳，帮助学生提升心理复原力，教会学生足够的心理健康方面的应对技能，培养良好的行为规范。

家庭应为学生的心理健康提供基本支持，学校则应与学生和家庭积极配合，为实现三方的良好发展做出贡献。具体策略有：①创建积极的校园环境，营造和谐的校园氛围。为促进学生的心理健康，学校管理者和教师有必要实施学校的各种促进措施。②开展午餐会、读书会、朋辈辅导等校级活动，营造一种共同感，为师生提供彼此相互学习的机会。③保持校园环境整洁，建设优美的校园环境，并为全校师生创建优良的学习氛围。④鼓励学生参与教学管理，让学生参与课堂教学和学校管理，提升学生的自我效能感，增强学生对学业发展和学校建设的控制感等。⑤促进积极关系的发展。可以通过让师生双方了解健康体验等措施，建立积极的师生关系和支持性的同伴关系，以及积极的家庭学校沟通机制等。⑥积极鼓励引导家庭的参与。对孩子的心理健康而言，家庭参与非常关键。学校可以帮助家庭提供相应的心理支持服务，对家长进行教育技能培训，引导家长积极配合参与学校的活动、家访等。⑦学校管理者和教师要具备识别潜在危险的能力。教育者应能够发现并识别出学生潜在的危险行为，比如坐立不安、激动紧张、社交退缩、同伴关系出现异常、挑战权威或违反校纪校规等，这些异常的心理和行为表现，往往会导致更加严重的心理问题。⑧建立校园心理支持系统。学校应该建立一整套人际关系帮扶管理体系和应急预案，并确保在危机出现时学校有明确的校级危机干预措施，各级教师能积极响应。⑨建立专业的心理健康服务团队，包括学校心理咨询师、学校心理学教师、社工、校医、教师及各类专家等。⑩创建和谐的教育教学氛围。教师应根据学生的特点和需求，适当调整授课方式。如帮助抑郁症学生私下回答问题或记录自己的回答交给教师，避免课堂提问；或掌握简单的减压技巧，帮助学生调整呼吸、保持镇定等。教学和管理中多使用积极言语而非消极言语，为学生树立好的榜样，认可学生的权利，注意保护学生的自尊心，避免贴标签。

三、社区心理健康促进

社区心理健康促进是近年来研究和实践推广的热点话题。在社区建设中进行心理健康促进，对于维护社会和谐稳定、促进社会发展发挥了重要的作用。社区心理健康促进只有从顶层设计开始，注重在宏观社会领域、中层社区领域和微观个人领域进行多方位推进，才能更有利于个人乃至社会的整个健康发展。目前社区心理健康促进针对的人群主要涉及儿童、青少年、女性、老年群体和有需求的个体。社区心理健康促进活动面向整个家庭、学校、工作场所和各种社区组织及相应的社会文化环境等。活动内容在于通过整个社区的力量，激发个体的心理复原力和追求健康的动机，进而从根本上应对产生大量心理行为问题的各种潜在不利因素，达到了解、协调、解决突出的社区问题（如虐待儿童、品行不良少年、药物滥用等）的结果。就个体而言，社区心理健康促进主要借助各种社区实践锻炼个体的心理复原力，即个体面对创伤、危险等应激条件下的良好适应能力。

心理健康是健康这一宏大范畴的一部分。随着医学模式的转变，健康促进的重点已从侧重个体疾病预防转而投向群体和整个社会环境的发展。健康促进不仅仅关注个体，更关注群体、社会和人的生活背景。因此，制定心理健康促进的相关政策、营建心理健康的支持性环境、强化社区帮助、提升个人技能已成为当前心理健康促进的重要内容。

【复习思考题】

1. 简述心理健康的概念及标准。

2. 儿童阶段心理健康的常见问题有哪些？应如何解决？

3. 老年人有哪些常见的心理问题？

第五章   心理应激

【案例】

1个月前，王某5岁的孩子在小区门口玩耍被小车碰到，去医院检查并做了CT扫描，检查结果显示孩子只有一些皮外伤，并无大碍。之后王某听同事说CT扫描有可能给孩子造成一些后遗症，于是非常担心。近一个月来，只要一有空闲他就会忍不住想起这件事，一想起就心乱如麻，不知如何是好，更不能听到他人谈论关于CT检查后遗症的负面信息，否则神经就会绷得很紧，生怕孩子会出现意外。王某每天都在担忧中度过，食难下咽、难以成眠。工作时他也常常分心，时不时就想到这个事情，心烦意乱，工作效率也因此下降。

问题：王某处于何种心理状态？应如何解决？

当今社会，人们身处生活方式急剧改变、知识更新换代加快、社交活动日益频繁等迅速变化的情境之中。如果来不及去认识这些变化并做出相应的调整，就会不可避免地出现持续的心理紧张，这种紧张状态持续下去，就会给人们的心身健康带来损害。系统学习和了解心理应激理论，有助于认识心理社会因素的致病规律，从而维护和提高人们的心理健康水平。

第一节   心理应激概述

一、应激的概念

应激（stress）概念和心理应激（psychological stress）理论经历了较长的历史发展过程。stress一词译为"压力"，原意是指物体对于施加其上的外力所产生的内部响应力。而在生物学或心理学领域，该词译为"应激"。1936年，塞里首先将应激概念引入生物医学领域，他认为应激是机体对外界或内部各种刺激所产生的非特异性应答反应的总和。其后，应激的概念不断发展。心理学家发现，应激不仅是有机体在各种刺激下产生生理反应的过程，而且涉及事件（外部刺激）、个体认知、主观感受、人格特征、应对方式、社会支持等心理社会因素。由此可见，应激是一个多因素的集合概念，包括了生物、心理、社会等多种因素。

现代心理应激理论倾向于构建一个符合整体观和系统论的应激概念，将应激定义为：机体觉察到（通过认知评价）外界环境变化（应激源）对自身构成威胁和挑战时做出的反应和应对的过程。

从心理学研究的角度，对应激概念的理解包含四个方面：①应激是引发机体发生应激反应的刺激或刺激物。这是把应激看作自变量，研究各种有害刺激的特性，如躯体性刺激、心理性刺激、社会性刺激、文化性刺激等。②应激是机体对有害刺激的反应。这是把应激看作因变量，研究机体在应激状态下的各种反应，如生理反应、心理和行为反应等。③应激是应激源与应激反应之间的中介变量。这是把应激看作中介变量，研究介于刺激与刺激反应之间的各种影响因素，如认知评价、个性特征、应对方式、社会支持等。④应激是一个多因素作用的系列反应过程、从整体观念和系统理论看，心理应激是一个系列的、复杂的反应过程，它包含了使机体发生反应的刺激、机体产生的心身反应及介于二者之间的各种中介因素，而不是指某一刺激、某一反应或某一影响因素。

自 20 世纪以来，由于研究的领域背景不同，侧重点和目的各异，对应激和心理应激概念的界定说法众多，对应激理论的认识和关注程度也不同。因此，应激的概念和心理应激理论仍在不断发展之中。

二、应激的理论模式

应激是一个普遍的心理生理现象。随着医学心理学的发展，许多生理学家、心理学家、社会学家都提出了自己的学说来阐释心理应激。以下介绍几种主要的应激理论模式。

（一）应激的生理学模式

应激的生理学模式代表性人物有加拿大生理学家塞里和美国神经生理学家坎农。坎农提出了内环境恒定"稳态"的概念和应急学说，塞里提出了一般适应综合征理论和遗传与压力互动发生论。

1. "稳态"和应急学说　坎农在研究实验动物的消化功能时注意到，动物在情绪兴奋时胃肠运动常受到抑制，于是研究集中在强烈情绪对机体的功能和疾病状态的作用上；同时也注意到交感神经系统的作用。坎农发现自主神经的功能在于使体内液体环境保持某种平衡，他用"内稳态"或"自稳态"（homeostasis）一词表示这种状态，后来又进一步阐述了维持机体"自稳态"的生理因素，并指出"机体内生物调节是生理学的中心问题"。当机体遇到严重内外环境干扰性刺激时，自稳态被打破，机体的生理机制出现交感 – 肾上腺髓质系统激活，肾上腺髓质分泌增加，产生如心率加快、血压升高、心肌收缩力加强、呼吸加快、脑和骨骼肌血流量增加、皮肤黏膜和消化道血流量减少、肝糖原分解等生理效应。坎农把这种严重刺激时机体出现的整体反应，称之为"应急反应"（emergency reaction）或应急的"战或逃"反应（fight or flight reaction），这个反应主要是通过交感 – 肾上腺髓质轴的激活起作用。坎农的"稳态"和应急学说，为后来的应激研究建立了一个理论和实验框架。

2. 一般适应综合征（general adaptation syndrome，GAS）　塞里通过对患者的观察和大量的动物实验，发现处于失血、感染、中毒及其他紧急状态下的机体体内都产生相同的、特征性的生理生化反应过程和病理生理变化。那些能够引起全身多系统反应的伤害性刺激或需求被称为"应激"，后改称为"应激源"（stressor）。塞里把应激源持续存在而引起机体产生的这种非特异性反应称为"一般适应综合征"或"全身适应综合征"。塞里认为，GAS 与刺激的类型无关，而是机体通过激活下丘脑 – 垂体 – 肾上腺轴所引起的生理变化，是机体对有害刺激所做出防御反应的普遍形式。

塞里根据机体应激时的特定生物学标志，如腺体形态变化、应激激素变化及躯体的渐趋枯竭等，将 GAS 分为警戒期、抵抗期和衰竭期三个阶段。

NOTE

（1）警戒期（alarm stage）　机体为了应对外部刺激而唤起体内的防御能力，与应激有关的肾上腺素和皮质醇等都升高，进入"战或逃"反应，可称之为动员阶段。

（2）抵抗期（resistance stage）　如持续暴露于有害刺激下，机体以对应激源的适应为特征，通过提高体内的结构和功能水平以增强对应激源的抵抗程度，具体表现为体重恢复正常，肾上腺皮质变小，淋巴结恢复正常和激素水平保持恒定。

（3）衰竭期（exhaustion stage）　机体的适应能力是有限的，当较高的皮质醇水平对循环、消化、免疫和身体其他系统产生显著效应，如果持续处于严重的有害刺激之下，应激源不能消除，机体抵抗力下降而转入衰竭阶段，此时机体免疫系统严重受损，导致疾病产生或死亡。

塞里是第一个将外界刺激与疾病和健康联系起来的学者，他的应激理论在应激研究史上占有重要地位，此后许多应激研究都是在此基础上充实和发展起来的。

（二）应激的心理学模式

早期的应激研究侧重于应激的刺激与生理反应。后来的研究发现，个体的认知评价、应对方式等心理社会因素也在心理应激过程中发挥着重要的作用，应激研究的心理学模式的相关理论应运而生。应激的心理学模式主要有拉扎鲁斯的认知性评价理论、埃利斯的非理性信念学说等。

1. 认知性评价理论　20 世纪 60 年代，美国心理学家拉扎鲁斯提出了"威胁性评价"一说；1984 年，拉扎鲁斯与弗克曼（S. Folkman）一起提出认知双重评价学说；1993 年，拉扎鲁斯等又补充了"再评价"的概念，完成了应激认知评价的"初级评价 – 次级评价 – 再评价"三步评价模型。

拉扎鲁斯等在从事心理压力的研究中发现，在环境刺激与情绪反应之间，还有认知评价存在。对于同一性质的生活事件或应激源，个体反应的差异很大，不但有反应定量上的差异，而且有反应定性上的差异。通过认知评价，不同个体对同一应激源产生不同的情绪反应，其结果有"积极应激"（eustress）和"不良应激"（distress）。前者可以适当提高皮层唤醒水平、集中注意，调动积极情绪和理性思维，正确使用应对防御机制；后者则过度唤醒大脑导致焦虑、注意分散、自我意识模糊、情绪反应过度或低下、思维非理性、应对策略运用不当等。可见，应激发生于个体察觉或评估一种有威胁的情景之时，具体地说，是个体关于需求及处理需求的能力的察觉和评估，即初级评价和次级评价。认知性再评价是在前两级评价的基础上，对现实情境做出的再度认识，关系到是否应激。认知评价理论强调认知评价过程在心理应激中的核心作用。

2. "非理性信念"学说　20 世纪 50 年代由美国心理学家艾利斯（A. Ellis）创立。艾利斯认为，激发事件（activating event，缩写为 A）与个体的情绪和行为结果（consequence，缩写为 C）之间，存在个体信念（belief，缩写为 B）的作用。个体消极情绪和行为障碍结果（C）不是由某一激发事件（A）直接引发的，而是由个体对事件不正确的认知和评价所产生的错误信念（B）所直接引起，此所谓情绪 ABC 理论。"错误信念"也称为"非理性信念"，是引起个体情绪及行为反应的主要原因，是"非理性信念"学说的核心观点。

第二节 应激过程

心理应激是机体在内外因素相互作用下产生系列反应的过程，涉及应激源、应激过程中的中介变量，以及心理、行为和躯体的各种反应。因此，对应激过程的认识，超越了早期侧重于生物性反应过程的研究范畴，当前的应激理论包括医学、心理学、社会学、管理学等多学科的研究成果。

一、应激源

（一）应激源的概念

从应激过程模型来看，应激是由应激源（stressor）引起的。所谓应激源，是指向机体提出适应要求，并可引起应对反应、稳态失衡的客观变化的环境事件或情境，也可称为刺激或刺激物。从这个意义上说，一切变化都是潜在的应激源，如自然灾害、社会变革、文化冲突、经济事件、躯体疾病等。但实际上，只有那些被个体观察到，并对个体本身构成威胁或挑战的刺激物，才能成为有效的应激源。

（二）应激源的分类

按照刺激的属性，应激源可以分为以下几类：

1. 生物性应激源 指直接作用于人的躯体而引发身心紧张状态的刺激物，包括物理的、化学的、生物的刺激物，如高温、低温、辐射、噪声、环境污染、微生物、衰老、疾病等。

2. 心理性应激源 包括人的头脑中不符合客观规律的认知、情绪波动、人际冲突、过高期望或过强需求、能力低下等，反映了个体心理方面的困难、内心矛盾与冲突。

3. 社会性应激源 主要指造成个人生活方式的变化并要求人们对其做出调整和适应的情境与事件。如日常生活变化、家庭人际关系、政治动荡、经济衰退、战争创伤、恐怖事件等。

4. 文化性应激源 指语言、风俗、习惯、生活方式、宗教信仰等改变造成的刺激或情境，就是通常所说的文化冲突或"文化休克"。文化性应激源最常见的是文化性迁移，如迁居、留学、移民等。

5. 自然性应激源 指各种自然灾害造成的刺激，如地震、台风、泥石流、火山喷发等。

（三）生活事件

生活事件（life events）是指生活中发生的干扰人们心理和生理平衡的各种事件。生活事件内容广泛，小到个人生活中的变化，大到社会生活中的重要事件，都可以成为有效的应激源，从而引发个体的应对反应或稳态失衡。

1. 生活事件的分类 目前没有统一的分类标准。常见的分类法如下：

（1）**按事件对个体的影响分类** 可分为：①正性生活事件（positive events），指对个体身心健康具有积极作用的愉快事件，如晋升晋级、立功嘉奖、新婚团圆等；②负性生活事件（negative events），指对个体身心健康具有消极作用的不愉快事件，如降职下岗、患病丧偶、亲人亡故等。

（2）**按事件的现象学分类** 在不同的文化背景下，生活事件的现象学分类具有普遍性，可分为：①工作事件，指与工作有关的职业性应激源，如不好的工作环境、组织激励机制不完善、超出工作者实际能力限度的工作等；②经济事件，包括经济困难、经济变故、负债、失业、亏损等；③家庭事件，包括失恋、分居、离异、亲人病故、子女教养、老人照料、家人关系紧张等；④人际关系事件，如与亲人、同事、朋友等他人之间的意见分歧和矛盾冲突；⑤个人健康事件，指疾病或健康变故给个人造成心理威胁，如患病、外伤、怀孕、分娩、心身不适等；⑥自我实现和自尊方面事件，指个人在人生、事业等方面的失败或挫折；⑦社会和环境事件，指社会环境和自然环境中的各种变化，如政治经济制度变革、知识更新、经济衰退、自然灾害等。

2. 生活事件的量化评估　生活中的重要事件作为应激源会显著地影响人们的身心健康，引起应激相关性疾病。各国学者相继对生活事件的性质、种类、发生频度、持续时间等进行调查研究并做出定量评估，成为应激研究中的一项重要内容。

美国华盛顿大学医学院的精神病学专家霍姆斯（T. H. Holmes）和雷赫（R. H. Rahe）于1967年开创了生活事件的定量研究方法。霍姆斯等通过对5000多人进行社会调查和实验研究，编制了社会再适应评定量表（social readjustment rating scale，SRRS），对生活事件进行评估。SRRS共列出43种生活事件，引入生活变化单位（life-change unit，LCU）的概念，对每个生活事件进行量化评估，用以检测一段时间内的生活事件对个体的心理刺激强度。如丧偶事件的心理刺激强度最高，为100LCU；其他事件的LCU值依次递减，如离婚为73LCU，退休为45LCU，等等。霍姆斯的研究发现，LCU总量与个体身心健康密切相关：若1年内累积的LCU值小于150，提示下一年基本健康；若1年内累积的LCU值超过300，则下一年有75%的可能性患病；若LCU值介于150～300，则下一年有50%的可能性患病。由生活事件所引发的疾病，在病因方面主要与心理社会因素相关。研究还发现，那些伴有心理丧失感的生活事件对健康危害尤甚，如亲人亡故等。

美国心理学家拉扎鲁斯等提出，应激更多地来自日常生活小事，称之为日常困扰与微应激源（hassles and microstressor）。坎奈尔（L. Kanner）等据此编制了日常生活困扰量表和日常生活振奋事件量表。戴隆基斯（Delongis）于1982年的测试研究表明，被试的健康与日常困扰的频率、强度有关，而与生活事件的数量和严重性相对无关。此研究显示，频繁的日常困扰对近期情绪与躯体健康的预测优于重大生活事件，而重大生活事件对健康有长远的影响。

国内学者杨德森、张亚林等结合我国文化背景进行大样本测试，编制了适合中国国情的生活事件量表（life events scale，LES）。该量表含48条常见生活事件，包括家庭生活、工作学习、社交等3个方面问题，统计指标有单项生活事件刺激量、正性生活事件刺激量、负性生活事件刺激量及生活事件总刺激量。生活事件刺激量越高，反映个体承受的精神压力越大。此外，姜乾金等编制了生活事件问卷（life events questionnaire，LEQ），该问卷包括76项生活事件，涵盖了各种生活事件问卷的条目内容，统计指标有家庭健康事件量表分、工作学习事件量表分、人际及其他事件量表分、经济事件量表分及生活事件量表总分。

然而，生活事件对个体的影响并非简单的量效关系。评定生活事件所致的应激强度和反应的类型除与事件性质、积累性等有关外，还需考虑个体的认知评价、人格特征、应对方式、社会支持、生理素质等因素的影响。因此，目前使用的生活事件量表尚存在一些争议，有待进一步完善。

二、应激中介机制

现代心理应激相关研究发现，机体是否在应激源作用之下产生应激反应，不仅取决于应激源的强度、持续时间等，还取决于一系列中介因素的作用。应激的中介机制是指机体将刺激的输入信息（应激源）转化为输出信息（应激反应）的加工过程，是应激过程的中间环节。中介因素则是指上述过程中起调节作用的各种因素，主要有认知评价、应对方式、人格特征、社会支持等。

（一）认知评价

认知评价（cognitive appraisal）是指个体体验到的生活事件或情境对自身构成威胁的一种认知过程，个体从自己的角度对遭遇的生活事件的性质、程度、危险性及自身能力等做出的估计。对事件的认知评价直接影响个体的应对活动和心身反应，是应激过程中的关键中介因素之一。

美国心理学家拉扎鲁斯特别强调在相同强度的应激源作用之下不同个体应激反应的差异性，提出了"认知 – 动机 – 评价 – 互动"的中介机制的理论解释模型。这个模型将个体对生活事件或应激源的认知评价过程分为初级评价、次级评价和认知性再评价。

1. 初级评价（primary appraisal）　也叫第一评价，指个体对应激源性质的判断。当某一事件发生时，个体立即通过认知活动判断该事件是否与自己有利害关系，是否对自身构成威胁或挑战。如果判断事件与自己无关，则个体进入适应状态；如果评价事件与自己有关，则进入次级评价。

2. 次级评价（secondary appraisal）　也叫第二评价，指个体初级评价判断事件与自己有利害关系后，会立即对事件是否可以改变，即个人能力做出评估，就是次级评价。伴随着次级评价，个体会同时进行相应的应对活动：如果次级评价事件是可以改变的，常采用问题关注应对；如果次级评价是不可改变的，则常常采用情绪关注应对。初级评价和次级评价是相互依存、不可分割的。

次级评价同样地受刺激因素的影响，表现为：①有害因素性质的定位，即这是潜在的威胁还是挑战；②改变应对策略的可能性；③情境因素的限制等。

次级评价还受到人格因素的影响，包括：①潜在的损害：应对时个人要付出的代价和获益；②自我意识：个体自身的认识、体验和调节；③应对的规则：个体对拟采用的应对手段的安排。

3. 认知性再评价（cognitive reappraisal）　是指在初级和次级两步评价的基础上，个体对现实情境做出再度认知，判断潜在的应激源是否具有现实意义及其性质。认知性再评价的结果是应激还是无应激反应。

认知评价在生活事件到应激反应的过程中起着重要的中介作用，会直接或间接地影响个体的应对活动和心身反应。影响应激的认知因素可以概括为以下几点：①对应激源的可预测性：一般地，可预测的应激源对机体的影响相对较小，但若可预测的应激源长期存在，却能加重应激反应。②对应激源的控制：若评价认为应激源可控制，则事件的刺激性相对减轻。③对应激源的解释：个体对应激源的解释会增强或削弱应激源的作用。认知因素是许多疾病的直接致病因素，也可以与其他因素联合作用而致病，应该给予足够的重视。

NOTE

（二）应对方式

应对（coping）是指个体对环境或内在需求及其冲击所做的恒定的认知性和行为性努力，又称为应对方式（coping style）或应对策略（coping strategy）。应对是个体对抗应激的一种手段，是一种包含多种策略的、复杂的、多维的态度和行为过程。

1. 应对方式的分类　应对方式有不同的分类方法：①从应对行为的主体来看，应对活动涉及个体的心理活动方式、行为操作方式和躯体反应方式等三个方面。②从应对的指向性看，分为问题关注应对和情绪关注应对两大类。问题关注应对是指应对策略指向事件或问题，寻找解决问题的途径；情绪关注应对是指应对策略指向情绪反应，不涉及问题的解决。③从应对的作用效果看，分为积极应对和消极应对两类。有些应对策略利于缓冲应激作用，从而对健康产生有利影响，是积极应对；反之，则为消极应对。

应对方式因个体认知、态度及行为上的差异而有所不同。常见的应对方式有：①盘算问题解决：根据个体的知识、经验，思考摆脱困难情境的具体方法，是一种理智性的应对手段；②寻求支持与疏泄：支持与疏泄有助于抵御生活事件的冲击，缓解烦恼；③焦虑：是对某种预期或潜在的威胁情境所产生的不安、忧虑、紧张甚至恐惧的情绪状态；④退化：个体遭遇持久或重大应激时，原有的正常行为减少或消失，出现幼稚行为的状态；⑤冷漠：面对困难压抑情绪，表现出冷淡、无动于衷的态度；⑥病态固执：不断重复相同的、无意义的行为，不能被更适当的反应所取代；⑦妥协：处于应激状态的个体为降低应激水平而采取的妥协性措施；⑧攻击：将不良情绪或伤害性行为导向自己、他人或事物上去，等等。

2. 应对方式的量化　应对方式是个多维度概念，需要进行量化评估，便于临床应用。当前，国内外均有不少应对方式的问卷使用。

拉扎鲁斯和佛克曼等编制了应对方式量表（ways of coping），包含了问题关注应对和情绪关注应对两大类8种应对方式：对抗、淡化、自控、求助、自责、逃避、计划和自评。肖计划等（1985）修订的应对方式问卷（coping style questionnaire，CSQ）筛选出6种应对方式，包括解决问题、求助、自责、逃避、幻想和合理化。卢抗生等（2000）修订的老年应对问卷（ways of coping for senile，WOCS），包含积极应对和消极应对两类5种应对方式，即面对、淡化、探索、幻想和回避。姜乾金等编制了特质应对方式问卷（trait coping style questionnaire，TCSQ），有20个条目，分为积极应对与消极应对方式两个维度，并与艾森克人格问卷（Eysenck personality questionnaire，EPQ）的E量表分和N量表分明显相关。沈晓红等（2000）修订的医学应对模式问卷（medical coping modes questionnaire，MCMQ），包含患者的3种应对方式，即面对、回避和屈服。这些应对方式问卷反映了个体遇到威胁时的基本行为方式，有很好的临床应用和研究价值。

应对研究的意义在于加强对压力与应激的认识，转变不良应对方式为积极应对方式，进而改变应激反应的结果，使其朝着有利于人们身心健康的方向发展。

（三）人格特征

人格可以直接或间接地影响其他各种应激因素，进而影响应激过程和结果。人格决定了个体的态度倾向和习惯性的行为方式，影响个体对应激源的认知评价、对外界挑战的应对方式、与他人的关系等，改变应激反应的结果。研究发现，人格有缺陷的个体在应激源存在时，更容易产生强烈的应激反应。

1. 应激相关的人格特征　是指人格中那些倾向于增强应激反应的不良因素或心理行为特点。按照对应激源的影响程度，人格分为两类，即易感应激人格（stress - prone personality）和抗应激人格（stress - resistent personality）。

（1）易感应激人格　此种人格在心理行为特征方面主要有以下一些倾向：①思维上的刻板倾向；②评价上的缺陷倾向；③情绪上的焦虑倾向；④行为上的逃避倾向；⑤社交上的封闭倾向；⑥内心多冲突倾向；⑦选择与决策的艰难倾向。易感应激人格有倾向于增强个体应激反应的不良影响。

（2）抗应激人格　也称为坚韧人格（hardy personality），是一种由奉献、挑战和控制三种成分构成的人格特征，有助于对抗应激与疾病。坚韧人格的人格归因特点是：①奉献：　指一种心理倾向，认识到生活和人际关系具有一定的目的和意义，积极参与生活，吃苦耐劳，在应激环境中精力充沛而富有生机；②挑战：指将察觉转变为挑战，迎接生活变化，主动面对不回避，灵活地适应生活的变化，将挑战视为生活的一部分；③控制：指控制个人生活的一种心理活动，具有高度内在控制情感的个体是生活的主动者而不是被生活所驱动，对影响自己生活的事件有决定权，并能经受工作中的压力。Kobasa（1979）和 Maddi（2002）等认为，坚韧性人格可以缓冲压力对身心健康的不良影响。

2. 应激相关的行为类型　人格与疾病之间存在联系。特定的人格容易导致特定的负性情绪反应，影响应激反应的程度，与心身症状发生密切的联系。人格可以作为非特异性因素在不同疾病中起作用，也可以成为某种疾病发病的重要条件。

与应激相关的行为类型主要有：

（1）A 型行为模式（type A behavior pattern，TABP）　主要特征为争强好胜、追求成就、时间紧迫感、急于求成、易激惹、不耐烦、无端的敌意等。具有 A 型行为模式的个体表现为高应激反应状态，如中枢神经高唤醒状态、心血管高反应性等。而 B 型行为模式与之相反，主要特征为不争强好胜、对自我无过高的要求、无时间紧迫感、容易满足、与世无争、随遇而安等。具有 B 型行为模式的个体应激感受性低。研究发现，TABP 者冠心病患病率为 B 型的 2 倍以上，TABP 被认为是冠心病易患性行为模式。

（2）C 型行为模式（type C behavior pattern，TCBP）　主要特征为压抑、不表达情绪、克制愤怒、过分忍耐、回避矛盾等。流行病学调查发现，C 型行为的人肿瘤发病率较非 C 型行为的人高 3 倍。C 型行为者通常免疫功能低下，器官代谢紊乱，易发生各种肿瘤。因此，TCBP 被认为是癌症易感性行为模式。

人格与各种应激相关因素存在广泛的联系，相互影响、相互作用，最终影响应激反应的性质和程度，与个体的健康和疾病相联系。

（四）社会支持系统

社会支持（social support）是指来自于社会各方面的精神和物质上的帮助和支持，体现了个体与社会的联系程度，包括亲属、朋友、同事、组织、社团等的帮助和支持。社会支持是个体在应激过程中可以利用的外部资源，有缓冲应激的作用。

1. 社会支持的作用机制　社会支持对健康具有保护性作用。研究证明，社会支持与生活事件引起的心身反应成负相关，与心身健康成正相关，拥有较多社会支持的个体具有较高的心身健康水平。关于社会支持的作用机制主要有两种模式学说，即独立作用模式和应激缓冲作用

NOTE

模式。

（1）独立作用模式　认为社会支持通过本身的作用就能够维持个体良好的情绪并促进健康，而不需要在心理应激条件下再发挥作用。比如，情感性支持可以维护个体自尊心与增加归属感。自尊感可以增进人们的自我效益感或自我防御能力，从而有效地缓解应激反应的强度。归属感提高人们的应付能力，有助于改善消极情绪体验，避免产生应激性心理失调，从而提高心理健康水平。

（2）应激缓冲作用模式　认为社会支持通过提高个体对应激性生活事件的应对能力和适应性而发挥其健康保护作用。社会支持可以促使个体对应激事件重新做出评价，并提供一些可供选择的有效应对策略，增强对应激源的耐受和抵抗能力，缓冲应激事件的负性作用。

2. 社会支持的评估　社会支持的内容非常广泛，包括一个人与社会发生的各种联系。一般认为，社会支持从性质上可以分为两类：一类为客观的、可见的或实际的支持，包括物质上的直接援助和社会网络、团体关系的存在及个体的参与度。各种社会关系中，又有稳定的社会关系和不稳定的社会关系之分，前者如家庭、婚姻、朋友和同事等关系，后者如非正式团体、暂时性社会关系等。这类支持独立于个体的感受，是客观存在的现实。另一类是主观的、体验到的情感上的支持，指个体在社会中受尊敬、被理解、被支持的情感体验和满意程度，与个体的主观感受密切相关。许多学者认为，主观感受到的支持比客观支持更有意义，因为"被感知到的现实"（即心理现实）可以作为实际的变量而影响人的行为和发展。此外，肖水源和杨德森认为，由于个体对社会支持的利用存在着明显的差异，在评估个体的社会支持系统时，除了对客观支持和主观支持进行评估外，还应该评估个体对支持的利用情况。肖水源（1987）编制的社会支持评定量表将社会支持分为主观支持、客观支持和支持利用度3个维度，共10个条目，其中主观支持4条，客观支持3条，社会支持利用度3条。目前，该量表在临床工作和科学研究中得到了广泛的应用。

对社会支持的评估有多种方法，也有学者从社会支持的类型、数量、来源等角度对社会支持的内容进行分类和评估，列举如下：①提供支持的类型：Wilcox（1982）的社会支持调查表（SSI），分为情绪支持、归属支持和实质支持3个因子。②支持的数量和态度：指个体从他人或群体中获得社会支持的多少。Sarason等（1981）的社会支持问卷（SSQ）包括社会支持的数量（SSQN）和对获得社会支持的满意程度（SSQS）2个因子。③支持的来源：姜乾金等引进Blumenthal（1987）的领悟社会支持量表（perceived social support scale，PSSS），从社会支持的不同来源分为家庭支持、朋友支持和其他人支持3个因子。

3. 社会支持与应激的关系　社会支持受多种因素的影响，与其他应激中介变量交互作用。认知因素影响社会支持的获得，特别是影响主观支持的质量；反之，社会支持有助于个体重新认知自己所处的环境，改善人际关系，适应社会环境。社会支持能够通过提供有效的应对策略，进而提高个体对生活事件的应对能力。

社会支持与个性也有关系。性格孤僻内向的人不易获得并充分利用社会支持。研究表明，社会支持数量（SSQN）与个性问卷的外向分呈正相关，而SSQN和社会支持满意度（SSQS）二者与神经质分均呈负相关，说明性格外向的人比性格内向者获得的社会支持多，同时，性格内向的人比外向者更容易发生应激反应的不适感。

社会支持与应激的关系，可概括为以下几个方面：①社会支持提供的人际关系能够消除某些应激源，对个体适应环境有直接的应激缓冲作用；②社会支持能够改变个体对应激事件的认知评价，提高对再次应激的预测力和耐受力；③社会支持影响个体内部的应对策略，恰当运用应对方式和心理防御机制，使个体的行为向有效活动的方向转变；④社会支持有助于减少应激事件对个体自尊和自控感的损害，使个体的负性情绪向积极方向转变；⑤社会支持具有减轻应激反应的作用。总之，社会支持与其他应激因素相互影响，形成一个复杂的反应系统。

三、应激反应

应激反应是指由应激源导致个体产生一系列的生理、心理、行为变化。由此可将应激反应分为心理反应、行为反应和生理反应三部分。其中的心理反应又可以进一步分成情绪性反应、认知性反应。三者常同时发生并相互影响，几乎所有的应激反应都是综合性的反应。应激反应是个体对变化着的内外环境所做出的一种适应。

（一）应激的心理反应

应激的心理反应可以涉及心理现象的各个方面，例如应激可使个体出现认识偏差、情绪激动、行动刻板，甚至影响到个体的自我认知。但与健康和疾病关系最直接的是应激的情绪反应。以下分别介绍应激的情绪反应、某些认知反应和行为反应。

1. 应激的情绪反应 个体在应激情况下出现以下几种常见的情绪反应：

（1）焦虑（anxiety） 焦虑是个体预期将要发生危险或不良后果的事物时所表现的紧张、恐惧和担心等情绪状态，是应激中最常出现的情绪反应，是情绪的唤起状态。在心理应激条件下，适度的焦虑可提高人的警觉水平，伴随焦虑产生的交感神经系统的被激活可提高人对环境的适应和应对能力，是一种保护性反应。

（2）恐惧（dread） 恐惧是一种企图摆脱特定危险的情景或对象时的情绪状态，伴有交感神经兴奋，肾上腺髓质分泌增加，全身动员，但没有信心和能力战胜危险，只有回避或逃跑，过度或持久的恐惧会对人产生严重的不利影响。

（3）抑郁（depression） 抑郁表现为悲哀、寂寞、孤独、丧失感和厌世感等消极的情绪状态，常伴有失眠、食欲减退、性欲降低等，常由遭受重大挫折如亲人丧亡、失恋、失学、失业和长期病痛等重大应激引起。

（4）愤怒（anger） 愤怒是与挫折和威胁有关的情绪状态，由于目标受到阻碍，自尊心受到打击，为排除阻碍或恢复自尊，常可激起愤怒。此时交感神经兴奋，肾上腺分泌增加，因而心率加快，心输出量增加，血液重新分配，支气管扩张，肝糖原分解，并多伴有攻击性行为。患者的愤怒情绪往往成为医患关系不良的一种原因。

2. 应激的认知反应 轻、中度应激时，个体会出现感知觉增强、警觉性提高、注意力集中、思维活动加快等一系列应对反应。但严重或持续应激时，个体的认知反应会出现抑制，可表现为感知混乱、注意狭窄、思维迟钝，甚至出现意识模糊状态。例如，一个平时很通情达理的人，在应激现场可能会变得"蛮不讲理"。应激的严重临床后果，如应激性精神障碍，特别是创伤后应激障碍等，则往往表现更多的如闪回、闯入等病理性认知症状。

（二）应激的行为反应

伴随应激的心理反应，机体在外表行为上也会发生改变。

1. 逃避（escape）与回避（avoidance） 逃避是指已经接触到应激源后而采取的远离应激

NOTE

源的行为；回避是指知道应激源将要出现，在未接触应激源之前就采取行动远离应激源。两者的目的都是为了摆脱应激源和缓解应激情绪。

2. 退化（regression）与依赖（dependence）   退化是当人受到挫折或遭遇应激时，放弃成年人应对方式而使用幼儿时期的方式应付环境变化或满足自己的欲望。退化行为主要是为了获得别人的同情、支持和照顾，以减轻心理上的压力感和痛苦。退化行为必然会伴随产生依赖，即事事处处依靠别人的关心照顾，而不是自己去努力完成本应自己去做力所能及的事情。

3. 敌对（hostility）与攻击（attack）   两者共同的心理基础是愤怒，敌对是内心有攻击的欲望但表现出来的是不友好、谩骂、憎恨或羞辱他人。攻击是在应激刺激下，个体以攻击方式做出反应，攻击对象可以是人或物，可以针对他人也可以针对自己。例如，临床上某些患者表现的自损甚至自伤行为，如不肯服药或拒绝接受治疗，或自己拔掉引流管、输液管等。

4. 无助（helplessness）与自怜（self－pity）   无助或失助，是一种无能为力、无所适从、听天由命的行为状态，通常是在经过反复应对不能奏效，对应激情境无法控制时产生，其心理基础包含了一定的抑郁成分。自怜即可怜自己，对自己怜悯怜惜，其心理基础包含对自身的焦虑和愤怒等成分。

5. 物质滥用（substance abuse）   一些人在心理冲突或应激的情况下，会以习惯性的饮酒、吸烟或服用某些药物的行为方式来转换自己对应激的行为反应方式。尽管这些不良行为对应激和自身都没有益处，但能暂时产生麻痹自己摆脱自我烦恼和困境的作用。

（三）应激的生理反应

应激的生理反应以神经解剖学为基础，可涉及全身各个系统、器官、细胞与分子水平。各种应激源刺激人的感觉器官产生神经冲动，通过神经传导到达中枢神经系统，并且通过神经系统、内分泌系统、免疫系统三条途径的相互作用对应激源做出生理性反应。

1. 神经－神经中介机制   主要通过交感神经－肾上腺髓质－儿茶酚胺轴起作用。刺激性生活事件形成神经冲动到达个体的中枢神经系统，经过中枢的加工、处理后将冲动下传，激活交感－肾上腺髓质轴，释放大量的肾上腺素和去甲肾上腺素。这些激素通过兴奋网状结构提高心理上的警觉性，兴奋心血管系统导致心率加快、心肌收缩力增强、血压升高，增加对心、脑、骨骼肌等重要器官血液的供应以应付刺激情境。同时还引起胃肠蠕动减慢、消化腺分泌减少、呼吸加快、出汗、代谢增强、肝糖原和脂类分解加速的反应。直到机体适应刺激情境或刺激情景去除后，这些生理反应才逐渐消失。

2. 神经－内分泌中介机制   主要通过下丘脑－腺垂体－靶腺轴起作用。腺垂体是人体内最重要的内分泌腺，而肾上腺皮质是腺垂体的重要靶腺之一。持久而强烈的刺激传入中枢神经系统，在强烈激活交感神经－肾上腺髓质轴的基础上，进一步促进下丘脑合成促肾上腺皮质激素释放因子分泌，刺激垂体前叶释放促肾上腺皮质激素。促肾上腺皮质激素再刺激肾上腺皮质，促进肾上腺皮质激素特别是糖皮质激素的分泌。糖皮质激素作用于机体则发挥抗炎、升高血糖、促进脂肪和蛋白质的分解、增强机体对内毒素抵抗力的作用。盐皮质激素分泌增多则引起水钠潴留，排钾增多。研究表明，预期手术、亲人亡故、破产等应激情况下均有上述系统的激活。

在应激反应中，胰腺和甲状腺等内分泌腺也起一定的作用。实验证明，在应激状态下，分解代谢类激素如肾上腺皮质激素、肾上腺髓质激素、甲状腺素和生长激素分泌增多，而合成代谢类激素如胰岛素、睾丸素分泌减少；在恢复阶段，这些变化正好相反。这些生理变化为机体在应激情况下适应环境提供了一定的物质基础。

3. 神经－免疫系统中介机制 在应激过程中，免疫系统与中枢神经系统进行着双向性调节。大脑皮质、边缘系统、下丘脑及众多神经核团在内的中枢神经系统广泛参与了免疫功能的调节，应激会导致胸腺和淋巴组织退化或萎缩，抗体反应出现抑制，巨噬细胞活动能力下降，嗜酸性粒细胞减少和中性粒细胞向炎症部位移动受抑等。一般认为，短暂而不太强烈的应激不影响或略增强免疫功能，长期较强烈的应激会损害下丘脑，造成皮质激素分泌过多，使内环境严重紊乱，影响免疫系统功能。例如，有学者曾经对澳大利亚一次火车失事死亡者的配偶进行研究，发现丧亡后第 5 周，这些配偶的淋巴细胞功能抑制十分显著，比对照组低 10 倍。考试压力及婚姻不和等情感性应激刺激常伴有自然杀伤细胞的百分比率和活性的降低。另外，精神疾患伴有免疫功能失调亦是公认的。

四、应激对健康的影响

（一）心理应激对健康的积极作用

应激并不都是有害的。首先，适度的心理应激是人成长和发展的必要条件，应激反应更是个体对变化着的内外环境最直接的适应性变化，这种变化是生物界赖以发展的原始动力。其次，适度的心理应激还是维持人体正常功能活动的必要条件。对于个体来说，一定的应激反应可以看成是个体对自身与环境的及时调整，而且这种应激性锻炼有利于个体人格的健全，也有助于维持人的正常生理、心理功能，从而为将来的环境适应提供素质条件。可见，应激有助于人类适应环境。有研究表明，早年的心理应激经历可以提高个体成年后在生活中的适应和应对能力，更好地耐受各种心理压力和致病因素的侵袭。

（二）心理应激对健康的消极影响

长期的、超过个体应对能力的心理应激会损害健康，导致疾病。许多证据显示，目前严重影响人类健康的疾病当中，多数与心理应激因素的长期作用有关，这是病因心理学的重要研究领域。应激对健康的影响表现在以下三个方面：

1. 急性心理应激 指强烈而突然的应激。此类应激常有较强烈的心理和生理反应，会引起急性焦虑反应，使心身功能和社会功能迅速出现障碍，如强烈情绪唤醒、过度使用心理防御机制、各种躯体症状，严重者出现攻击、心理障碍甚至自杀等危及生命的行为。

2. 慢性心理应激 指持久的慢性应激。此类应激会持续消耗个体的心理和生理储备资源，引起持续的适应不良，或退行性行为，从而导致心身疾病、神经症、精神病等疾病的出现。慢性心理应激下的人常常感到疲劳、头痛、失眠和消瘦，可以产生各种各样的躯体症状和体征。现代社会的职业枯竭现象也可视为长期慢性应激的结果。

3. 多次未转向良好适应的应激 此类应激会削弱甚至破坏个体的原有适应力，造成适应能力的下降，甚至在遇到新应激时出现退缩反应、过度反应或漠然的"无反应"。

心理应激下的心理和生理反应，特别是较强烈的消极反应，可加重一个人已有的疾病，或造成复发。心理应激还会对已有的精神疾病造成不良影响，有调查发现，门诊神经症患者的心理应激程度同疾病的严重程度呈线性相关关系。

（三）心理应激对各系统的影响

急性或慢性应激对各系统的健康均会有所影响。例如：①神经系统：头晕、头昏、头痛、

NOTE

耳鸣、无力、失眠、惊跳、颤抖等；②循环系统：心动过速、心律失常、血压不稳等；③呼吸系统：胸闷、气急、胸部压迫感、呼吸困难等；④消化系统：恶心、呕吐、腹痛、腹胀、腹泻、食欲下降或上升等；⑤泌尿系统：尿频、尿急等；⑥生殖系统：月经紊乱、性欲下降、阳痿、早泄等；⑦内分泌系统：甲状腺素升高或降低、血糖升高或降低等；⑧皮肤：脸红、出汗、瘙痒、忽冷忽热等。如果应激状态持续，有可能进一步发展，出现心身疾病（详见心身疾病章节）。

第三节　应激的评估与管理

一、应激因素的临床评估

（一）评估方法

1. 晤谈、观察与调查　对应激有关因素的基本评估通常采用晤谈、观察和调查的方法。半结构式晤谈可评估生活事件、认知特点、应对方式、社会支持、个性和应激反应等因素。

2. 量表　选用合适的量表，分别评定生活事件、应对、社会支持、个性、心身症状量表等各种应激相关因素。如生活事件问卷（LEQ）、特质应对方式问卷（TCSQ）、压力反应问卷（SRQ）等。

3. 实验　应激评估中涉及的生物学因素，如应激的生理反应、应激心身中介机制的某些生化学指标、神经电生理指标等。

（二）分析与判断

通过晤谈、观察、调查和量表测查，或结合一定的临床检验指标，对应激因素做出判断。注意个体的生活事件、认知评价、应对方式、社会支持、个性特征和应激反应各因素是否存在偏离。

对量表的测量结果，应根据医生自己的知识、理论和经验（主要针对晤谈、观察、调查到的信息）进行分析，或者与常模做比较（主要针对量表评定或实验结果），分别判定各项应激因素是否在正常水平。同时，还要注意多项应激因素异常往往比单项应激因素异常更有实际意义。

二、应激的管理

应激管理（stress management）就是个人和组织采取策略和方法来处理和应对应激问题的过程。过强或持续过久的应激往往对人们的生活及健康起着干扰和妨碍作用。因此，心理应激必须加以控制，或者使用妥善的办法加以应对。应激干预可以从以下三方面着手：①改变个体的外部生存环境，减少应激的来源；②改变内部条件，增强人们对抗应激的能力；③选择心理、社会和生物学的干预手段，减缓或化解应激反应。

（一）针对应激源的管理

针对各种应激性生活事件的管理，应根据生活事件的性质、程度和影响，分别选择解决、回避、缓冲等不同的管理策略进行管理。解决就是指导来访者尽快处理掉应激事件，所谓"大事化小、小事化了"，如化解人际间的矛盾冲突，解决事业发展中长期晋升职称中的不公平待遇等。回避是指与应激性生活事件隔离，即指导当事人暂时脱离应激事件现场，避免触景伤情，以利于当事人内部转机的出现，如灾难时劝导当事人离开灾难现场，老年丧偶时劝其到儿女家去住一段时间等。缓冲或接受是指对于某些生活事件，人类原本就无法抗拒或回避，或者个体自身条件导致无法摆脱，则需要指导来访者接受它，为重新振作带来缓冲期。

（二）针对认知评价的管理

认知评价对应激过程的影响至关重要。然而，人们对事物的认知评价会受心理、社会和环境刺激多维度因素的影响而变得复杂而多变，并难免出现认知偏差或歪曲。艾利斯的合理情绪疗法、贝克的认知疗法等都是非常实用的认知评价管理手段（参见第十章心理干预的相关内容）。

（三）针对应对方式的管理

指导个体通过"问题解决"的应对方法，消除应激源所带来的影响。对于实际问题的解决，可以采用麦克纳马拉（McNamara）的问题解决应对技术。首先，清晰地判断问题的原因和影响问题解决的因素，这是关键的一环；其次，在清晰判断的基础上，需要尽可能地多角度考虑问题，提出尽可能多的解决方案，经权衡比较找出最佳行动方案；最后就是积极行动，解决问题。也可采用焦点解决疗法、理性情绪疗法等心理治疗方法，帮助患者解决影响"问题解决"的心理问题。

（四）针对社会支持的管理

个体如果拥有一个完善的社会支持系统，就可以承受更强烈的应激并保持心理平衡状态。通过提供客观支持，改变主观支持和加强家庭支持，帮助来访者改善社会支持水平。对那些家庭内或家庭外社会支持水平过低，或社会支持的利用度不足，或主观社会支持缺乏的来访者，应该在提高其社会支持水平上多给予手段和途径方面的指导。例如，积极参加社会活动，多与人交往，以提高其家庭外社会支持水平；加强亲友之间的定期活动和联系，以拓展其家庭内社会支持水平；参加定期和不定期的集体活动，以增加团体成员之间的主观支持程度。

（五）针对个性特征的管理

人格特征是应激过程的核心因素，与其他中介因素均有交互影响，如有的负性生活事件的产生和个体的人格特征密切相关，并且人格特征还影响着社会支持和来访者对社会支持的主观利用度。因此，培养健康的人格往往能更好地增强自身的适应能力和抗挫折能力。若有突出的人格方面的问题，则需要进一步心理治疗。

（六）针对应激反应的管理

根据压力的心身反应特点，即应激的心理行为反应和生理反应，可选择多种心理、社会与生物学的干预手段。如应激情境下出现焦虑、恐惧、抑郁等负性情绪，严重影响患者的社会功能，加剧应激反应，可通过释放、转移注意力、情绪宣泄等方法缓解负性情绪。具体如下：

1. 释放　指导来访者通过倾诉、移情等正当途径，宣泄消极情绪的反应症状。但需要注意，类似"哭吧"及拳击沙包等宣泄方式，应掌握一个"度"。例如，长期反复甚至一辈子都是通过哭泣来宣泄消极情绪的人，往往与其性格的脆弱性形成有关。宣泄时还需要关注来访者的心理反应及人格特征。

2. 转移　可指导来访者通过各种运动、音乐、兴趣爱好等"玩物不丧志"的活动形式，转移对负性生活事件的注意，缓解消极情绪反应。

3. 松弛训练   放松技术目前在国外被广泛应用于缓解或消除应激，是指通过专业指导下的放松训练来缓解压力的心身症状。常用的放松方法有渐进式肌肉放松法、呼吸放松、想象放松、音乐放松等。

4. 药物   在应激反应明显时，可合理用药。借助药物可以有效阻断心身反应的恶性循环。短期应用抗焦虑、镇静药物有助于缓解应激引起的不良情绪，但长期应用容易形成依赖性并可能产生不良反应。因此，须向来访者透彻讲解其原理及注意事项。

除了上述应激管理之外，还可以通过均衡营养、体育锻炼、改善睡眠等方法强健体魄，身体健康的人比不健康的人能够承受更高的应激强度。此外，也可进行时间管理。时间是人们的应对资源之一。时间管理并不是要把所有的事情做完，而是帮助人们改变不良的做事习惯，更有效地运用时间，减少工作学习方面的应激。

【复习思考题】

1. 简述心理应激的定义、原因及反应。
2. 应激对机体健康有哪些影响？
3. 面对应激事件，应如何采取应对方法？
4. 应激的中介机制有哪些？

第六章　心身障碍与心身疾病

心身疾病是由于心理应激不适应导致的躯体化反应。心理社会因素在疾病的发生、发展、治疗和预后中起着重要作用。临床数据显示，在综合性医院的初诊患者中，有1/3的患者所患的是心身疾病。心身疾病已成为当前威胁人类健康的重要疾病。

第一节　心身疾病概述

【案例】

李某，女，61岁，慢性腹泻3年余。经问诊，知其缘于家中失窃后怒气顿生，终日愤世怨言，致家人畏惧避烦，逐渐孤独寡言，情绪低落，自语晦气，然触景即心烦易怒。症见面色萎黄，胁腹作胀，肠鸣腹痛即大便泄泻，泻后痛缓，日行2~3次，食欲缺乏。查肝功能、血脂、血糖、甲状腺功能测定均正常，血压120/68mmHg。西医诊断为"肠易激综合征、抑郁状态"。

问题：该患者的病情与心理社会因素有关吗？

一、心身疾病的概念、特点及分类

（一）心身疾病的概念

心身疾病（psychosomatic disease）或称心理生理疾病（psychophysiological disease），其概念有广义和狭义之分。广义上的心身疾病是指心理社会因素在疾病的发生、发展过程中起重要作用的躯体器质性疾病和躯体功能性障碍。与心理社会因素密切相关的躯体功能性障碍常习惯称之为心身障碍（psychosomatic disorder），因其虽有生理功能的紊乱，但未出现躯体器质上的改变。因此，狭义上的心身疾病指心理社会因素在疾病的发生、发展过程中起到重要作用的躯体器质性疾病，例如原发性高血压、溃疡等。现在，心身疾病所包含的内容已成为并列于躯体疾病和精神疾病的第三类疾病，心身医学也成为生物-心理-社会医学模式的精髓。

（二）心身疾病的特点

心身疾病往往具有以下几个特征：

1. 以躯体症状为主，有明确的病理生理过程。

2. 疾病的发生发展与心理社会因素有关。

3. 生物或躯体因素是某些心身疾病发病的基础，心理社会因素起"扳机"的作用。

4. 某种人格特质是疾病发生的易患因素，如A型人格、C型人格等。

5. 心身疾病一般发生在自主神经支配的系统或器官。

NOTE

6. 心身综合治疗效果较好。对该病采用单纯的生物学治疗，效果不理想。

（三）心身医学与心身疾病

心身医学在西方诞生后，心身疾病的概念不断被完善。临床研究表明，一些疾病的发生、发展及预后都与心理社会因素密切相关，单纯的躯体治疗效果有限，或反复发作，或迁延不愈。有调查统计表明，在国内综合性医院就诊的初诊患者中，原发性高血压、糖尿病等典型的心身疾病患者所占比例高达30%以上；心身疾病在西方发达国家中的发病率高达60%。因此，心身疾病的相关研究日益引起医学及心理学界的重视。人们越来越多地认识到精神疾患与躯体疾病之间并没有本质的区别，所有疾病都有其心理和躯体方面的改变。因此，所有疾病的诊断与治疗都应当包括针对心理和躯体两个方面的方法措施。

（四）躯体疾病的心理反应

躯体疾病本身作为应激源同样能导致心理反应。

1. 躯体疾病引起患者的心理反应　包括：①自我意识转变；②对疾病的认知反应；③情绪反应。

2. 躯体疾病对患者生活质量的影响　包括：①原发性心理障碍，是指功能障碍引起的心理症状，如抑郁障碍、焦虑障碍等。②继发性社会后果，是指患病后社会关系改变引起的后果，如患病后与家人的关系、对学习工作的影响等。

3. 躯体疾病对心理的影响　不同的躯体疾病可通过对神经系统的直接或间接作用而影响心理活动。如脑血管意外或心脏病引起的焦虑，高血钾可致知觉异常，高血钙可致淡漠、幻觉等。

（五）心身疾病的分类

参考世界卫生组织的《国际疾病分类》第10版（ICD-10）、美国精神病学协会《精神疾病诊断和统计手册》第5版（DSM-V）和日本心身医学会有关心身疾病的分类，结合我国医学界目前的一些分类，提出以下分类标准：

1. 心血管系统　原发性高血压、原发性低血压、冠状动脉粥样硬化性心脏病（冠心病）、阵发性心动过速、心律不齐等。

2. 消化系统　消化性溃疡、溃疡性结肠炎、过敏性结肠炎、神经性呕吐、呃逆、神经性厌食、贲门痉挛、幽门痉挛、直肠刺激综合征、习惯性便秘等。

3. 呼吸系统　支气管哮喘、过度呼吸综合征、心因性呼吸困难、神经性咳嗽、变态反应性鼻炎等。

4. 神经系统　偏头痛、紧张性头痛、自主神经失调症、癫痫、心因性知觉异常等。

5. 内分泌系统　甲状腺功能亢进症、糖尿病、自发性低血糖、艾迪生病（Addison disease）、垂体功能减退症、肥胖病等。

6. 泌尿生殖系统　阳痿、早泄、过敏性膀胱、心因性排尿困难、神经性夜尿症、游走肾等。

7. 肌肉骨骼系统　全身性肌肉痛、类风湿性关节炎、痉挛性斜颈、面肌痉挛、书写痉挛、脊椎过敏症、颈肩腕综合征等。

8. 皮肤科　全身瘙痒症、局部瘙痒症（肛门瘙痒症、外阴瘙痒症）、神经性皮炎、多汗症、慢性荨麻疹、慢性湿疹、银屑病、圆形脱发、白癜风、痤疮等。

9. 妇产科　痛经、月经不调、功能性子宫出血、心因性闭经、经前期综合征、更年期综合征、女性性功能障碍（性感缺乏、性欲减退、功能性阴道炎、习惯性流产、心因性不孕）等。

10. 儿科　遗尿症、继发性脐绞痛、神经性厌食、夜惊症、心因性发热、站立性调节障碍、异食癖、口吃、多动综合征等。

11. 外科　心因性疼痛、肠粘连、倾倒综合征、多次手术综合征等。

12. 耳鼻喉科　梅尼埃综合征、咽喉部异物感、心因性发音障碍、癔症性失音、耳鸣、耳聋、晕车等。

13. 眼科　原发性青光眼、眼肌疲劳、眼肌痉挛、中心性视网膜炎等。

14. 口腔科　特发性舌痛症、复发性口腔溃疡、口臭、唾液分泌异常、咀嚼肌痉挛、颞下颌关节紊乱综合征等。

15. 其他全身性疾病　自身免疫病（如系统性红斑狼疮、皮肌炎、硬皮病、结节性动脉周围炎等）、恶性肿瘤等。

（六）中医心身医学相关理论

我国是世界上心身医学思想最早的发源地之一。早在远古时期，人们就意识到心理因素在疾病中的意义，并通过心理疗法治疗疾病。中医心身医学的理论基础源于《内经》，书中提出了天人相应、形神相应、七情致病等整体观点。中医学认为，人身由神与形两部分组成。"形"指人体的各种物质结构，如脏腑、经络、四肢百骸等；"神"又称神明或神志，指人的精神、意识、思维、性格、情感等。强调形生神，神御形，形神互相依存，而神依附于形。其在重视人本身统一性的同时，强调人与自然、社会环境的密切相关性，并把这种关系贯彻于防病、治病和养生的全部过程。这与现代心身医学和生物－心理－社会医学模式几乎是一致的。

在心身疾病的治疗上，中医学认为，"善医者，必先医其心，而后医其身"，一贯主张心身应该同治。《内经》提出了许多心身同治的方法，如：①调神以治形，即通过干预心理活动，治疗躯体疾病。《素问·阴阳应象大论》提出"悲胜怒……恐胜喜……怒胜思……喜胜忧……思胜恐"的以情胜情法，以及移精变气、顺情从欲等方法。②治形以疗神，即通过治疗躯体疾病来干预心理活动，体现了心身同治的原则。《素问·灵兰秘典论》指出："心者，君主之官，神明出焉。""主明则下安，以此养生则寿……主不明则十二官危，使道闭塞而不通，形乃大伤，以此养生则殃。"因此，治疗神明之病要调心以治"神"。

二、心身疾病的发病机制

心身疾病的发病机制比较复杂，主要理论有精神分析理论、心理生理学理论、行为学习理论、综合心身疾病发病机制等。

（一）精神分析理论

以精神分析学说为基础，代表人物有亚历山大（Alexander）和邓巴（H. F. Dunbar）。亚历山大重视潜意识心理冲突在心身疾病发生中的作用，认为心身疾病的发病有3个要素：①未解决的心理冲突；②身体器官的脆弱易感倾向；③自主神经系统的过度兴奋。心理冲突多出现于童年时代，常常被压抑到潜意识之中。在后来所遇到的生活变故或社会因素的激发下，这些冲突会重新出现。如果这些复现的心理冲突找不到恰当的出口借以疏泄，就会通过过度兴奋的自

NOTE

主神经系统而释放，从而引起自主神经系统功能障碍和它所支配的脆弱器官的损伤。例如：哮喘的发作被认为是试图消除被压抑的矛盾情绪或避开危险物，是以躯体症状——哮喘来表达；溃疡病是由于患者企图得到他人喂食与款待的潜意识欲望被压抑；原发性高血压是由于对自己的攻击性的潜意识压抑等。因而他们认为，只要查明致病的潜意识心理冲突，即可弄清发病机制。精神分析理论发病机制的不足是夸大了潜意识的作用。

（二）心理生理学理论

心理生理学机制的研究重点在于，何种心理社会因素通过何种生理学机制作用于何种状态的个体，导致何种疾病的发生。近几十年有关这方面的研究相当活跃，但由于机制的复杂性，至今尚无法完全阐明心理生理学详细的发病机制。以坎农的生理学、塞里的应激学说及巴甫洛夫的条件反射研究与"皮质内脏相关学说"为基础，注重通过心理生理学的实验来探讨有意识的心理活动同身体的生理与生化变化间的关系，从而揭示心理因素导致心身疾病的心理生理机制。1920 年，坎农发现了情绪与器官变化间的某些关系。马森（Mason）和塞里证实，心理社会刺激能引起生理的应激反应。恩格尔（G. L. Engel）探讨了机体在紧张性刺激反应下的生理变化及其同某些疾病间的联系。沃尔夫系统地研究了应激期间身体器官的功能变化，如不同情绪状态下胃酸的分泌量和胃黏膜血流量的变化。

根据心理生理学研究，心理神经中介途径、心理神经内分泌途径和心理神经免疫学途径是心理社会因素造成心身疾病的三项形态学意义上的心理生理中介机制。不同的疾病可能存在不同的心理生理中介途径。

（三）行为学习理论

行为学习理论的基础是经典条件反射、操作条件反射学说，主要代表人物是米勒（G. A. Miller）等心理学家。该理论认为，某些社会环境刺激引发个体习得性心理和生理反应，由于个体素质上的，或特殊环境因素的强化，或通过泛化作用，使得这些习得性心理和生理反应被固定下来，而演变成为症状和疾病。

米勒等关于"内脏学习"的一系列实验研究——小鼠可以通过增加心率或降低心率获得奖赏，不仅为人类许多疾病的治疗开创了一条新的途径，而且为心身疾病的产生提供了一种新异的解释——人类的某些具有方向性改变（例如血压升高或降低、腺体分泌能力的增强或减弱、紧张性头痛、过度换气综合征、肌肉的舒缩等）的疾病可以通过学习的方式而获得，自然也可以通过学习去除掉。目前，基于上述研究而提出的生物反馈疗法和其他行为治疗技术已被广泛地应用于心身疾病的治疗中，并已取得了较好的效果。

（四）综合的发病机制理论

目前心身疾病的研究不再拘泥于某一学派，而是综合精神分析理论、心理生理学和行为理论而形成。其发病机制主要涉及以下过程：

1. 心理社会刺激物传入大脑 心理社会因素作为刺激物被大脑皮层接受，通过认知评价等中介因素的作用得到加工处理和储存，从而将现实刺激转换成抽象观念。在此环节中，人格特征、观念、社会支持、应对资源等因素也起着非常重要的作用。

2. 大脑皮层联合区的信息加工 联合区将传入信息通过与边缘系统的联络，转化为带有情绪色彩的内脏活动；通过与运动前区的联络，构成随意行动传出。

3. 传出信息触发应激系统引起生理反应 当传出信息作为冲动传递到下丘脑时，两大应激系统被激活，包括促皮质素释放激素（CRH）的释放及蓝斑 – 去甲肾上腺素（LC – NE）/ 自主神经系统变化，进而影响垂体 – 肾上腺皮质轴及自主神经支配的组织，表现为神经 – 内分泌 – 免疫系统的整体变化。

4. 心身疾病的发生　机体储存的能量是有限的，能够适应那些短暂的心理应激。如果这些刺激过于强烈、持久，则会导致机体能量的耗竭，从而促使心身疾病的发生。

无论哪种理论对心身疾病进行解释，均强调了心理、社会因素对于躯体的影响，而这也正是生物 – 心理 – 社会医学模式的核心思想。目前，传统的心身疾病名单已经逐渐淡化于临床之中，但心身疾病的精髓却已随着新的医学模式的转变，逐渐深入到临床各个范围。

三、心身疾病的诊断与防治原则

人类的很多疾病都受到生物、心理、社会因素的影响，因此，心身疾病的诊断和预防原则需要兼顾个体的心理、身体和社会三方面。

（一）诊断原则

1. 疾病的发生包括心理社会因素，明确其与躯体症状的时间关系。
2. 躯体症状有明确的器质性病理改变，或存在已知的病理生理学变化。
3. 排除神经症或精神病。

（二）心身疾病的治疗和预防

1. 心理干预目标　心理干预的目标是消除或减弱心理、社会刺激因素的影响，改善情绪状态，提高治疗遵从性和生活质量，帮助患者建立有效的社会支持体系。

2. 心身同治原则　心身疾病应采取心身相结合的治疗原则。对急性发病、躯体症状严重者应以躯体对症治疗为主，辅之以心理干预。例如对于更年期综合征和慢性消化性溃疡患者，除了给予适当的药物治疗外，应重点做好心理和行为指导等各项工作。

（三）心身疾病的预防

心身疾病的预防应同时兼顾心身两方面。

1. 有明显心理素质弱点者，及早通过心理指导健全其人格。
2. 有明显行为问题者，用心理行为技术予以指正矫正。
3. 有明显应激源者，减少或消除心理刺激。
4. 出现情绪危机的正常人，应及时进行心理疏导。
5. 有心身疾病遗传倾向或心身疾病先兆者，应加强心理预防工作。

第二节　常见的心身疾病

【案例】

胡某，男，49 岁。由于近期工作压力大，近 2 年来反复出现胸闷、心悸、心前区疼痛。病前性格急躁，易激动。先后在各大医院就诊。心电图示：房性期前收缩，ST 段压低，T 波倒置；超声心动图提示：心肌缺血；肝肾功能正常，血脂偏高。诊断为"冠心病"。给予硝酸甘油、阿司匹林、复方丹参等药物，治疗 8 个月症状无明显改善，并出现睡眠差、情绪不稳、易

NOTE

烦躁、心神不定等。

问题：该患者病情治疗效果不显著与心理社会因素有关吗？如果有关的话，应该如何干预？

一、高血压

高血压（hypertension）是最早确认的一种心身疾病，占高血压患者的90%左右。其主要的病理变化是全身细小动脉在初期发生痉挛而在后期发生硬化。其发病率工业化国家高于发展中国家，城市高于农村，男性高于女性，脑力劳动者高于体力劳动者。目前普遍认为，高血压与心理社会因素有密切关系，对高血压患者尤其是早期高血压患者进行心理社会干预，效果较好。

（一）心理社会因素

1. 应激　应激性生活事件与原发性高血压有关。在第二次世界大战期间，被围困在圣彼得堡达3年之久的人，原发性高血压患病率从战前的4%上升到64%。慢性应激状态较急性应激事件更易引起原发性高血压。所谓的"白大衣综合征"现象就是心情紧张造成的血压异常变化，手术患者手术当日血压明显高于手术前。

流行病学调查发现，在城市高应激区（按社会经济状况、犯罪率、暴力行为的发生、人口密度、迁居率、离婚率等因素来区分）居民发病率高于低应激区。生活变故及创伤性生活事件与持久性高血压有关，且与疾病恶化有关。

注意力高度集中、精神紧张而体力活动较少的职业，以及对视觉、听觉形成慢性刺激的环境，如空中交通管理员及纺织工人，原发性高血压发病率高。

2. 人格特征　高血压患者多具有急躁、易怒、孤僻、刻板、主观、爱生闷气等性格特点，具有这些特征者占74.5%。1982年，Grentry发现，血压偏高者大多易生闷气，其表达方式为将愤怒指向自身。

3. 婚姻状态　根据弗明汉（Framingham）的资料显示，寡妇和鳏夫原发性高血压的发病率高于配偶健在者。有研究结果显示，离婚者在前10年内的血压要高于未离婚者。

4. 不良行为　流行病学调查发现，原发性高血压的发病率与高盐饮食、体重超标、肥胖、缺少运动、大量吸烟及饮酒等因素有关。而这些不良行为因素又直接或间接地受心理或环境因素影响。

（二）高血压患者的心理反应

由于原发性高血压常常隐匿发病，患者在刚发现血压高时常紧张焦虑，随后常见的反应是忽视疾病。当疾病导致机体代偿能力下降而再次产生症状时，会再度使患者呈现紧张焦虑的状态。

（三）心理社会干预

心理社会干预是原发性高血压的基础疗法。

1. 松弛训练　患者通过长期反复训练，掌握全身主动放松时的个体体验，并逐渐做到很容易地再呈现这种心身状态。临床实验证明，长期的松弛训练可降低外周交感神经活动的张力，达到降低血压的目的。

2. 生物反馈　是内脏学习的过程，让血压成为一种能被患者"随意"操作的内脏行为，从而达到降压的目的。

3. 运动疗法　多数研究指出，耐力性运动训练或有氧运动训练均有中度降压作用。轻型原发性高血压患者，可达到降低血压的目的，又有减肥和减少心脏并发症的作用。但患有中、重型原发性高血压者，应避免参加竞争性体育运动项目。

4. 改变生活习惯　减重、限盐、戒烟和控制饮酒是降压的有效措施。

5. 焦虑抑郁的治疗　需要采用有针对性的中西药物治疗和心理治疗。

二、冠心病

冠心病（coronary atherosclerotic heart disease，CHD）是指冠状动脉粥样硬化使血管腔狭窄或阻塞，或因冠状动脉功能性改变导致心肌缺血、缺氧或坏死而引起的心脏病。大量研究表明，冠心病的发病、发展，与心理、社会等诸多因素有关。

（一）心理社会因素

1. 慢性应激

（1）工作压力　低收入、缺乏社会支持的人群更易产生工作压力。研究发现，事业中有过4次或更多次重大挫折者，比未受重大挫折者的冠心病发生率高4倍。

（2）婚姻、家庭压力　女性冠心病患者面临婚姻压力时可使预后恶化。瑞士的研究显示，同时伴有家庭和工作压力的女性，患冠心病的危险性是不存在两种压力女性的5倍。54岁以上的丧偶男子6个月之内死于冠心病的要比对照组高67%。

（3）社会经济状况　研究证实，社会经济状况与冠心病呈负相关，女性更明显。社会经济状况低下的人群是冠心病发生的高危人群，因其交际活动少、经济负担重、面对更多的生活压力，所以此类人群中吸烟、不健康饮食、居住条件恶劣和缺乏运动的人数比例较高。

（4）社会支持　社会支持可以减轻生活压力事件的负性作用，而缺乏社会支持的个体更容易产生心理上的无助感与悲伤感。缺乏社会支持可使冠心病发生的相对危险度增加2~3倍。

2. 情绪障碍

（1）精神紧张　精神紧张是导致冠心病的重要心理因素。紧张情绪会激起交感神经兴奋，释放去甲肾上腺素和肾上腺素至血流中；儿茶酚胺会使大量游离脂肪酸从脂肪组织释放进入血液中，沉积在血管壁上，造成动脉粥样硬化或冠心病。大量的儿茶酚胺还会使血小板聚集，造成小动脉阻塞，产生冠心病的症状。

（2）抑郁与焦虑　抑郁是冠心病的一种独立预测性危险因素，同时也影响冠心病的预后。近期研究显示，抑郁症患者患心血管疾病的危险性增加2~4倍。冠心病与抑郁相关联的可能机制为：动脉粥样硬化是一种慢性炎症性过程，抑郁可以促发炎症过程从而诱发冠心病。大规模研究证明，焦虑可以使室性心律失常的发生阈值降低，从而增加了猝死的发生率。

（二）人格特征

A型行为模式与冠心病的发生有密切关系。1959年弗里德曼（M. Friedman）与罗森曼（Rosenman）率先提出A型人格的人容易发生冠心病；1977年国际心、肺及血液病学会确定A型人格是引起冠心病的一个独立危险因素。

NOTE

（三）冠心病患者的心理特征

1. 情绪障碍　发生心肌梗死或恶性心律失常时，将直接威胁患者的生命，产生焦虑、抑郁或恐怖状态。当得知病情危重时，患者产生沮丧、绝望、恐惧等情绪反应，并伴随一系列自主神经系统功能紊乱。

2. 认知特点与心理防御反应　频繁的心绞痛、心悸及胸闷等使心理失去平衡；错综复杂的治疗、陌生的病房和人际关系致使患者心理活动紊乱，出现感知觉激惹状态、行为能力受限或退缩、自觉退出工作竞争等。

3. 合理化与否认　由于恐惧冠心病，因而对于出现的症状以其他不重要的原因解释（如将胸痛说成是胃部不适），强调客观因素，竭力寻找不可能患冠心病的理由，不相信也不承认自己会患冠心病而拒绝就诊，或延误治疗。

（四）冠心病的心理社会干预

1. 患者教育　针对患者的不同症状和心理反应，做好患者的教育指导工作。这些措施对患者认识疾病、减少焦虑有良好效果。

2. 危险行为矫正　矫正 A 型行为一般采用综合方法，如松弛训练、改变期望、时间管理指导、人际交往训练等。

3. 改变生活方式和应对方式　对患者不良生活方式的改变需要长期的、逐步的改变。积极的应对方式有助于提高患者的行为能力。

4. 焦虑抑郁的治疗　需要采用有针对性的中西药物治疗和心理治疗。

三、糖尿病

糖尿病（diabetes mellitus，DM）是一组以糖尿和高血糖为特征的多因性内分泌代谢障碍，是胰岛素缺乏或靶细胞对胰岛素敏感性降低所引起的障碍。不良心理因素可以促发和加剧糖尿病。心理因素一是病因学作用，二是心理应激对已有糖尿病病程的影响。

（一）心理社会因素

1. 情绪应激　欣克尔（S. Hinkle）对糖尿病患者和非糖尿病患者所做的一项研究发现，在情绪应激条件下所有的人都可以显示出糖尿病的某些病状，如血糖和尿糖、酮增多。当移除应激源后，非糖尿病患者很快恢复正常，而糖尿病患者不能恢复到正常水平。辛普森（J. A. Simpson）的研究表明，情绪应激可以影响糖代谢过程。

2. 生活事件　如果细心了解糖尿病患者的病史，常常可以发现糖尿病发作前有灾难性生活事件作为先导。Slawson 等曾进行了比较广泛的研究，发现在一定时间内累计的生活变化单位与糖尿病的发作和严重程度有关。

3. 人格因素　邓巴等（1936）通过对糖尿病患者人格特点的调查发现，大多数具有被动性、依赖性、不成熟性、适应不良、缺乏安全感、优柔寡断，以及受虐狂的某些特征。

4. 生活方式　当印第安人的食谱由大量吃玉米转为白面、糖以后，35 岁以上的成年人中有一半以上患有糖尿病。

（二）糖尿病患者的心理应激

1. 应激源　糖尿病有许多不同于其他疾病的特点：①几乎损害所有器官、系统；②患者要坚持长期治疗；③患者必须改变生活习惯与风格，特别是饮食安排是治疗的基本要点，必须严格执行、长期坚持为其拟定的饮食治疗方案；④糖尿病的病情易受一些因素的影响而发生较大的波动，甚至有发生酮症酸中毒和昏迷的危险；⑤每一次波动都可能影响患者对疾病后果的认识和对未来的忧虑，影响患者自己照料自己的能力。因此，糖尿病是一种需要行为改变的应激源。

2. 儿童、青少年患者的心理应激　严重的糖尿病常常使患儿难以脱离对父母的依赖，从而会造成亲子间对隔离和控制问题的矛盾。当青少年患严重的糖尿病时，就会发现在个人现状与理想间存在着巨大的距离，因此导致愤怒、恐惧、忧郁、失望和孤独等情绪反应，可能加剧糖尿病。

3. 成年患者的心理应激　心理应激与病情的严重程度、个人以往的生活经历和人格等密切相关。糖尿病可以成为一个严重的打击，不只限于生理方面，心理因素也将加重糖尿病患者的病情。当病情严重发展到心肾功能不全、神经功能紊乱和需截肢时，患者常常会感到巨大的痛苦，甚至出现精神症状。

（三）糖尿病患者的心理社会干预

要点是改善患者的情绪，帮助患者合理地安排生活和遵从医嘱。

1. 患者教育　针对患者的不同症状和心理反应，做好患者的教育指导工作。这些措施对患者认识疾病、减少焦虑有良好的效果。

2. 行为治疗　可帮助患者遵从药物治疗和饮食控制计划，包括行为协议、自我监测、示范法、行为塑造法、刺激控制法、强化和惩罚疗法等。

3. 心理治疗和药物治疗　需要采用有针对性的中西药物治疗和心理治疗。

四、哮喘

哮喘（asthma）是一种以嗜酸性粒细胞、肥大细胞反应为主的变态反应性疾病。发病特点是阵发性的肺气体交换阻塞。哮喘病因主要为外源性过敏原、内源性感染等，其次为社会心理因素。有学者认为心理因素占30%，由于心理因素所导致的强烈情绪可改变呼吸系统的生理功能，影响机体的免疫机制，而诱发支气管哮喘。

（一）心理社会因素

1. 情绪因素　多数患者在具有明显的过敏或感染的基础上，又遭遇强烈的情绪体验或受到精神刺激而引发哮喘。Luparello通过对比实验，认为哮喘患者极易受暗示，这是心理刺激诱发疾病的重要原因。卡尔（Carr）等发现，对哮喘症状不利后果的认知导致惊恐发作，从而加重哮喘症状，负性生活事件可诱发哮喘。

2. 人格特征　格瑞尔（Greer）指出，过度依赖、敏感和过于被动、神经质倾向是本病的人格因素。

3. 家庭因素　家庭因素对儿童哮喘患者的影响日益受到重视。Rurcall（1969）指出，情绪因素较高且对变应原过敏的儿童留在家里，当父母亲离开家时，结果即使变应原依然存在，但这些儿童并不发生哮喘；患儿离开父母，在医院内由医护工作者照顾，支气管哮喘也很少会发作。据此可以推测，家人的过度关注、过高要求和保护可能诱发本病。

（二）哮喘的心理社会干预

《全球哮喘防治战略》制定的手册特别说明，剧烈的情绪反应，如大哭大笑，会引起或加

NOTE

重哮喘发作。因此在预防治疗哮喘时可进行心理治疗。

1. 降低暗示性、顺从性，增强主动性、自主性　采用支持、鼓励等技术促进患者更加独立、自主；缓解不良情绪，调节心神。同时针对患者高暗示性的特点，采用暗示、催眠治疗。

2. 改变认知　通过认知技术改变糟糕至极等情绪，调节情绪体验，是防止哮喘反复发作的重要措施。

3. 家庭治疗　家庭冲突是本病的主要应激源，特别是母子之间的矛盾。同时，也与父母行为、家庭习惯有关。

五、消化性溃疡和功能性胃肠病

(一) 消化性溃疡

消化道溃疡 (peptic ulcer) 发生于胃和十二指肠部位，分为胃溃疡和十二指肠溃疡。消化性溃疡是遗传、环境及社会心理因素共同作用的结果。研究表明，30%～65%的溃疡由心理因素导致，尤其是十二指肠溃疡。

1. 心理社会因素

(1) 应激　战争、日常生活的重大变故会增加个体患溃疡病的可能性或使病情加重。第二次世界大战时纳粹对伦敦的空袭，造成人群溃疡穿孔的发生率增加。国内学者发现，政治运动的冲击和亲人丧失等生活变故是导致消化性溃疡病的重要因素。在应激所致消化道溃疡鼠的大脑隔区及纹状体内发现五羟色胺增高，血中该物质的代谢产物及儿茶酚胺增加，这些激素会导致胃肠运动功能紊乱。

(2) 人格因素　1930年，邓巴等总结溃疡患者具有责任感、进取心、强烈的依赖愿望、易怨恨不满、常常压抑愤怒等易感人格。Alp等发现，溃疡患者中具有孤独、自负与焦虑、易抑郁、内向及神经质等个性者多于健康人。

(3) 情绪　焦虑和抑郁情绪伴随着消化性溃疡，这些情绪异常可能是造成溃疡病的原因，也可能是由于长期患病、备受折磨使患者表现出的一种情绪体验。用抗抑郁药来治疗消化性溃疡，发现4周有效率达到16%～86%，有些顽固、难愈性的溃疡也有好转，很可能与缓解或消除了抑郁情绪有关。

(4) 不良行为　心理因素通过危害健康行为影响消化性溃疡的发生或病程。危害健康行为包括吸烟、酗酒、过度使用非甾体抗炎药、饮食不规律、失眠等。

2. 心理社会干预　采用合理情绪疗法，以合理的思维方式和理念代替不合理的思维方式和理念；提高个体对外界刺激的适应能力，保持平静、乐观的情绪状态；矫正不良行为，特别是不良饮食行为，对防止复发具有重要意义；结合心理治疗和药物治疗。

(二) 功能性胃肠病

胃肠道功能紊乱，又称功能性胃肠病 (functional gastrointestinal disorder)，是一组胃肠综合征，多伴有精神因素的背景，以胃肠道运动功能紊乱为主，而在生物化学和病理解剖学方面无器质性病变。本病相当常见，青壮年更多见。在普通人群中的发生率达到23.5%～74%。包含有癔症、心理性呕吐、神经性嗳气、肠激惹综合征等，常伴有失眠、焦虑、注意力不集中、健忘、头痛等功能性症状，过度疲劳、情绪紧张、家庭纠纷、生活工作困难等长期得不到合理解决，都可以成为病因之一。其病情随情绪变化而波动。42%～61%的功能性胃肠病患者存在心理障碍。

心理社会因素对本病有显著的影响。竞争、压力、负性事件和应激事件，性格和人格等，幼年时期恶劣环境的刺激，以及遗传因素的影响，可引发功能性胃肠病的脑－肠轴的途径。还有研究表明，心理应激影响胃肠动力机制及中枢内分泌机制和异常的自主神经调节活动。

心理治疗的关键在于让患者宣泄及恰当应对所面临的问题，让患者了解疾病的性质、起因、良好的预后，提高治疗信心。

六、肿瘤

在大多数国家，肿瘤（tumor）的发病率和死亡率正在逐年增加，甚至已取代心脑血管疾病，成为最常见的死因。多数癌症的病因复杂，除遗传、环境和生物因素外，也包括错误的生活方式，如不良的饮食习惯、缺乏运动、吸烟、酗酒、肥胖等，还与心理社会因素如应激等心理因素密切相关。

（一）心理社会因素的作用

1. 应激性生活事件　早在 16 世纪初，英国医生 Gendron 就注意到生活上的挫折可以影响癌症的发生。有研究显示，肿瘤患者发病前负性生活事件发生率比其他患者高，其中尤以家庭不幸等方面的事件，例如丧偶、近亲死亡、离婚等，更为显著。

2. 应对方式、人格特征　Tomoshok 将合作性高、缺乏主张的患者定义为"C 型行为模式"，肿瘤患者多有 C 型行为模式，故又称为癌症行为模式。

3. 社会支持　有研究发现，癌症患者多数社会支持少。

（二）心理社会干预与癌症结局

心理社会干预对癌症患者非常有益。例如，有研究提示，团体心理治疗能改善患者的情绪、疼痛和生活质量；放松训练和认知行为治疗能减轻癌症患者的焦虑和抑郁情绪；还可增强患者生活的意义及丰富他们的精神生活。

具体可采用的心理干预方法包括认知行为治疗、认知存在治疗、团体治疗、支持性心理治疗、应激管理、问题解决咨询等。社会心理干预则更可能影响癌症患者的生活"质量"而不是其"数量"。

【复习思考题】

1. 简述心身疾病的诊断标准。

2. 常见的心身疾病有哪些，请举例？

3. 简述与心身疾病有关的心理社会因素。

NOTE

第七章　异常心理与不良行为

个体的心理与行为，都是随着自身的发展和成长及环境的变化而不断地发生着变化，并逐步趋向成熟。个体的心理与行为的这种发展变化既受种族因素的影响，也受自然和社会环境因素的制约，种族与环境因素的相互作用促进了个体心理与行为的不断发展与成熟。然而，种族与环境因素的相互作用有时会阻碍个体的心理与行为发展成熟，导致心理与行为发生挫折或不同程度的功能障碍，甚至形成异常心理和不良行为。

第一节　异常心理与不良行为概述

【案例】

某高三男生，平时学习认真，成绩在全班名列前茅。高考前三个月因感冒发热影响了学习，导致一次模拟考试成绩不理想。为了弥补生病耽误的功课，该男生平时学习更加发奋努力，每天课后不停做作业，课外活动几乎全部停止，夜间也常常持续到 12 点后才睡。1 个月后出现经常头晕、上课注意力不集中、记忆力减退、食欲不振、全身疲乏、睡眠质量下降，同时情绪很烦恼，常为一些琐事而发怒，与多名同学关系紧张，学习成绩逐步下降，为此经常沉默少语，有时哭泣、自责，甚至敲打自己的头部等。

问题：该同学有心理问题还是心理异常？心理问题和心理异常如何判断？

随着社会经济的发展，人们的生活中面临各种生存、竞争和发展的挑战也越来越多。人际关系冲突、职业竞争压力、生活环境变迁、社会期望增加、自然灾害威胁、突发事件冲击、躯体疾病影响等在日常生活中都无时无刻地给人们的心理带来冲击和造成压力，导致不同程度的心理困扰和心理健康水平降低，表现出各种心理问题、心理障碍和不良行为。

一、心理问题概述

心理问题（mental trouble）是指由于各种心理社会因素引发的内心冲突，导致心理活动处于失衡状态。临床上关于心理问题的理解有狭义和广义两种。狭义的心理问题是指由现实的心理社会因素所引发的心理冲突导致心理活动的暂时失衡，属于正常心理中的不健康状态。广义的心理问题是指各种心理社会相关因素引发的心理活动失衡和社会功能受损的状态。广义的心理问题还包含心理障碍和心理疾病，即异常心理。本章所指的心理问题是指狭义的概念。

（一）心理问题

人类正常的心理活动具有三大功能：①能保障人作为生物体顺利地适应环境，健康地生存发展；②能保障人作为社会实体正常地进行人际交往，在家庭、社会团体、机构中正常地肩负责任，使社会组织正常运行；③能使人正常地、正确地反映、认识客观世界的本质及其规律性，创造性地改造世界，创造更适合人类生存的环境条件。

我们通常用"健康"和"不健康"来讨论"心理正常"水平的高低和程度。健康的心理活动是一种处于动态平衡的心理过程，当在非常规条件下，心理活动会变得相对失衡，而且对个体的生存发展和生活质量有着负面作用，这时的心理活动便成为"不健康心理"状态，即狭义的心理问题。但"健康"和"不健康"两个概念统统包含在"正常"中，因此不健康不一定有病，要与异常心理相区分。

目前根据严重程度，可将心理问题划分为一般心理问题、严重心理问题和神经症性心理问题。

1. 一般心理问题 由一般现实生活刺激引发的情绪失衡状态。当事人为此而感到痛苦，常常表现出厌烦、后悔、懊丧、自责等。一般心理问题引发的负性情绪可持续存在一个月、逐渐引发或间断出现的负性情绪可达两个月，个体虽有情绪烦恼但能够在理智的控制下，保持行为不失常态，基本维持日常生活、工作或学习、社会交往等功能的正常状态，但效率有所下降。

2. 严重心理问题 由强烈的、创伤性的、对个体威胁较大的现实刺激引发，当事人常常沉浸在严重现实刺激的痛苦中，表现为悔恨、冤屈、失落、恼怒、悲哀等等，甚至对刺激相关的其他事件也出现强烈反应而表现出轻度的泛化；痛苦情绪的体验常常持续两个月以上，但不超过半年，情绪和行为有时会暂时地失去理性控制而产生冲动，对生活、工作和社会交往有一定程度的影响，造成暂时性社会功能轻度缺损。

3. 神经症性心理问题 这类心理问题，内心冲突是变形的，已接近神经症的症状，也可以说是神经症的早期阶段，但是常因时间不足三个月，达不到神经症的诊断标准，故被判断为神经症性心理问题。

心理问题的划分是相对的，它们之间可以相互转化。有一般心理问题的人若得不到及时疏导，或者接二连三地出现多种现实刺激，可能转变为严重心理问题；相反，有严重心理问题的人若得到及时的咨询和帮助，可以转变为一般的心理问题并及时恢复正常心理状态。但是，如果在出现"严重心理问题"后的一年之内，求助者在社会功能方面出现严重缺损，那么我们必须提高警惕，应作为神经症性心理问题或者其他精神障碍对待。三者的区别参见下表（表7-1）。

表7-1 一般心理问题、严重心理问题和神经症性心理问题的区别

	一般心理问题	严重心理问题	神经症性心理问题
刺激因素	由现实生活、工作压力等因素引发的内心冲突	由较强烈的、严重的或对个体威胁较大的现实刺激引起	鸡毛蒜皮的小事
情绪反应	不良情绪反应与刺激因素密切相关，有现实意义且带有明显的道德色彩	引发的情绪反应强烈，难以平息，痛苦体验较深刻	不良反应与现实情境无关，无明显道德色彩，痛苦，常人难以忍受
持续时间	求助者的情绪体验持续时间未超过2个月	情绪体验超过2个月，但未超过半年，不易自行化解	情绪体验不足3个月

NOTE

续表

	一般心理问题	严重心理问题	神经症性心理问题
社会功能	不良情绪反应在理智控制下，不失常态，基本维持正常生活、社会交往，但效率下降，没有对社会功能造成影响	反应较强烈。多数情况下，会短暂失去理智控制，难以解脱，对生活、工作和社会交往有一定程度的影响	失控，对生活、工作和社会交往有一定程度的影响
泛化程度	无	稍有	明显

（二）心理障碍

1. 心理障碍　心理障碍（psychological disorder）是指个体因各种生理、心理或社会因素引发的心理功能失调和行为异常现象。心理障碍常常给个体造成不同程度的精神痛苦、社会功能损害。即任何因素导致个体的心理行为显著偏离常态，出现精神痛苦或不能适应社会生活的异常状态，临床上又称之为精神障碍（mental disorder）或心理行为障碍。此外，通常把没有明显原因引发的心理障碍，即不是脑和躯体疾病引发的，也不是遭受严重心理社会应激引发的心理障碍，即所谓的"内源性"或"原发的"心理障碍称之为心理疾病或精神疾病。而把继发于社会心理应激或脑和躯体疾病的心理异常称为心理障碍。

2. 正常心理与异常心理的区分和判别　心理异常是相对于常态而言的，心理上的常态不是永恒不变的，既受到个体的年龄、性别、健康状态等因素的影响，还受生活经历、文化习俗、教育水平、社会环境等因素的影响，不同个体之间的心理活动存在着明显的差异，因而判断个体的心理异常需要充分考虑这些因素的影响。只有当个人的心理和行为活动与相同身份和文化背景的绝大多数人相比较，出现显著偏离常态和不适应时，方可认为有心理异常。

临床上对于心理障碍的诊断至少需要关注四方面的因素：①应激因素，即当事人是否存在足以引起心理异常的生物、心理与社会因素；②心理异常的表现形式与内容，即心理异常的具体表现，以及是否与应激因素相关；③心理异常是否造成当事人精神痛苦或社会功能损害；④心理异常的持续时间及影响因素。

通常判断心理是否异常的方法有以下几种：

（1）**医学标准**　这种标准是将心理障碍像躯体疾病一样看待。以是否存在具有临床意义的症状和病因作为判断心理异常的标准，也就是通过比较和分析确认存在异常的心理症状，同时通过躯体检查，找到相应的生物学改变，从而确定异常心理。这一标准被临床医师们广泛采用，他们深信心理障碍的患者脑部都有相应的病理改变过程。一些目前未能发现明显病理改变的心理障碍，可能在将来会发现更精细的分子水平上的变化，这种病理变化的存在才是心理正常与异常划分的可靠根据。医学标准使心理障碍纳入了医学范畴，对心理障碍学研究做出了重大贡献。这种标准也比较客观，十分重视物理、化学检查和心理生理测定，精神医学中的许多概念目前已被普遍采纳。

（2）**统计学标准**　对普通人群的心理活动参数进行测量的结果常常显示为正态分布，其中的大多数人属于心理正常范围，而远离中间的两端则被视为"异常"。因此决定一个人的心理活动是否正常，就以其心理活动参数偏离平均值的程度来决定。显然这里的"心理异常"是相对的，是一个连续的变量。偏离平均值的程度越大，则越不正常。因此所谓正常与异常的界限是人为划定的，以统计数据为依据，许多心理测验方法的判定与此相同。

统计学标准提供了某些心理活动现象的数量资料，相对客观，便于比较，操作也简便易行，因此在临床上常被采用。但是有些心理特征和行为也不一定成常态分布，而且心理测量的内容同样受社会文化制约。例如智力超群者其智商明显高于一般人的水平，虽然偏离了常态，但其心理功能协调、社会适应良好，因而不属于异常心理现象。异常心理是指那些心理偏离常态，同时又存在心理功能不协调或对社会环境不能适应者。因此，统计学标准有其局限性，心理测量的结果还要结合其他的判断标准综合判断。

（3）内省经验标准　内省经验包括两个方面：一是指观察者凭借个人的知识和经验去评价他人心理活动的规律和特点，判断是否正常，这是临床工作中常用的方法。该方法简捷、直观、实用，但有一定的主观性，只能用作定性判断，不能量化，研究的可比性和一致性较差，只有通过严格的临床专业训练才可以提高临床诊断的一致性。二是指患者的主观体验，即患者自己主观体验到存在焦虑、抑郁或说不出明显原因的不适感，或自己觉得不能适当地控制自己的意念、情绪和行为，或造成精神痛苦难以摆脱，因而需要寻求他人的支持和帮助。

（4）社会适应标准　个体在正常情况下其社会活动能够遵循社会规范与法律准则，保持公众的认同，约束自身行为，依照社会生活的需要来适应环境和改造环境。因此如果个体的社会适应能力（又称社会功能）受损，不按照社会认可的方式行事，出现违背上述准则的言行，致使其行为后果对本人或社会产生危害，则可以判断此人的行为是不适宜的，存在心理障碍。但是该标准在地域之间的差异很大，难以进行跨地区跨文化的比较。

此外，在心理学上常常根据个体心理活动的主观世界与外在的客观世界是否保持统一、心理活动的内在过程是否保持一致、人格是否保持相对的稳定性这三个方面来判断是否存在心理异常，称为判断心理活动异常与否的"三原则"。

3. 心理障碍的分类　目前在临床上使用的主要有三种分类：一种是世界卫生组织编写的《国际疾病分类》（ICD）中的精神与行为分类，现已修订到第 10 版（ICD－10）。这是比较全面，在国际上有很大影响的分类系统。另一种是美国精神医学会编写的《精神疾病诊断和统计手册》（DSM），现已颁布了第五版，即 DSM－Ⅴ。这个分类系统在国际上也颇有影响。再有一种是我国参考了 ICD 和 DSM，经中华医学会精神科分会通过的《中国精神障碍分类方案与诊断标准》，其第 3 版的为 CCMD－3。这三种精神障碍分类与诊断系统都是结合病因和症状进行分类，使用描述性原则实现的，且在分类中尽量不受各派学说的影响。

4. 心理障碍的理论解释　心理学是一门独立而年轻的学科，发展至今，对心理活动的认识还有许多未解之谜。对异常心理的原因和机制尚处在研究和探索阶段，各学派分别从生理学、心理学和社会文化因素等不同角度出发，研究并解释异常心理活动发生、发展、变化的规律，得出了不同的看法和结论，产生了不同的理论解释。

（1）生物学的解释　古希腊医学家希波克拉底（Hippocrates）曾将人的情绪等心理问题解释为因人体内四种体液的不平衡所致。古罗马时期的盖仑（C. Galen）则把心理障碍解释为是由于大脑缺陷所造成的。随着生物学和其他相关学科的发展，人们对健康与疾病的认识发生了很大的变化。从生物学理论的角度出发，认为异常心理学的产生和发展都与生物学因素有关。生物学因素包括个体素质缺陷、先天遗传、脑或机体因感染受损、理化因素或药物作用、代谢失调，以及生理、生化指标异常等。在治疗上强调以物理、化学为主的躯体治疗。但是这种理论忽略了人的心理性和社会性，有较大的片面性。生物学理论虽然可以解释脑器质性精神病、

NOTE

躯体疾病伴发精神障碍、感染和中毒所致精神障碍等异常心理产生的原因，但临床上还有很大一部分异常心理和精神疾病至今尚未找到明确的生物学证据。

（2）精神分析理论 以弗洛伊德为代表的精神分析学说认为，被压抑在潜意识中的负性情绪和心理冲突是导致心理异常的主要动力性原因；其心理动力的内心冲突在童年时期就开始了，儿童的早年经验尤其是父母的教养态度对其将来的心理健康起关键性作用。潜意识中的生物性本能欲望和社会化文明道德规范的冲突，自我在协调矛盾时无法达到心理平衡就会发生心理障碍，过度地采用心理防御手段进行矛盾协调而形成人格变态。治疗上倡导以精神分析方法查找和释放压抑在潜意识中的负性情绪和心理冲突。心理动力学的理论解释虽被很多学者认同，但如何寻找、测量和确定潜意识中的心理冲突却非易事。

（3）行为主义学习理论 行为主义的学习理论认为，社会环境对人的行为影响很大，人类的一切行为都是后天学习获得的，异常行为也是后天习得的，并不断地得到强化而固定形成。行为主义学习理论中巴甫洛夫的经典条件反射、斯金纳的操作性条件反射及班杜拉的社会学习理论和实验都支持以"学习理论"解释各种异常行为。行为主义学习理论还认为，不良行为和心理障碍可以通过"重新学习"的方式加以矫正，使其恢复正常。

（4）人本主义心理学理论 人本主义理论认为，人天生具有生存发展和充分发挥自己潜能的"自我实现倾向"，即在合适的自然和社会环境中，每个人都能发挥自己的潜能，实现自我价值。如果现实生活环境存在阻碍和削弱的因素，就会导致心理和行为的问题和紊乱。临床干预的对策主要是提供良好和谐的社会和人际关系，促使个体恢复与自己真实情感的沟通理解。

（5）社会文化理论 个体在各种社会文化关系的综合影响下，逐渐形成了各自的心理品质和行为方式，并且以相对稳定的形式固定下来。社会文化理论强调社会文化环境在心理障碍发生中的重要作用，认为人的心理活动的异常主要是社会文化环境作用的结果，异常行为是一个人对社会文化生活的反应。每个人所遭遇的生活事件、人际关系、风俗习惯、道德评价标准等不同，其适应性的反应也不同。如果某些社会文化发生变化，其强度和速度超出了人的承受能力，就会出现社会文化关系失调的现象，习得性行为方式显得无所适从，由此而引发心理问题或障碍。如果一个人得到较好的社会支持和帮助、遇到的不良生活事件少、人际关系较好就有可能保持健康的心理状态。因此，稳定社会秩序，改善社会的经济福利和文化设施，创造一个健康、公正与和谐的社会，对于减少异常心理的产生和矫正异常心理都是有益的。

上述几种理论各自从不同的侧面阐述了异常心理的发生机制，各有所长，但都不能完满地解释各种异常心理产生的原因。随着心理学研究的不断深入，各家学派逐渐趋向于采用整合的观点解释异常心理的发生机制。

二、不良行为概述

行为（behavior）是人类在生活中表现出来的生活态度及具体的生活方式。如同生理因素、心理因素、环境因素一样，行为直接影响个体的健康。健康行为对健康有促进作用，不良行为或者嗜好影响健康甚至导致疾病的发生。

（一）健康行为

健康行为（health behavior）又称促进健康的行为，指人们为了增强体质和维持身心健康而进行的各种活动。如充足的睡眠、平衡的营养、定期查体、预防接种和适量的运动等。健康行为不仅能不断增强体质，维持良好的心身健康和预防各种行为、心理因素引起的疾病，而且也能帮助人们养成健康习惯。

健康行为可以分为以下五大类：

1. 基本健康行为　指日常生活中一系列有益于健康的基本行为，如平衡膳食、适当活动、适量睡眠与积极的休息等。

2. 戒除不良嗜好　不良嗜好是指对健康有危害的个人偏好，如吸烟、酗酒与滥用药物等。戒除不良嗜好的行为就是戒除行为。

3. 预警行为　指能预防事故发生及能在事故发生后正确处置的行为。如驾车使用安全带，溺水、车祸、火灾等意外事故发生后的自救和他救行为。

4. 避免环境危害行为　即避开不利于健康环境的行为。

5. 合理利用卫生服务　指有效、合理地利用现有卫生保健服务维护自身健康的行为，包括定期体检、预防接种、患病后及时就诊、遵从医嘱、配合治疗、积极康复等。

健康行为的特征是有利性、规律性、和谐性、一致性和适宜性。

（二）危害健康行为

危害健康行为（health - risky behavior），即不良行为，是个体或群体偏离个人、他人、社会的期望方向，客观上不利于健康的行为。危害健康行为通常可分为日常危害健康行为、致病性行为模式、不良生活方式与习惯，以及不良疾病行为。有研究表明，多发病、常见病的发生多与行为因素和心理因素有关，而且各种疾病的发生、发展最终都可找到行为、心理因素的相关性；通过改变人的不良行为、不良生活习惯，养成健康习惯，可预防疾病的发生。因此，健康行为是保证身心健康、预防疾病的关键所在。

危害健康行为的特点是危害性、稳定性和习得性。

常见的危害健康行为包括不良饮食行为、不良性行为、成瘾行为、影响睡眠的不良行为等。本章将对进食障碍、酗酒与酒精成瘾、网络成瘾和睡眠障碍进行重点介绍。

（三）影响健康行为的因素

任何健康行为都受到以下三类因素的影响：

1. 倾向因素　倾向因素先于行为，是指产生某种行为的动机、愿望，或是诱发某行为的因素，包括知识、信念、态度、价值观等。

2. 促成因素　是指促使某种行为动机或愿望得以实现的因素，即实现某行为所必需的技术和资源。其包括医疗、交通、保健技术等，也包括卫生、法律政策的支持等。

3. 强化因素　是指使行为维持、发展或减弱的外界因素。例如，用奖励或惩罚使某种行为得以巩固或增强、淡化或消除。

第二节　医学临床常见心理障碍

【案例】

李某，女，42 岁。曾在 10 年前生产之后出现过情绪低落，自认为没有能力照顾儿子，容

NOTE

易悲伤哭泣，话少，兴趣减退，曾经说过做人没意思的话，当时未诊治，家人给予精心照顾，上班之后情绪逐渐好转。2个月前无明显诱因再次出现情绪低落，寡言少语，不愿工作，不愿做家务，经常感觉没能力，活着痛苦，兴趣减退，认为活着没意义，经常出现想死的念头。3天前写好遗书，表示对不起家人，担忧自己死后母亲没人照顾会受罪，趁家人不在时，掐死母亲后自己从6楼跳下，身上多处骨折，被送往医院抢救治疗。起病后食欲缺乏，体重减轻。睡眠差，常在凌晨2~3点醒来不能再入睡。二便无殊。有明显的消极观念和行为。

　　问题：该患者可以诊断为哪种心理障碍？具体的临床表现有哪些？

一、神经症性障碍

　　在 CCMD-3 中，神经症（neuroses）被定义为是一组主要表现为焦虑、抑郁、恐惧、强迫、疑病症状，或神经衰弱症状的心理障碍。1980年修订的 DSM-Ⅲ 中取消了神经症的概念，用焦虑障碍（anxiety disorder）取代之。在 DSM-Ⅳ 中，焦虑障碍是指过分地、没有理由地担忧为主要症状的一类心理障碍，它包括恐怖症、惊恐障碍、广泛性焦虑障碍、强迫症、创伤后应激障碍等主要类型（APA，2000）。在 DSM-Ⅴ 中将强迫症从焦虑障碍中划分出来，单列一类为强迫障碍。本书将沿用 CCMD-3 的分类标准。

　　归纳起来，神经症具有以下几个特征：起病常与不良的心理社会因素有关；病前多有一定的人格基础；症状复杂多样，其典型体验是患者对自己不良的情绪或行为不能控制，感到痛苦和无能为力，常迫切要求治疗，自知力完整或基本完整；其症状无器质性病变为发病基础；行为一般保持在社会规范允许的范围之内，可以为他人理解和接受，但其症状妨碍了患者的心理功能或社会功能；病程大多持续迁延，至少已3个月（惊恐障碍除外）。

　　常见的类型有恐怖症、焦虑症、强迫症、躯体形式障碍、神经衰弱等。

（一）恐怖症

　　恐怖症（phobic neurosis）是指患者过分和不合理地对某种客体或情境产生超乎寻常的恐惧和紧张，常伴有明显的自主神经症状，如脸红、气促、出汗、心悸、血压变化、恶心、无力，甚至晕厥等。患者明知这种恐惧反应是过分的或不合理的，但在相同场合下仍反复出现，难以控制，以致极力回避所恐惧的客体，影响其正常生活与社交活动。恐怖症在人群中很常见，是仅次于抑郁症、酒精依赖，位于第三位的心理障碍。

　　恐怖症的临床特征是：①对某些客体或处境有强烈恐惧，恐惧的程度与实际危险不相称；②发作时有焦虑和自主神经症状；③有反复或持续的回避行为；④知道恐惧过分、不合理，或不必要，但无法控制。

　　依据其恐怖的对象不同，恐怖症分为场所恐怖症、社交恐怖症及特定恐怖症。

　　1. 场所恐怖症（agoraphobia）　又称广场恐怖症，是恐怖症中最常见的一种。它最初用来描述对聚会的场所感到恐惧的综合征，目前已不限于广场。它不仅包括害怕开放的空间或害怕离家（或独自在家），也包括害怕置身于人群拥挤的场合，以及难以逃回安全处所（多为家）的地方，如置身于商店、剧院、电梯间、CT检查室、车厢或机舱等，可归类为广场恐怖症、旷野恐怖症、幽室恐怖症、聚会恐怖症等。

　　2. 社交恐怖症（social phobia）　也称社交焦虑障碍（social anxiety disorder），是指对一

种或多种人际处境存在持久的强烈恐惧和回避行为，恐怖对象多是异性、同龄人或上司等，患者不愿参与社交，不敢在公共场合活动，因此社交恐怖症对个人生活的影响往往更为明显。

3. 特定恐怖症（specific phobia）　又称单纯恐怖症，是指患者对某一具体的物体或情境的不合理恐惧。最常见的恐惧对象包括某些动物（如狗、猫、蛇、老鼠）、昆虫（如蜜蜂、蜘蛛）、登高、雷电、黑暗、坐飞机、外伤或出血、锐器，以及特定的疾病（如放射性疾病、性病、艾滋病），等等。

（二）焦虑症

焦虑症（anxiety neurosis）是指以广泛和持续性焦虑或反复发作的惊恐不安为主要临床特征的神经症。常伴有自主神经功能紊乱、肌肉紧张和运动性不安。起病并非由实际威胁或危险所引起，其紧张或惊恐的程度与现实处境并不相称。临床上分为广泛性焦虑症和惊恐障碍。

1. 广泛性焦虑　广泛性焦虑症（generalized anxiety disorder，GAD）又称慢性焦虑症，是焦虑症中最常见的表现形式。常无明显诱因，缓慢起病。

主要临床表现为：①担心和心烦，经常的或持续的、无明确对象或固定内容的紧张不安，对现实生活中某些问题的过分担心，这种担心与现实很不相称，比如担心身体健康的父母突然暴毙，担心上小学的孩子过马路时被车撞。整日处于大祸临头的模糊恐惧和高度警觉状态，惶惶不可终日。②运动性不安，搓手顿足、来回走动、坐立不安、手指震颤、全身肉跳等。③自主神经功能亢进，表现为心悸、出汗、胸闷、呼吸急促、口干、便秘、腹泻、尿急、尿频、周身肌肉酸麻胀痛、头与呼吸有紧压感等，甚至出现阳痿、早泄、月经失调。④对外界刺激易出现惊跳反应，注意力难于集中，有时感到脑子一片空白，常伴有入睡困难、易惊醒等睡眠障碍。

2. 惊恐障碍　惊恐障碍（panic disorder）又称急性焦虑发作，是指以反复出现的惊恐发作为原发的和主要临床特征，并伴有持续地担心再次发作或发生严重后果的一种神经症。惊恐障碍大多在成年早期发病，年龄范围为 15 ~ 40 岁，平均发病年龄是 25 岁。

主要临床表现为：①惊恐发作。惊恐障碍的核心症状是惊恐发作，它是突然、短暂而极度恐惧的一种状态，并伴濒死感、失控感及严重的自主神经功能紊乱，患者会为此惊叫呼救。其自主神经症状主要有：心脏症状，胸闷、心动过速、心跳不规则；呼吸系统症状，呼吸困难或过度换气；神经系统症状，头痛、头昏、眩晕、四肢麻木和感觉异常；其他症状，出汗、发抖或全身无力。一般历时 5 ~ 20 分钟，迅速终止。但可频繁发作。②预期焦虑。惊恐发作期间始终意识清晰，高度警觉，发作后仍心有余悸，产生预期性焦虑，担心再次发作。③回避。3/4 的患者由于担心发病时得不到帮助，因而产生回避行为，如不敢单独出门，不敢到人多热闹的场所，即伴有场所恐怖症。

（三）强迫症

强迫症（obsessive - compulsive disorder，OCD）是以强迫症状为主要临床表现的神经症。常在青少年期发病，多数缓慢起病，无明显诱因，其基本症状为强迫观念或强迫意向，常伴有强迫动作或行为，可以一种为主，也可为几种症状兼而有之。多数患者病程迁延，有波动性。一般而言，急性起病、诱因明显、无强迫人格者预后较好，否则预后较差。

主要临床特征为：①症状反复、持续出现，患者完全能够觉察；②有意识的自我强迫与反强迫同时存在，二者的尖锐冲突使患者焦虑和痛苦，患者体验到冲动或观念系来自于自我，但

NOTE

违反他的意愿，遂极力抵抗和排斥，但无法控制；③症状往往令自己内心焦虑、痛苦。

主要临床表现为：①强迫观念，是 OCD 的核心症状，指反复进入患者意识领域的思想、表象或意向。常见强迫思维、强迫表象、强迫性恐惧和强迫意向。②强迫行为，又名强迫动作，是指反复出现的、刻板的仪式化动作，患者感觉到这样做不合理，别人也不会这样做，但却不能不做，常见强迫洗涤、强迫检查、强迫询问、强迫计数、强迫整理、强迫仪式行为和强迫性迟缓。

（四）躯体形式障碍

躯体形式障碍（somatoform disorder），又称 Birquet 综合征。临床表现为反复出现、多种多样、经常变化的躯体不适和疼痛；常起病于 30 岁以前，病程持续至少 2 年以上；各种医学检查均不能证实存在可以解释其躯体症状的器质性病变，但患者仍长期反复就医，伴有显著的社会功能障碍。常见的症状有：慢性疼痛，反酸、恶心、腹胀、腹泻等胃肠道症状，共济失调、肢体无力、咽部梗阻、失音、失明、失聪、抽搐等假性神经系统症状，阳痿、性冷淡、勃起和射精障碍、经期紊乱等性功能障碍。

躯体形式障碍的主要临床类型有：

1. 躯体化障碍 躯体化障碍（somatization disorder），临床主要表现为反复陈述多种多样、经常变化的躯体症状，无器质性病变的证据；症状至少涉及两个系统，最常见的是胃肠道不适（如疼痛、打嗝、反酸、呕吐、恶心等），异常的皮肤感觉（如瘙痒、烧灼感、刺痛、麻木感、酸痛等），皮肤斑点，性及月经方面的主诉也很常见，常存在明显的抑郁和焦虑。病程多慢性波动，持续 2 年以上。

2. 疑病症 疑病症（hypochondriasis）是最常见的躯体形式障碍之一，以担心或相信罹患严重躯体疾病的持久性优势观念为主，患者总是反复就医，但各种体检的阴性结果均不能消除对疾病的疑虑。常伴有焦虑或抑郁，多数为缓慢起病，无明显诱因。大多数患者疑病症状单一固定，也有个别患者的症状多种多样。病程冗长，常导致社会功能受损，治疗效果较差。

3. 躯体形式的自主功能紊乱 躯体形式的自主功能紊乱（somatoform autonomic dysfunction）是一种主要因自主神经支配器官系统发生躯体障碍所致的神经症样综合征。常涉及心血管系统、消化系统、呼吸系统等，被称为相应系统的功能紊乱，如"心血管系统功能紊乱"，过去多被临床各科医生诊断为相应器官的神经官能症，如"心脏神经官能症"。

4. 持续性躯体形式疼痛障碍 持续性躯体形式疼痛障碍（persistent somatoform pain disorder）是一种不能用生理过程或躯体障碍予以合理解释的持续、严重的慢性疼痛。情绪冲突或心理社会问题直接导致了疼痛的发生，经过检查未发现相应主诉的躯体病变。病程迁延，常持续 6 个月以上，并使社会功能受损。

5. 躯体变形障碍 躯体变形障碍（body deformation obstacle）主要见于青少年或成年早期。患者坚信自己的身体外表，如鼻子、嘴唇等部位存在严重缺陷，或变得很难看，要求实行矫形手术。但实际情况并非如此，即使其外貌有轻度变异，也远非患者认为得那么难看。这类观念不为解释所动摇，带有明显的情绪色彩。对这类病例，治疗较难，预后不佳。

（五）神经衰弱

神经衰弱（neurasthenia）是指以精神易兴奋和脑力易疲乏为特征的神经症，脑力活动易兴奋表现为控制不住地联想和回忆增多，大脑无法得到安静和休息，常导致入睡困难；脑力活动易疲乏表现为精力不足，脑力迟钝，注意力不能集中，记忆减退，工作效率下降，即使长时间休息也难以消除；同时伴有情绪烦恼、易激惹、紧张性头痛及多种躯体不适等症状，这些症状不是脑和躯体疾病所致，但病前可存在持久的情绪紧张和精神压力。神经衰弱多数起病缓慢，症状时轻时重，病程迁延。多数病例发病于 16～40 岁之间，发病率无明显性别差异，从事脑力劳动者占多数。近年来的研究发现，符合该诊断的患者多半可以被诊断为恶劣心境，故临床诊断日渐减少，在欧美已经取消了神经衰弱的诊断。

二、应激相关障碍

应激障碍是指一组主要由强烈的心理、社会（环境）因素引起的心理障碍。本组精神障碍的发生发展因素有：①生活事件和生活处境，如剧烈的超强精神创伤或生活事件，或持续的困难处境，均可成为直接病因；②社会文化背景；③人格特点、教育程度、智力水平，以及生活态度和信念等。主要临床类型有急性应激障碍、创伤后应激障碍、适应障碍。

（一）急性应激障碍

急性应激障碍（acute stress disorder）是指由于突然发生的、异乎寻常的、严重的创伤性生活事件引起的一过性心理障碍。一般在受刺激后几分钟内出现症状，最迟不超过 1 小时，临床表现有较大的变异性。一般有三种状态：①"茫然"状态或"麻木"状态，并伴有一定程度的意识障碍。如意识范围的缩小、注意力狭窄、不能领会外在刺激，并有定向力障碍。在严重精神创伤刺激下突然出现的意识障碍，即反应性朦胧状态。②伴有强烈恐惧体验的精神运动性兴奋状态，如兴奋、失眠、逃跑或无目的的漫游活动，并伴有心动过速、震颤、出汗、面部潮红等自主神经系统症状；严重患者可以出现幻觉、妄想、行为紊乱等精神病性症状，临床上称为反应性精神病。③精神运动性抑制状态，即严重抑郁甚至木僵。如果应激源被消除，症状往往历时短暂，通常在 5 个月内缓解。预后良好，可完全缓解。

（二）创伤后应激障碍

创伤后应激障碍（post-traumatic stress disorder, PTSD）是指个体对异乎寻常的威胁性、灾难性事件的延迟和（或）持久的心理反应。由异乎寻常的威胁性或灾难性心理创伤，导致延迟出现和长期持续的精神障碍。主要表现为反复发生的创伤性体验重现、梦境，或因面临与刺激相似或有关的境遇而感到痛苦和不由自主地反复回想，持续的警觉性增高，持续的回避，对创伤性经历的选择性遗忘。创伤后应激障碍通常在遭受创伤后数日至数月后发生，精神症状持续 3 个月以上，严重患者可以持续终生。

（三）适应障碍

适应障碍（adjustment disorder）又称慢性持续性应激障碍，因长期存在应激源或困难处境，加上患者有一定的人格缺陷，产生以烦恼、抑郁等情感障碍为主，同时有适应不良的行为障碍或生理功能障碍，并有社会功能缺损。近年来的研究发现，即使长期的应激因素消除后，患者的精神症状也会持久存在。临床较多地表现为焦虑、抑郁、偏执、环境适应困难、易于冲动发怒、孤僻、不注意卫生、生活无规律等；生理功能障碍有睡眠不好、食欲不振等。

三、心境障碍

心境障碍（mood disorder），又称情感性精神障碍（affective disorder），是以明显而持久的

NOTE

心境或情感高涨或低落为主的一组精神障碍，并有相应的思维和行为改变。病情重者可有精神病性症状。这类精神障碍首次发病年龄多在16～30岁之间，有容易反复发作的特点。包括抑郁发作、躁狂发作、双相心境障碍、恶劣心境和环性心境。

（一）抑郁症

抑郁症（depressive disorder），又称抑郁发作（depressive episode），以心境低落为主，与其环境不相称，可伴有思维缓慢和运动性抑制，患者表现为自我感觉不良、情绪低落、兴趣减退、思维迟缓、言语动作减少，甚者发生木僵。可伴有自卑、自责和自罪观念，某些病例则有显著焦虑和运动性激越。严重者可出现幻觉、妄想等精神病性症状。患者每次发作至少持续2周以上，且常常伴有社会功能损害。引起抑郁症的因素包括遗传因素、体质因素、神经生化因素、心理社会因素等。抑郁症患者的自杀风险极大。

目前将抑郁症的表现归纳为核心症状、心理症状群、躯体症状群三个方面。

1. 核心症状　主要包括：①心境低落，整日闷闷不乐、高兴不起来，忧愁伤感，甚至悲观绝望。②思维迟缓，自觉脑子不好使、记不住事，思考问题困难，特别是兴趣与愉快感丧失。患者觉得脑子空空的、变笨了。③意志减退、精力不足、总有疲乏感、不爱活动、浑身发懒、走路缓慢、言语少等。严重者可能不吃不动，生活不能自理。情绪低落、思维迟缓和意志活动减退常被人称为抑郁症特有的"三低"。

2. 心理症状群　主要包括思维迟缓、主动言语减少、注意记忆下降、心境压抑、紧张不安、意志行为减退、日常活动减少，严重患者可有自责自罪，甚至出现幻觉妄想，或是木僵等精神病性症状，此时常常失去自知力。严重患者常有自杀倾向，有研究表明，有自杀观念和行为的患者约占50%以上，而且10%～15%的患者最终死于自杀。

3. 躯体症状群　主要包括：睡眠紊乱，如不易入睡、睡眠浅、早醒是特征性症状；食欲紊乱和功能紊乱，如食欲下降、胃痛胃胀；慢性疼痛，为不明原因的头疼和全身疼痛；性功能减退、性欲下降；其他非特异性症状，如头昏脑涨、周身不适、肢体沉重、心慌气短等。症状表现常晨重夜轻。

抑郁症的治疗以抗抑郁药物治疗为主，严重抑郁伴有自杀自伤或木僵的患者可采用电休克治疗，轻、重度患者均可以采用心理治疗。

（二）躁狂症

躁狂症（manic disorder），又称躁狂发作（manic episode），是指与其心境不相称的心境高涨为主的一种疾病，大多数患者主要表现为情感高涨、思维奔逸和病理性意志活动增强，同时伴有一种自身感觉良好的舒适感。躁狂症患者一般存在所谓的"三高"症状，即情感高涨、思维奔逸和意志行为增强。

1. 情感高涨　可以从高兴愉快到欣喜若狂。患者表现为轻松、愉快、热情、乐观、兴高采烈、无忧无虑。这种情感是愉快的并具有相当的感染力。有时患者以易激惹为主，尤其当有人指责他的狂妄自大或不切实际的想法时，表现为听不得一点反对意见，因受批评而大发雷霆，严重者可出现破坏或攻击行为。

2. 思维奔逸　指思维联想速度的加快。患者言语增多，高谈阔论，滔滔不绝，有时可出现音连意连，随境转移。在情感高涨的基础上，可出现自我感觉良好，言辞夸大，说话漫无边际，认为自己才华出众、出身名门、权位显赫、腰缠万贯、神通广大等，甚至可达到夸大妄想的程度。

3. 意志行为增强 出现协调性精神运动性兴奋，其内心体验与行为、行为反应与外在环境均较为统一。患者活动增多，喜交往，爱凑热闹，与人一见如故，好开玩笑或搞恶作剧，好管闲事，整日忙碌，做事虎头蛇尾，一事无成。

躁狂症患者常伴有睡眠减少、食欲亢进，偶可出现轻率所致的性行为。

（三）双相心境障碍

双相心境障碍又称双相情感障碍，或简称双相障碍（bipolar disorder，BPD），首先由 Leonhard（1957）从遗传学角度提出，是一种既有躁狂发作又可能有抑郁发作的精神障碍，患者心境在正常、高涨（躁狂）、低落（抑郁）之间往返摆动，因而其临床特征以症状的复杂多变（躁狂、抑郁及混合状态）和病程反复发作著称。

双相障碍的临床表现依据其发作时精神状态的不同而有显著差异。躁狂发作时，临床表现为情感高涨、思维奔逸、意志活动增强等"三高"症状；常伴有夸大观念或妄想、言语明显增多、讲话滔滔不绝、自我感觉极好、精力旺盛、不安静、行为动作明显增多、睡眠需要减少、可有冲动行为等。抑郁发作时，临床表现为情感低落、思维迟缓、精神运动抑制等"三低"症状；常伴有消极观念、自责自罪、沉默寡言、自我感觉不良、精力不足、懒散少动、食欲减退、早醒、疲乏，甚至有自杀行为。

双相情感障碍可以表现为以往有躁狂或轻度躁狂发作，现在出现抑郁发作，也可表现为以往有抑郁发作或轻度抑郁发作，现在出现躁狂发作或者出现躁狂和抑郁的混合发作。如果频繁的躁狂状态与抑郁状态交替发作，临床上成为快速循环型双相情感障碍。

四、精神分裂症

精神分裂症（schizophrenia）是一组以感知、思维、情感和行为等多方面障碍及精神活动的不协调为临床特征的精神病性障碍。多起病于青壮年，常缓慢起病，通常意识清晰，智能尚好，但在疾病过程中可出现认知功能障碍。病程多迁延，呈反复加重或恶化，甚至发展为精神衰退，但部分患者可保持痊愈或基本痊愈状态。

（一）临床表现

精神分裂症的基本症状为知、情、意的不协调症候群和思维障碍、情感障碍、矛盾症状及内向症状，附加症状为幻觉、妄想和行为意志障碍。

1. 感知觉障碍 最典型的感知觉障碍（sensory disturbance）是幻觉（hallucination），幻觉也是精神分裂症的常见症状，其发生率为50%，尤其是言语性幻听。内容与患者有关且令患者不快，如威胁患者，或命令患者做这做那（命令性幻听），将患者的想法大声地说出来（思维鸣响），有时两种以上的声音以争论的语气来议论患者（争论性幻听），或对患者的行为进行评论（评论性幻听）。其中命令性幻听和评论性幻听对精神分裂症有诊断意义。患者的行为常常受到幻听的影响，或与幻听对话，或做侧耳倾听状，或沉溺其中自语、自笑。部分患者可以出现触、嗅、味或内脏幻觉，常会引发被害妄想、疑病妄想等。

2. 思维障碍 思维障碍（thinking obstacle）是精神分裂症的核心症状，常见思维散漫、思维破裂、语词新作、象征性障碍等思维形式障碍和以妄想为主的思维内容障碍。其中以思维散漫和思维破裂较多见，患者的口头和书面语言，轻症时虽然语句文法正确，但语句之间、概念

NOTE

之间、上下文之间缺乏内在意义的联系，严重时言语支离破碎。临床上常见的妄想有被害妄想、关系妄想、物理影响妄想、嫉妒妄想、非血统妄想等。多数患者不能识别其自身的认知活动障碍，缺乏自知力，拒绝治疗。

3. 情感与意志行为障碍　精神分裂症的情感障碍主要表现为情感不协调或情感淡漠，患者对周围的人和事的情感反应不恰当，可以表现出不恰当的冷漠、敌视、焦虑、抑郁、欣快、淡漠等。意志行为障碍主要为意志减退、行为怪异，做事缺乏意愿和动力，对前途不关心，工作、学习和社交兴趣减退，生活懒散，部分可以有病理性意志增强。常表现为不协调性精神运动兴奋或精神运动抑制。

（二）临床分型

精神分裂症的临床特征与其类型有关。不同的临床类型其临床表现、病程经过、治疗预后有所差异。

1. 偏执型（paranoid schizophrenia）　又称妄想型，是精神分裂症中最常见的类型。起病较缓慢，多发病于青壮年或中年。主要表现为猜疑和各种妄想，内容多脱离现实，结构往往零乱，并有泛化的趋势，其中被害妄想、关系妄想和嫉妒妄想较多见。常伴有幻觉和感知综合障碍（如视物变形等），其中听幻觉最为常见。听幻觉的内容与妄想往往紧密相关，如患者听到要伤害他的声音因而产生被害妄想并坚信不疑。

2. 单纯型（simple schizophrenia）　一般起病于少年期，起病缓慢，逐渐进展。主要表现为被动、孤僻、生活懒散、情感淡漠和意志减退，学习、工作能力显著减退。开始表现为少语、少与人接触，逐渐变得孤僻、被动、生活懒散、不求上进、无故旷课或旷工，故起病潜隐，早期不易被发现，以后情感逐渐淡漠，对亲人疏远、冷淡，行为古怪、退缩，脱离现实生活，无法适应社会生活。一般无幻觉、妄想等阳性症状。此型患者在发病早期易被忽视或误诊。治疗效果欠佳，预后差。

3. 青春型（hebephrenic schizophrenia）　多发病于青春期，起病较急，病情进展较快。临床表现为丰富的幻觉、明显的思维散漫或破裂、思维内容荒谬离奇、情感反应不协调、行为幼稚愚蠢和本能意向亢进，不拘场合做猥亵行为，可有意向倒错，吃脏东西，甚至吃大小便。

4. 紧张型（catatonic schizophrenia）　多发病于青壮年，起病较急。本型以往多见，近30年来越来越少。临床表现以木僵状态多见，轻者可为运动缓慢、少语少动（亚木僵状态），重者可为不语、不动、不食，对环境变化毫无反应（木僵状态），并可出现违拗、蜡样屈曲。紧张性木僵可与短暂的紧张性兴奋交替出现，患者突然出现冲动攻击行为。治疗预后相对较其他类型好。

（三）治疗及预后

精神分裂症防治的目的是控制各种症状、预防复发和恢复社会功能。治疗的主要方法有抗精神病药物治疗、电休克治疗和心理社会干预等，其中以抗精神病药物治疗为主，精神分裂症病程的各个阶段均需要药物治疗（全程治疗）；电休克治疗能够快速有效地控制急性期症状，康复期结合支持性心理治疗及心理社会干预有助于促进社会功能的全面康复。治疗预后与发病年龄、临床类型、治疗是否及时、治疗措施是否到位、社会支持情况等因素有关。

第三节　医学临床常见不良行为

【案例】

　　叶某，女，16岁，某重点高中一年级学生。自入学后，学习时间紧张，很少运动，突然一天发现肚子上的肉增多，于是和同学相约减肥。开始减少中午饮食，每天晚上跑步半小时。坚持一段时间后，效果不甚明显，自此，减少晚饭食量。4个月后，患者体重已减轻20余斤。此时患者已不用刻意控制饮食，因为其对食物已基本没有欲望，身体不断消瘦，并出现闭经和乳房萎缩的现象。但是其对自己的身材仍不满意，瞒着家人偷吃减肥药，并且情绪状况越来越糟糕，稍微吃点东西就觉得自己又胖了，常常对父母大发雷霆。来就诊时，身高165cm，体重37.5kg。

　　问题：患者的心理行为是否正常？如何诊断？

　　不良行为，即影响健康的行为。对身体、心理、社会各方面带来危害的常见的不良行为有厌食和贪食、烟瘾、酒瘾、药瘾、网络成瘾等。

一、进食障碍

　　进食障碍（eating disorder）是一组以进食行为异常为主的精神障碍，主要包括神经性厌食和神经性贪食，两者都以严重异常的进食态度及行为为特征，害怕发胖和对体形、体重的歪曲认识与期望是神经性厌食症和神经性贪食症共同的重要心理病理特点。在近30~40年中，这类障碍的患病率明显增高。根据西方的流行病学研究，神经性厌食症的发病率为0.2%~1.5%，神经性贪食症的发病率为1%~3%，女性的发病率比男性高10倍；神经性厌食症发病的高峰期为14~19岁，神经性贪食症发病的高峰期为15~21岁。

（一）神经性厌食症

　　神经性厌食症（anorexia nervosa）的主要临床表现为主动拒食或过分节食，导致体重逐渐减轻，形体消瘦，体象障碍及神经内分泌的改变。该病一般起病缓慢，部分患者起病稍胖，并对体重指数非常敏感，喜欢苗条身段，整日专注于自身的体重、形体控制，严格限制每日的进食量。之后，进食量逐渐减少，虽然已骨瘦如柴，但仍认为肥胖，有的患者由于过度节食，可出现间歇贪食，但在饱餐之后立即自行引吐、导泻以致营养不良，皮肤干燥，血压和体温下降，脉搏迟缓，严重者出现水电解质紊乱，且易并发其他感染。体重减轻超过正常平均体重的15%以上，或者Quetelet指数（体重千克数/身高米数的平方）为17.5 kg/m或更低（近年通常采用BMI体质指数，计算方法相同）。由于节食引起内分泌功能紊乱，女性可出现月经稀少或闭经，男性可出现性欲减退。如果于青春期之前发病，则表现为第二性征发育延迟，并可出现精神症状，如焦虑不安、抑郁悲观、失眠、注意力不集中、易激怒等。

　　本症并非躯体疾病所致的体重减轻，患者节食也不是其他精神障碍的继发症状。其发病原因主要是心理因素，人格的易感性有一定作用，社会文化、生物学因素与该病的发生也有关系。治疗比较困难，主要是患者合作不够或拒绝治疗。针对本症，治疗主要包括纠正营养不良、心理治疗、家庭治疗、药物治疗，以及追踪随访、巩固疗效和防止复发等方面。

（二）神经性贪食症

神经性贪食症（bulimia nervosa）主要临床表现为发作性不可抗拒的摄食欲望和行为，一般在短时间内（约2小时内）摄入大量食物、进食时常避开人，在公共场合则尽量克制。过后因担心发胖或为了减轻体重，反复地自我引吐、服用泻药或利尿剂、节食及大量运动；随着病情的进展，患者可根据自己的意愿吐出食物。反复呕吐会导致机体电解质紊乱和躯体并发症（手足抽搐、癫痫发作、心律失常、肌无力、月经紊乱、皮肤及口腔溃疡等），以及随后体重的严重下降。患者常有情绪改变，暴食后出现厌恶、内疚、担忧，有的为此而产生自杀意念及行为。发作间期食欲多数正常，仅少数食欲下降。

贪食是一种危险的行为模式，可出现各器官功能的严重损害，伴有自我催吐、导泻者则更危险，可因消化道出血和其他并发症而死亡。

贪食症与厌食症的治疗方案基本相似。二者的起因往往都与对体重的不满有关，常伴有呕吐、导泻等行为。不同的是厌食症患者体重下降至异常水平，贪食症患者体重不但不会下降，甚至会增加。

二、睡眠障碍

睡眠具有恢复精力、体力的功能，可以帮助个体完成清醒时尚未结束的心理活动。正常人每隔24小时有一次觉醒与睡眠的节律性交替。睡眠量常依年龄不同而异，新生儿需睡18~20小时，儿童12~14小时，成人7~9小时，老年人一般只需5~7小时。梦是睡眠中在某一阶段的意识状态下所产生的一种自发性的心理活动。在此心理活动中，个体身心变化的整个历程称为做梦（dreaming）。

睡眠障碍（sleeping disorder）指各种心理社会因素引起的非器质性睡眠与觉醒障碍。包括失眠症、嗜睡症和某些发作性睡眠异常情况（如梦魇、夜惊、睡行症等）。

（一）失眠症

失眠症（insomnia）通常是指患者对睡眠时间和（或）量不满足并影响白天社会功能的一种主观体验。按病程可分为：①一般性或急性失眠，病程小于4周；②短期或亚急性失眠，病程在4周至3个月、6个月之间；③长期或慢性失眠，病程大于6个月。

失眠的表现包括：入睡困难；不能熟睡；早醒、醒后无法再入睡；频频从噩梦中惊醒，自感整夜在做噩梦；睡过之后精力没有恢复；容易被惊醒，有的对声音敏感，有的对灯光敏感。同时，失眠还会引起疲劳感、不安、全身不适、无精打采、反应迟缓、头痛、记忆力不集中等。很多失眠者喜欢胡思乱想，可引起患者焦虑、抑郁或恐惧心理，并导致精神活动效率下降，妨碍社会功能。

（二）夜惊

夜惊（night terror），又称睡惊，是指睡眠中突然惊醒，一声尖叫，两眼直视，表情紧张恐惧，呼吸急促，心率增快，有时会突然坐起，伴有显著的自主神经症状，如心跳、呼吸加快、大汗淋漓。有强烈的恐惧、焦虑感和窒息感，偶然有幻觉，如见鬼一般。每次发作持续1~2分钟，早上醒后一般无所记忆，这一点和梦魇不同。儿童多见，大多数在长大后自愈。

（三）梦游症

梦游症（somnambulism），又称睡行症，指一种在睡眠过程中尚未清醒而起床在室内或户外行走，或做一些简单活动的睡眠和清醒混合的状态。梦游症患者一般不说话，询问也不回答，多能自动回到床上继续睡觉。通常出现在睡眠的前 1/3 段的深睡期，不论是即刻苏醒或次晨醒来均不能回忆。多见于儿童少年。

（四）发作性睡病

发作性睡病（narcolepsy）是以不可抗拒的短期睡眠发作为特点的一种疾病。白天过度嗜睡是发作性睡病首先出现的症状，患者表现为突然出现无法预计的过度睡意和无法抗拒的睡眠发作。多于儿童或青年期起病。多数患者伴有猝倒症、睡眠麻痹、睡眠幻觉等其他症状，合称为发作性睡病四联征。

三、网络成瘾

（一）概述

网络成瘾（internet addiction）是指慢性或周期性多网络的生理和心理依恋的现象，包括上网的欣快、下网后的戒断反应，以及难以抑制的上网行为。

网络成瘾具有以下几个主要特征：

1. 时间过长 上网时间比预计要长，说上网一小时，但三小时后仍在网上，知道要少上网，但是做不到。

2. 痴迷状态 成瘾者沉溺于网络活动，其思维、情绪和行为都被上网活动所控制，在无法上网时会体验到强烈的渴望，一旦上网就会出现时间失控。

3. 欣快感与虚空状态 上网成为成瘾者应付环境和追求某种主观体验的一种策略。通过上网可暂时摆脱现实的焦虑，体验到一种因自我错位带来的欣快感和解脱感，获得一些安宁、逃避甚至是麻木的效果。

4. 成瘾性 当成瘾者被迫停止上网时，会产生挫败的情绪体验，出现注意力不集中、心神不宁、焦躁不安及颤抖、乏力等症状，甚至有可能采取自残或自杀手段，危害个人和社会安全。

5. 与现实的冲突 由于对网络过多的精力与时间的投入，成瘾者无暇顾及现实生活，由此引发一系列矛盾冲突，如家庭矛盾增多、社会活动减少、工作学习无法完成、个人的其他兴趣丧失等。

网络成瘾的类型一般分为：①网络游戏成瘾。此类型将大量的时间、金钱和精力花在网络游戏上，男性患者居多。②网络关系成瘾。此类型主要是迷恋于 QQ、OICQ、MSN、POPO、视频等聊天工具和网站聊天室等网络聊天、交友而无法自拔，将网络看得比现实重要得多。③网络色情成瘾。此类型主要是迷恋于观看、下载和交换色情作品，包括色情文字、图片、电影，以及进行色情聊天。④信息收集成瘾。此类型主要是指患者花大量的时间和精力在网络上搜索和下载对现实生活没有多大用处的信息，比如有人在网站上疯狂地下载图片，这些图片其实基本上没有什么用处。⑤计算机成瘾。此类型主要是对计算机的知识和程序特别感兴趣，沉迷于电脑的编程，喜好那些新鲜的软件，迷恋网络技术，包括黑客技术。迷恋自建或发布个人主页或者网站。⑥其他强迫行为。比如明知没有必要却不可抑止地参加网络讨论、发表文章、购物

NOTE

和拍卖等活动。

（二）网络成瘾对健康的危害

长期过度地留恋于网络生活，致使成瘾者身心发生较大变化，给健康带来隐患，主要表现如下：

1. 躯体障碍　由于网络成瘾者上网持续时间过长，导致自主神经功能紊乱，内分泌失调，免疫功能降低，诱发种种疾患，如胃肠神经症、紧张性头痛等。

2. 心理障碍　对网络的精神依赖是成瘾者最突出的表现，表现在对网络操作出现时间失控，一旦停止上网，便会产生强烈的渴望与冲动。长期上网导致注意力不能集中，感知与记忆能力减退，逻辑思维活动迟钝；情绪低落，消极悲观；缺乏生活的兴趣和动机，丧失自尊和自信。回到现实中的痛苦情绪和自我否定的体验，促其再次回到网络中以逃避现实。

3. 行为与人格改变　成瘾者日常行为表现以沉溺于网上色情、网上游戏、聊天室等网络活动为主。为此而忽视现实生活的存在，不愿担负其应有的社会责任与义务。更有甚者，为达到上网的目的，骗钱索财，违法乱纪，造成个人品行方面的问题，严重者类似吸毒者一样，丧失人格和自尊。

（三）网络成瘾形成的心理社会机制

1. 网络成瘾的形成因素　任何成瘾均须具备两个要素，即致敏源与易成瘾者。致敏源是指能使成瘾者产生强烈的欣快感和满足感的事物。在网络成瘾中，致敏源即是指网络本身。网络本身一些固有的特性与人的成瘾特质相结合，将会造成某些个体对网络活动的痴迷，使其深陷其中而难以自拔。

（1）网络的致瘾特性　包括：①新异性和变化性；②可操作性；③隐匿性；④网络的"去抑制性"（disinhibition, Kiesler, 1984; Joinson, 1998）。其中，网络的"去抑制性"是网络致瘾最根本的特性。研究显示，网络成瘾的青少年"去抑制化"程度要远高于非网络成瘾者。

（2）易成瘾者的成瘾特质　包括：①生物学成瘾特质。网络成瘾可能与遗传、神经递质及大脑愉悦中枢有关。如 DA 是一种与愉悦和兴奋相关联的物质，它能刺激愉悦中枢，调节情绪，影响认知过程。上网获得的兴奋会使大脑中的多巴胺水平升高，带来更多的愉悦和兴奋。②成瘾的心理社会因素。研究发现，很多网瘾患者以前曾是酗酒者和其他物质的上瘾者；某些网络成瘾者在接触网络前就有严重的情感和精神问题，其中54%的人曾患过抑郁症，34%的人患有焦虑症，还有一些人长期存在自卑心理。网络成瘾者更愿意选择上网来摆脱现实的烦恼和作为人格缺陷的补偿，并不断地给自己一些合理化解释来为其行为做辩解，继续心安理得地持续他们的上网行为。

2. 网络成瘾的形成机制　刺激结果成为一种奖励物，对行为本身起强化作用。网络对于成瘾行为的形成是通过正负强化机制实现的。

在网络成瘾行为产生、发展和维持的过程中，从网上不断地获得良好感觉和愉快体验的正强化在其初期阶段起着主要作用，而逃避痛苦、远离烦恼的负强化在成瘾行为的发展和维持中则起着重要作用。这种正性与负性的双重强化作用，形成一个恶性循环，使成瘾者深陷其中，难以自拔。

（四）网络成瘾的心理行为干预

目前对网络成瘾，可以从预防和干预两个角度考虑。

1. 网络成瘾的预防　重点应该放在培养良好的网络使用习惯方面，家庭、社会、学校应该切实重视青少年的心理需求，帮助他们摆脱心理困境，提高心理素质。

（1）减少与网络世界的接触　鼓励青少年积极参加各种社会实践活动，减少对网络的依赖性。

（2）家长积极引导，加强防范意识　家长对子女上网可以进行必要的约束，例如控制上网时间，保障正常生活。

（3）及时进行心理辅导　当青少年出现心理问题或心理障碍时，应及时寻求心理学专业人员的帮助，避免上网寻求心理安慰。

2. 网络成瘾的干预策略　根据网络成瘾的特点，针对其成因，可采取以下有效的干预措施。

（1）心理咨询（psychological counseling）　对网络成瘾者进行心理咨询的主要任务是：针对成瘾者现状指出问题所在，帮助成瘾者分析其成瘾的诱因，并从精神上予以鼓励和支持；疏泄和调整成瘾者的焦虑、抑郁等负性情绪。

（2）时间管理技术（time management techniques）　针对成瘾者无节制的上网时间，应通过提高成瘾者的自我效能感和给予适当的限制，帮助其发展一种积极的应对策略来取代消极的成瘾行为。

（3）警示卡（reminder cards）　成瘾者在一张卡片上分别列出减少上网时间的 5 个好处和网络成瘾所引发的 5 个问题，随身携带。每当面临上网与否的选择时，拿出卡片来提醒自己，以此约束其上网行为。

（4）家庭治疗（family therapy）　家庭其他成员的理解、支持与帮助是成瘾者摆脱网瘾最有力的资源。通过家庭治疗，使其家属掌握有效的方法，帮助其逐步摆脱网络成瘾。

（5）团体治疗（group therapy）　将有相同兴趣或类似症状的成瘾者组织在一起，交流各自的经验和体会，寻求精神的慰藉和帮助。

此外，对于出现严重精神症状的患者，应结合使用抗精神药物治疗。

四、酗酒与酒精成瘾

（一）概述

酗酒，是指过量饮酒。按饮酒行为对个体影响程度的大小，将其分为社交饮酒、酗酒和酒精依赖三类。

1. 社交饮酒　饮酒者一般能自制。

2. 酗酒　被称为问题饮酒或酒精滥用，指没有节制地过量饮酒。

3. 酒精依赖　也称为饮酒成瘾，表现为不能自制的、连续或定期的饮酒行为。酒精依赖包括精神依赖和躯体依赖。精神依赖表现为对酒的渴求或称为"心瘾"。躯体依赖则表现为停止饮酒超过 8 小时，或减少饮酒剂量便会出现心慌、出汗、失眠和易激惹等戒断症状，同时伴随饮酒量逐渐增加。

NOTE

（二）酒精依赖与酒精滥用的诊断

在 DSM - IV 中，要诊断为酒精依赖，个体必须至少符合 7 条诊断标准中的 3 条，这 7 条诊断标准分别是：①控制能力衰减（对减少或停止饮酒的渴望或者尝试反复出现）；②实际的使用量比预计的更大，或者时间更长；③生理的抗药性；④生理的戒断反应；⑤对其他活动的忽视；⑥长期以来有戒掉或控制使用酒精的欲望，或曾有失败的经验；⑦使用酒精的时间增加，尽管知道经常发作的生理或心理问题与酒精的使用有关，也仍然继续使用酒精。

在 DSM - IV 中，酒精滥用的诊断是针对病态的使用，包括：没有完成工作、家庭或学校中应履行的主要社会角色；反复地以一种可能产生潜在伤害的方式饮酒（如酒后驾驶）；反复地引起与酒精相关的法律后果；或者尽管知道因为饮酒带来了社会性的或人际关系的问题，但仍然继续饮酒。

（三）酗酒与酒精成瘾的影响因素

1. 成瘾的神经生理机制　有研究者认为，成瘾的神经生化过程其核心在于药物激活了大脑内的"快乐通路"，多巴胺通路是药物在脑内作用的中心。多巴胺通路参与情绪、记忆及愉悦感的调控，而酒精通过刺激该区域，使人产生愉悦感。

2. 生理易感性　近年来，许多文献提出了遗传因素影响酒精使用和酒精依赖的证据。对双生子和寄养子的研究表明，酒精使用和滥用至少有一定的遗传性。

3. 心理因素　酗酒与酒精成瘾者不仅在生理上形成了对酒精的依赖，还发展出了心理上的依赖性。到目前为止，研究者认为其心理因素有如下几个方面：①父母教养及亲密关系。父母的生活方式、性格特点、物质使用情况和对物质使用的态度及忍耐程度，家庭关系的好坏，兄弟姐妹中的物质使用情况，以及不良家庭教养方式等都会与子女的物质使用有关。有较少亲密关系或者支持的成年个体，在心情低落或者是其他负性情绪时，更可能采取饮酒的方式。②心理易感性。一些心理学家认为，存在一种"酗酒者人格"，表现为无主见、缺乏自尊、孤僻不自信、无自我调节或自我控制力、反传统、焦虑、情感紊乱、好奇心、冒险性、好冲动、过度敏感、脆弱、对环境顺应不良、缺乏社会责任感等。③认知态度。有研究显示，过分看重当前的享乐和获取，"今朝有酒今朝醉"的人生哲学，忽视未来，或胸无大志的青少年，更可能使用和滥用物质。

4. 社会文化因素　文化和种族传统会对物质使用产生一定的影响。如在某些社会文化中，饮酒作为一种社交场合和欢迎朋友、贵宾必不可少的礼仪而存在。另外，不良同伴对酗酒与酒精成瘾也有较大影响。

（四）早期干预

对危险饮酒者和有害饮酒者进行早期健康教育和干预，主要包括：

1. 加强健康教育和健康信息传播　利用媒体宣传酗酒对自己、对家庭、对他人、对社会造成的危害，使他们树立正确的人生观、行为观和健康观。

2. 加强学校教育　将有关健康教育内容强制性列为学校健康教育内容。

3. 对高危人群提供关怀　对行为不良的青少年、待业者、无业游民、解除劳教而表现仍差者及低文化层次者，提供强制性教育和干预并提供精神和物质上的关怀与帮助。

4. 提供可供选择的多种业余文化活动　改善枯燥的生活环境，帮助建立健康的生活方式，减少酒精依赖的产生。

NOTE

5. 进行安全饮酒的指导 包括饮酒数量、饮酒安全等。

（五）心理治疗

1. 行为矫正 通常包括厌恶疗法、行为替代法和系统脱敏疗法。

（1）厌恶疗法 对酗酒成性者可采用药物性厌恶疗法或电击的方法，如用阿朴吗啡、吐根碱和痫特灵等。

（2）系统脱敏法结合奖励强化法 采取心理学的行为矫正法中的系统脱敏法，逐渐减轻个体对酒精的依赖。

2. 认知－行为疗法 可以使用合理情绪疗法，将酒精依赖者的不良认知"喝酒才像男人""酒越喝越近"转变成"喝酒害人害己""喝酒不仅伤身体，还是经济上的浪费"，从内心拒绝对酒精的依赖，达到戒酒的目的。

【复习思考题】

1. 简述行为的定义。

2. 神经症性障碍的共同特征有哪些？分为哪些类型？

3. 精神分裂症有何临床特点？主要有哪些类型？

4. 何谓进食障碍？主要有哪些类型？

NOTE

第八章　患者心理与医患关系

患者的心理状态对疾病的发生、发展和转归有着重要的影响。因此，作为医务工作者应该了解患者的心理特征及特殊患者的心理问题；同样，良好的医患关系可使医患双方保持积极的情绪状态，有利于患者疾病的治疗和康复，也有利于医生以积极的情绪状态从事临床医疗工作。因此，了解医患关系的特点、影响因素及如何建立良好的医患关系是十分重要的。

第一节　患者心理

【案例】

张某，女，40岁。因手发肿到医院就诊，后诊断为系统性硬皮病。自己上网查询相关疾病知识后，极度恐慌，认为自己全身皮肤很快会变硬，最后会萎缩致死。于是终日以泪洗面，重度抑郁，甚至放弃治疗。

问题：患者处于何种心理状态？如何解决？

医疗工作的主要目标是增进和保持健康、诊断与治疗疾病，以促进患者恢复其正常的躯体、心理和社会功能。为此，必须了解患者的角色、一般心理特征及特殊状态患者的心理问题。

一、患者角色

人们一直认为，患病的人就是患者（patient）。这个理解不确切，只看到了"病"，而没有重视人本身。因为人的社会文化因素制约着人的心理活动，有些患有疾病的人可能没有求医行为，照常同其他正常人一样生活、工作、学习，自己不认为自己是个患者，社会也没有将他列入"患者"的行列；有些人并不存在躯体疾病，只是由心理社会因素的作用而产生"病感"，觉得不舒服，寻求医生的帮助；还有些人既无疾病，又无病感，但为了某些目的，也寻求医生的诊断书、处方，成为"患者"。所以有一句看似玩笑的话说："没病说有病，那是神经症，有病说没病，那是精神病，有病说有病那是真的病！"此外，到医院正常分娩的孕妇和来医院体检的健康人，也被列入患者系列，一并进行就诊数量的统计。因为，到医疗部门挂号就诊时已经取得医生诊治的权利，可以称为患者了。把上述几种不同情况的人，看成是一类统一的特殊社会群体，是广义的患者。

角色一词引自戏剧艺术，被社会学用来描述社会生活中的人所具有的身份。为了从患者的整体上分析其心理与行为，选择有效的心理干预措施，有必要了解社会对患者角色的定位。

美国社会学家米德（G. H. Mead）于 20 世纪 30 年代将原本是戏剧术语的"角色"一词引入社会心理学领域，认为每一个人在社会中扮演不同的角色，一个人就是所扮演的各种社会角色的总和。社会角色（social role）是与人的社会地位、身份相一致的一整套权利、义务和行为模式。例如，医生是一种社会角色，作为医生就应该履行救死扶伤、治病救人等责任和义务，并享有诊断、治疗疾病的权利，其行为应该符合医生角色的行为规范。人的社会地位与身份在不同的社会条件下会有所不同，所以一个人可以同时或相继扮演不同的社会角色。

患者角色最初由美国社会学家帕森斯（T. Parsons）于 1951 年提出。他认为患者角色的概念包括以下四个方面：第一，患者可以从常态的社会角色中解脱出来，免除其原有的社会责任和义务。第二，患者对其陷入疾病状态也是没有责任的。疾病是超出个体自控能力的一种状态，也不符合患者的意愿，患者本身就是疾病的受害者，他无须对此负责。第三，患者要努力使自己痊愈，有接受治疗、努力康复的义务。第四，患者要求得到有效的帮助并在治疗中积极配合，主要是寻求医生的诊治并与医生合作。帕森斯的理论强调了患者有从正常社会角色中解脱出来的权利，且无需为疾病承担责任；同时又有寻求医疗、早日康复的义务。这一理论符合患者角色的特点，但也存在一定的不足。如慢性病患者并不能完全免除正常的社会责任和义务，而部分性病、艾滋病和成瘾物质依赖等疾病的患者则需负道德甚至法律责任；甚至有大量的研究证明，不同的人会得不同的病，一个独立的因素是患者的性格及生活方式。而我们每个人都需对自己的性格和生活方式负责，患者也不例外。还有些患者患病后不积极寻求医疗，还存在有病不治的情况。

继帕森斯的理论之后，对患者角色还有人提出了不同的理解。弗雷德森（Frederson）认为，应从两个方面来分析患者角色的内涵：其一是个体疾病表现的严重程度。如果疾病严重，需立即脱离原有的社会角色而进入患者角色；如果疾病较轻，则会暂时离开或不离开原有的社会角色，其二是进入患者角色后应承担的义务和获益不同，可分为三种情况：①条件性获益，以努力恢复原有的角色为条件而暂时免除原有的责任和义务；②非条件性获益，濒死患者被无条件地免除正常责任与义务；③耻辱性获益，如成瘾患者，病后可免除正常责任与义务，但须承担某些歧视与耻辱。

还有观点认为，患者角色由三个要素构成：第一，由于某种原因引起生理和心理上的异常变化；第二，由于生理心理的变化而引起个体行为的某些异常及阳性体征的出现，主要是有自觉症状或功能障碍及没有自觉症状的阳性体征；第三，由于个体行为的异常变化和阳性体征的出现而引起社会关系的改变。这种观点突出强调存在生理的改变是患者角色的前提。与此相反的另一种观点则认为，患者是有求医行为或正处于医护帮助中的人，以有无求医行为作为判断患者角色的依据，且患者需经医生或医疗机构的认定。

综上所述，我们认为，患者角色可包括以下三点内容：第一，有生理或心理的异常或出现有医学意义的阳性体征；第二，应得到社会承认，主要是医生以有关医学标准认定其疾病状态；第三，处于患者角色的个体有其特殊的权利义务和行为模式。

1. 患者的权利　　患者作为社会的特殊人群，有一定的心理需求，被社会所认可就成为他们的权利，这是维持患者社会利益的标志。患者的权利主要有以下几个方面：

（1）受到社会尊重、理解的权利　　患者是社会成员，是具体的社会人，在疾病状态下受到痛苦的折磨，产生不同的心理改变，需要社会、医务人员的尊重和理解，帮助患者减轻痛苦，体谅他们的处境。

（2）享受医疗服务和保守个人秘密的权利　患者到医疗部门看病挂号，就取得了医疗服务的权利，并不管其有病无病。出于诊断与治疗的需要，患者将个人隐私告诉医护人员，有权要求给予保密。

（3）免除或部分免除健康时的社会责任的权利　当一个人患病后，为了治疗的需要必须免除其健康时的社会责任，减轻患者的生理和心理负担，利于康复，以便以后继续承担社会责任。获得患者的角色后，其他社会角色则部分或全部取代，学生可以请假、休学，职场人员可根据其病情更换工种甚至暂停上班。

2. 患者的义务　患者的权利和义务是相辅相成的，社会给予患者权利的同时，要求患者担负一定的社会义务，维护社会秩序。患者的义务主要有：

（1）及时就医，早日康复的义务　一个社会成员的健康与全社会成员联系在一起，个人属于社会，为了全社会的利益，患者必须及时就医，这是一种社会责任。否则，社会整体的健康水平便会受到影响，个人也将蒙受损失，甚至生命危险。例如，某些传染病的防治涉及社会的安全，患者必须及早就医甚至被强制性地接受治疗，这也是对社会所必须承担的义务。

（2）寻求有效医疗，认真遵守医嘱的义务　患者应到社会的正规医疗部门就诊，获得科学的医疗；为保证疗效，必须遵守医嘱，按要求进行必要的检查、服药、注射，改变不良嗜好、生活习惯与性格，主动配合医护工作。这对患者尽早康复、提高疗效是一个关键环节，是社会对患者的客观要求。

（3）遵守医疗部门的规章制度的义务　如门诊、病房、探视等方面的制度，有秩序地诊治疾病，还要按不同费用标准按时付费。

以上患者的权利与义务是从社会对患者角色的要求方面提出的，实现上述权利与义务还要受具体社会条件制约，如社会生产发展水平与政治制度、医疗技术发展水平与社会卫生保健制度、人们的道德观念等。医务人员了解患者角色的含义，有利于针对患者角色的心理适应问题，及时发现，及时指导。对那些并没有疾病而要求获得"患者"角色的人，及时识别并分析其社会心理动机也是大有帮助的。更重要的是，医护人员应及时指导患者的角色转换，即适时地进入患者角色，康复后尽快摆脱依赖心理，恢复正常的社会功能，避免患者角色习惯化。

个人在社会中扮演多种角色，其行为就应随时间、环境的不同而进行调整，这就是角色转换。一名医生住院，由医生角色转换为患者角色，就应该安心接受治疗，而不应对治疗过程横加干涉。在角色转换过程中，如果能随着角色的变化改变行为，符合角色要求，就是角色适应；如不符合角色要求，则会出现角色冲突。角色冲突有三种类型：①个人期望与角色要求发生矛盾而出现的自我角色冲突。如一个崇尚实干、拙于表达的人担任教师角色，会觉得讲课没有意思。②个人身兼多种角色，不同角色要求之间的矛盾。如忠孝不能两全、事业与家庭很难兼顾等。③不同的人对同一社会角色的不同期待产生的矛盾冲突。如对一名公司的中层领导，上级要求他严格管理所属员工，多为公司利益考虑；而员工则希望他对大家宽松一些，多为员工谋福利。当个体出现角色冲突时，应及时进行心理调节，恰当地处理各方面的关系，适应角色要求。

患者也是一种特殊的社会角色，患病时人们会面临角色转换，即由健康人转换为患者角色。角色的转换使患者的行为和社会对其行为的期待发生了变化，也使患者出现了一些角色适应问题。

二、患者行为

患者行为主要包括求医行为和遵医行为。

（一）求医行为

求医行为指人们发觉症状后寻求医疗帮助的行为。它是患者角色行为的主要方面，也是一种社会行为，一旦采取求医行为，就是向社会认可自己是患者。

1. 求医的原因

（1）躯体原因　当自我感觉不适或者病痛影响社会生活、机体器官损害与疼痛而个人又无法解除时，寻求医疗机构的帮助。

（2）心理原因　现实社会生活中受到某些精神刺激，产生心理反应，如过度紧张、焦虑、抑郁、恐惧等通过心理治疗才能解决的心理问题，导致求医行为。

（3）社会原因　社会公害病、传染病等对社会保健产生现实性或潜在性的危害，或出于卫生保健需要而进行的各种检查和预防，产生求医行为。

2. 求医的类型　求医的决定，可以由患者做出，也可以由他人或社会做出。由此，可以把求医行为分成如下三种：

（1）主动求医型　当个体产生不适感或病痛时，自觉地做出决定而产生的求医行为。大多数患者的求医行为属于这类情况。

（2）被动求医型　由患者的家长、家属或他人做出求医的决定而产生求医行为，如婴儿、儿童、昏迷状态的患者、缺乏自知力的患者等。

（3）强制求医型　某些传染患者本人不愿就医，但对社会人群健康构成严重危害的，由社会做出决定强制求医，给予治疗。如性传播疾病、艾滋病等。

3. 影响求医行为的因素

（1）对症状的认知与评价　症状是一种异常的感受状态，是一种主观的经验。症状总是与不适或疼痛、躯体或心理功能障碍或身体外观上的改变有关的。症状总是有意义的，它可以提醒人们做出健康的行动。症状对一个人的意义，取决于其对症状的认知，而认知又与症状的一些特点有关。症状方面的特点包括：①症状的强度与持久性；②症状对人身心功能的干扰程度；③症状发生的部位；④症状对人正常社会生活的影响。

（2）患者的心理社会特征　①人格：例如抑郁质的人多关注身体方面的变化，C 型人格过多的压抑自己的情绪，A 型性格者时常忽视症状。②心理状态：处于激情状态中的人易忽视症状。③社会文化背景：某些症状（如神经性厌食症的消瘦症状）在有些文化背景下不被视作异常。④关于疾病的教育与经验：缺乏医学知识的人可能忽视有明显预警意义的症状，也可能将正常的生理现象当作重病的象征。

（3）医院系统的特点　医院系统特点中的可用性和可接近性尤为突出。在缺医少药的边远山区常常无法得到有效的救治。即使在有良好医疗设施和优秀医务人员的城市，患者也会由于排号、长时间的候诊、复杂而痛苦的检查及交通等问题而对去医院看病感到焦虑和不安。这就是我们常说的"看病难"问题。患者不仅需要医生尽快地为自己确诊和解除肉体上的痛苦，而且希望能受到医务人员真诚地对待与尊重。如果医院的医生医疗技术低、服务态度差，就不

NOTE

可能满足患者的需要，所以患者非到万不得已是不会去医院看病的。

（4）社会经济水平　经济收入影响着求医行为。收入高的人有条件就医，可以出于保健目的，没病而有求医行为，有病时能尽早就医；收入低的人由于经济紧张，可能有病也不去求医，或病重才有求医行为。享受公费或社保待遇的人和自费医疗的人在求医行为上也有差异。

（二）遵医行为

遵医行为指患者遵从医护人员的医嘱进行检查、治疗和预防疾病的行为。患者是否遵从医嘱常常决定了治疗的效果。调查显示，不遵医行为的发生率在19%~72%。因此，医务工作者不可低估问题的严重性。

1. 影响遵医行为的因素　主要有：①患者的人口统计学特点，包括年龄、性别、教育、经济、职业、婚姻、民族和宗教信仰等；②所患病的特点，包括严重程度、持续时间及症状的严重程度；③治疗计划的特点，如用药方式、所要求行为改变的程度、治疗方案的复杂程度及费用；④医患关系的特点，包括患者对医生的信任、满意度、对医生的一般态度，医务人员的指导与监督情况等；⑤患者的社会行为特点，如患者对治疗效果的看法、对疾病和过去治疗的经验、智力及家庭的影响等。

可见，患者的遵医行为不能只是患者单方面的义务，医务人员也有责任。

2. 提高遵医率的方法

（1）为患者营造安全受保护的空间，建立融洽的医患关系，取得患者的充分信任与尊重，鼓励患者主动参与治疗，共同商订诊疗方案。

（2）纠正患者对检查及防治措施的错误认识和不正确的态度。

（3）耐心解释、反复说明，提高患者对医嘱的理解与记忆程度。

（4）简化治疗方案与程序，避免同时开列过多药物或进行不必要的手术。

（5）采用行为技术，包括：①同患者订立行为协议，其内容包括治疗的总目标、子目标、步骤、措施、患者及医生的权利和义务；②行为监测，让患者自己观察和记录自己的有关医疗活动，供医生督促检查；③刺激控制法，在患者的生活环境中增设遵医行为的"控制刺激"，撤除不遵医的强化刺激；④奖励与惩罚，对遵医行为给予奖励，包括口头肯定、赞扬与注意，对不遵医行为给予惩罚（包括批评）以消退之。

三、患者的一般心理特征

患者在疾病的状态下，会出现一些和健康人有所不同的心理现象，被称为患者的心理反应。其原因大致有两个：一个是缘于疾病；另一个是缘于医疗活动，如医疗环境、治疗手段和医疗知识（如医生对疾病可能后果的解释）等。下面介绍一些在患者中带有普遍性的心理特点，尽管不能涵盖患者心理活动的全部，但可以为医务人员提供参考，以便在医疗实践中结合患者的实际情况，准确把握患者心态。

（一）患者的认知活动特征

与正常心理状态不同，患病后患者可以产生一些认知活动方面的心理问题。

1. 感知异常　患者开始由外部转向内部，关注患病部位，关注自身感受，进而出现主观感觉异常现象。这是因为感知活动的过程不仅取决于客观事物的直接作用，同时也依赖于人的心理特征。例如感知的选择性、理解性、组织性和整体性受情绪和个性的影响。患者主观感觉异常主要体现在对自身躯体状况的感觉异常，大部分患者感觉过于敏感，有疼痛、牵拉的感受，甚至对自己的呼吸、心跳、胃肠蠕动的声音都能觉察到。有些病情迁延、治疗效果不佳的患者，往往有度日如年之感。

2. 记忆力减退　患者常因受疾病应激的影响，对病史不能准确地回忆，记不住医嘱，甚至对刚说过的话、刚放在身边的东西也难以记起。患者对外界事物的注意力不集中或不持久，而更多地把注意力转向自身，对自己的身体变化特别关注。

3. 思维能力下降　主要是逻辑思维的能力下降，表现为患者分析和判断力降低。在遇到问题时犹豫不决，有时可能做出草率决定，但事后又觉后悔。

（二）患者的情绪特征

1. 焦虑　是患者在疾病应激情况下出现的情绪反应，如对病因、疾病转归及预后的过分担忧，在对环境感到陌生、不习惯，以及医疗过程中感到不安全、不顺心时容易出现。还有一些疾病，如甲状腺功能亢进、更年期综合征等往往伴有焦虑。严重的焦虑情绪会影响治疗过程及效果，需要给予恰当的解决。

医务人员接触患者的时候，要热情、主动，认真进行检查，通过交谈了解患者焦虑的认知因素，采取支持等心理疗法给予解决。对不同年龄的患者有针对性地给予心理指导，对某些检查和治疗方法给予简要介绍，帮助患者尽快适应医院环境、制度，避免患者产生焦虑，也有助于建立良好的医患关系。

2. 恐惧　由自认为对自己有威胁或危险的刺激所引起的情绪。害怕疾病所带来的一系列影响，害怕疼痛及疾病后的工作能力受到影响，都是引起恐惧的原因。患者的恐惧情绪与认知评价有关，越是他们认为对自己刺激、影响最大的因素，越是恐惧它的到来。

医务人员要认真分析患者的心理特点、恐惧的原因和促成因素。以交谈为主要途径，倾听患者直接叙述感到的威胁和危险，观察患者的表情，如不安、手发颤、出汗，以及说话声音的变化。针对患者的具体情况，给予解释、安慰、暗示等，改变患者的认识，达到减轻或消除恐惧情绪的目的。

3. 抑郁　抑郁是一种闷闷不乐、忧愁、压抑的消极情绪，有些患者常常表现为少言寡语、不愿交往、悲观失望、自暴自弃、绝望，甚至轻生、自杀。随着病情的好转，这种抑郁情绪可以减轻，但也有少数患者持续存在，直接影响治疗效果。因此，医务人员应给予心理疏导、解释、保证与支持，特别是对有自杀可能性的患者应高度警惕，采取相应的干预措施，帮助克服抑郁，使患者树立起治愈疾病的信心。

4. 愤怒　一些患者认为自己得病是不公平的、倒霉的，加之疾病的折磨、生活不能生理，以及看到自己的事业、家庭都受到影响，而常常感到愤怒，表现为心烦意乱，有时因一点小事而大发雷霆，毫无理智地向周围的人，如亲友、病友，甚至对医生、护士做出攻击行为。愤怒还可以转化为自虐和抑郁。自虐时可出现拒绝正当治疗，如拔掉输液器、把吞服的药吐掉等，把攻击情绪转向自身。医务人员应理解和体谅患者的愤怒情绪，进行适当的疏导。

NOTE

第二节　医患关系

【案例】

2014 年，某医院发生了一起患者家属冲击医院的事件，起因如下：一名中年男子被捅伤后送医院救治，但因伤势过重，经抢救无效死亡。听到消息后，现场几十名家属一拥而上，不由分说地将主治医生打伤，并打砸急症科办公室。

问题：如何认识医患关系？

医患关系是医生和患者之间最基本的人际关系，在医疗过程中占有十分重要的地位，和谐的医患关系是一切医疗活动的基础。然而当今社会，因为多种原因，医患纠纷不断发生，从口角之争到暴力伤医，医患关系已经成为社会群体关系中最难处理的关系之一。因此，我们应该从社会、心理及医方和患方等多方面思考影响医患关系的因素，为构建和谐的医患关系共同努力。

一、医患关系概述

医患关系是指医方和患方在医疗实践活动中基于患者健康利益所形成的一种医学人际关系，是医学关系中最基本、最核心的关系。医务工作者与患者因健康利益而紧密相连，也就是说，医患双方有着共同的目标和利益。随着医学的发展，医患关系也由单纯的诊疗关系转变为更为复杂的利益关系和社会关系，在这种情况下，如何正确认识医患关系的内容和本质，赢得患者的信任，构建良好的医患关系，是每一位医务工作者都应思考的重要问题。

（一）人际关系

1. 人际关系的含义　人际关系是指人与人之间在社会生活中建立起来的关系。广义的人际关系，包括了人们的工作、生活、家庭等多方面，人人都身处其中。因此，人际关系对于每个人都是非常重要的。

2. 人际关系的功能　主要有以下几方面：

（1）沟通信息　人在社会中生存离不开信息，尤其是当今这样的信息社会，信息对每个人都十分重要。虽然目前获取信息的渠道很多，但通过人际交往得到信息，依然是获取信息的重要渠道，尤其是与我们自身利益密切相关的信息，常常更多地是通过和周围人的交往得到。人际关系良好，得到信息的渠道就多，反之亦然。

（2）认识自我　认识自我的途径有三条，即人际交往、自我观察和行为评价。其中，人际关系是认识自我最为客观、最为有效的途径。人可以从与他人的交往、他人对自己的态度和评价中认识、调整和改进自我。

（3）协同合作　交往在人与人的关系协调方面发挥着重要作用。人际关系好则乐于互相帮助、协调合作，反之则容易出现矛盾和纠纷。

（4）保证健康　人作为社会的人，有强烈的合群需要，人际交往能使人在心理上有归属感和安全感，有助于形成良好的心境，保持心身健康。生活中可以看到，交往面广的人，往往精神生活丰富，身心更为健康；而孤僻、不合群的人，往往愁眉不展，容易出现心身健康问题。

3. 人际关系的影响因素

（1）人格魅力　人格特质所包含的内容是广泛的，通常对人际交往有较大影响的因素有个人的知识、才华、道德修养、工作作风等。具有人格魅力的人容易得到人们的信任。

（2）外在形象　人的服装打扮、风度气质等外在形象对关系的建立和发展也会产生影响。作为医务工作者，应传递给患者安全、信任、责任和智慧的医生形象。

（3）能力　敬佩能力强的人，是人们普遍的心理倾向。作为医务工作者，要努力钻研业务，不断提高自己的医疗水平，用自己的实力得到患者的信赖和尊重。

医患关系是一种特殊的人际关系，上述影响一般人际关系的因素，对医患关系也同样会有影响。因此，作为医务工作者，应该了解人际关系的影响因素，有助于良好医患关系的建立。

（二）医患关系

1. 医患关系的定义　医患关系（doctor - patient relationship）是指医务人员在给患者提供医疗服务过程中与患者建立的相互关系，是一种特殊的人际关系。医患关系有狭义和广义之分。狭义的医患关系主要指医生个体与患者个体之间的相互关系。广义的医患关系是指提供医疗服务的群体与接受医疗服务的群体之间的相互关系，其中提供医疗服务的群体包括医生、护士、医技科室人员及医院相关行政部门工作人员；接受医疗服务的群体包括患者、患者家属及监护人、患者工作单位有关人员。本节主要讨论狭义的医患关系相关内容。

2. 医患关系的特点　医患关系也是人们在社会交往中发展起来的一种关系。因此，它符合一般性人际关系的特点；同时，因为它又是一种特殊的人际关系，所以又有其自身的特点，可概括为如下四点：

（1）医患双方的地位是平等的　医生作为一种社会职业，在给患者提供医疗服务的过程中，既可以获得报酬、满足生存需要，又可以在职业活动中获得成就感和价值感，满足了被尊重及自我实现的需要。患者作为医生职业活动的主要对象，也是一个有人权、有价值感、有感情、有独立人格的人，理应得到尊重、理解和接纳。另外，在我国当前现有社会医疗保障制度下，患者在接受医疗服务的过程中，需要承担相应的医疗成本。从市场经济的角度考虑，医生应满足患者相应的医疗需要，给予患者与其承担医疗成本相应的医疗服务。因此，在医疗服务过程中建立的医患关系，双方的地位是平等的。

（2）医生是医患关系的主要影响者　医患关系的融洽程度取决于医患双方需要的满足情况。在医疗服务过程中，虽然医患双方的地位是平等的，但医生相对处于主导地位。因此，医患关系的密切融洽与否主要取决于医生一方。如果双方在交往中需要得到了满足，则相互间产生并保持亲近的心理关系。例如，医务工作者在与患者接触中，能够理解患者的感受，并尊重关心其体验和需求，在交往中就会满足患者的心理需要，双方就会建立良好的人际关系；相反，如果医生在与患者的交往沟通中，对患者态度不友好、不真诚、不尊重患者，不考虑患者的心理需求，就会引起患者的不安或反感，患者的心理需要得不到满足，双方就会产生疏远甚至敌对的关系。

（3）医患关系具有时限性　从患者的求医行为到疾病治疗结束，医患关系也经历了建立、发展、工作及结束四个不同的时期。与其他类型的人际关系比较起来，医患关系有一个明确的特点就是具有时限性，也就是患者的疾病治疗结束后，医患关系也就不存在了。因此，医生在给患者提供医疗服务的过程中，不要为了个人私利与患者建立超出医患关系以外的人际关系。

（4）具有明确的目的性　患者到医院就是为了检查和治疗疾病，是有明确的目的的，有了这种求医的需求和行为，才可能与医生建立相应的人际关系。而医生在医患交往中，给患者提供医疗服务，医生和患者的所有交往活动都以患者疾病的治疗、康复及健康的维护为目的，以满足患者的生理和心理需要为中心。因此，医患关系有明确的目的性。

3. 医患关系的类型　根据患者的个体差异及所患疾病的性质，双方在医患关系中扮演的角色及在双方的交往活动中所发挥的作用不同。美国学者 Szasyt 和 Hollander 提出了医患关系的以下三种模式：

（1）主动－被动型（active－passive mode）　这是一种受传统生物医学模式影响而建立的医患关系模式。这种医患关系的特点是"医生为患者做什么"，模式的原型是"父母－婴儿"。在医疗服务过程中，医生处于主动的、主导地位，而患者完全处于被动的、接受医疗的从属地位。

这种模式过分强调了医生的权威性，忽视了患者的主观能动性。但这种医患关系的模式仍然适用于某些特殊患者，如意识严重障碍、婴幼儿、危重或休克、智力严重低下及某些精神疾病患者。

（2）指导－合作型（guidance－cooperation mode）　这是一种以疾病治疗为指导思想而建立的医患关系。这种医患关系的特点是"医生告诉患者做什么和怎么做"，模式的原型是"父母－儿童"。在医疗服务过程中，医生的权威性在医患关系中仍然起主要作用，但患者可以向医生提供有关自己疾病的信息，也可以向医生提出自己对疾病治疗的意见和观点。

这种模式较主动－被动型医患关系前进了一步，允许患者参与到自己疾病的治疗过程中。这种模式适用于急性患者的医疗过程。

（3）共同参与型（mutual participation mode）　这是一种以生物－心理－社会医学模式为指导思想而建立的医患关系。这种医患关系的特点是"医生帮助患者自我恢复"，模式的原型是"成人－成人"。在医疗活动中，患者不仅是积极的合作者，而且能够积极主动地参与到自己疾病的治疗过程之中。这种模式适用于慢性疾病且具有一定文化水平的患者。

二、影响医患关系的因素

医患关系的影响因素是多方面的，既有社会文化因素，也有医患双方的个人因素。

（一）社会因素

医患关系是社会文化的一部分，因此，不可避免地要受到社会因素的影响。

1. 市场经济的影响　随着我国社会和经济的不断发展，医院也不可避免地受到市场经济及体制等因素的影响，一定程度上出现了医疗服务商品化的倾向。医疗费用的上涨，以及医疗资源配置的不均衡，导致许多患者感到看病难、看病贵，加剧了对医疗系统的不满，这种矛盾常常集中体现在医患关系上。

2. 社会心态的影响　社会心态是民众对社会事务普遍持有的价值判断、言论情绪、认识方法、行为态度的总和，它在一定程度上影响着人们对事物的判断和言行。比如个别医生道德滑坡，收受患者红包。其结果是泛化为人们对医院和医务工作者的普遍印象，突出表现是患者对医生产生了不信任的心理，甚至是对立情绪，导致伤医伤护现象频频出现。我国医患关系的现状直接影响着人们对医务工作者的看法。

3. 社会传媒的影响　社会传媒作为现代社会的重要信息传播方式，具有快捷、影响面广、对大众的情感和态度有导向性等特点。如果媒体将偶然发生的个别负性医疗事件作为典型大肆报道，无疑会影响大众对医务工作者的信任；尤其是在缺乏医学常识而且事件真相尚未明了时的一些不够如实的报道，更会误导大众的情绪。因此，媒体应有社会责任感，在促进医患关系健康发展方面起到积极的作用。

（二）心理因素

1. 医患双方的心理需求　按照马斯洛的需要层次理论，人人都有被尊重的需要。尤其是患者由于疾病因素而担心被人歧视，这种需求会更为强烈，情绪也更为敏感。如果医者不了解患者的这种需求，以一种高高在上的优越感对待患者，患者会感到没有受到尊重，就很难建立良好的医患关系。同样，医生也需要患者的理解和尊重。医生担负着救死扶伤的重任，工作压力大、责任重，但由于社会对医生的偏见，一些患者对医生极端不信任，处处提防，极大地伤害了医生的自尊心，不可避免地会影响到医患关系。

2. 医患双方的认知差异　不可否认，随着科技的进步，医疗水平也有了很大的提高。但医学依然有着很大的局限性，医生不是万能的，不可能包治百病。而医患双方由于所掌握的专业知识不同及各种利益的不同，在认知水平上不可避免地存在着差异。公众对医疗技术期望值过高，在疗效不理想时，医生会考虑是否和疾病的严重程度、患者的体质和疾病的发展规律有关，而患者则会考虑是否是医术医德问题。如果病情凶险，患者死亡，就认为是医疗事故，从而发生纠纷，一定程度上加大了医疗纠纷的调节难度。

（三）患方因素

1. 疾病因素对医患关系的影响　由于疾病导致的痛苦，患者本身就容易出现急躁、焦虑、抑郁等不良情绪，常常把自己的情绪转嫁到医务工作者身上。不同的疾病可能使患者在医患关系中表现出不同的行为。如重病患者、长期慢性病患者，可能因为治疗效果不理想，而把自己的愤怒投射到医务人员身上；还有的患者，因对疾病过度担心和恐惧，希望得到医护人员更多的安慰和关注，如医生工作繁忙或不了解患者的这种心理，未能满足患者的这种期望，患者也常常会出现不配合治疗的情况。

2. 患者文化因素对医患关系的影响　患者的民族、职业、年龄、受教育水平等因素，都有可能影响患者对疾病的认识及语言交流的理解，进而影响到医患沟通，有时还会对医患关系造成影响。因此，作为医务工作者，需要更多地从患者不同年龄和文化背景的角度与患者进行沟通，了解患者对疾病的理解和治疗期望。

3. 患者权利意识对医患关系的影响　随着公众法律意识的提高，患者在就医过程中的维权意识也日渐浓厚。如果临床医生在给患者提供医疗服务的过程中损害到了患者的权利，就有可能会发生医患矛盾和冲突。"患者"作为一个社会角色有其相应的权利与义务，患者的基本权利包括：免除一定社会责任和义务的权利；享受平等医疗、护理、保健的权利；知情同意的权利；隐私保密的权利；监督医疗权益实现的权利；自由选择的权利。

在一些医患冲突的案例报道中，有一部分是因为当事人缺乏对患者基本权利的认知，在不知情的情况下损害了患者的基本权利，这就需要对从业医生加强相关法律的宣传和教育。而另

NOTE

一部分案例显示医生在知情的情况下，损害到患者的基本权利，这是由于医生缺乏职业道德造成的，因此需要加强对从业医生的职业道德教育。

（四）医方因素

在医疗服务的过程中，虽然医患双方的地位是平等的，但医生相对处于主导地位，因此医患关系的密切融洽与否，医生负有更多的责任。

1. 医生的医德对医患关系的影响　医德是医学道德的简称，指医学实践或医学领域中特殊的道德，它是人们评价医务工作者综合素质的重要因素之一。在市场经济形势下，部分医务人员受到拜金主义的影响，责任心减弱、服务意识淡化、过分追求物质利益，严重影响了患者对医务工作者的信任，对医患关系也产生了不利影响。

2. 医生的医术和职业素养对医患关系的影响　不可否认，医生的技术和职业素养对医患关系有着重要的影响。如果医生专业知识丰富、专业技能熟练、情绪稳定、尊重患者又不失自信、诊断治疗细致而又果断，必能很快取得患者的信任；反之，则不易得到患者的认可和信任。

3. 医生的人格对医患关系的影响　同样，医生的人格对医患关系的影响也很明显。如果医生自身缺乏自信和安全感、易急躁焦虑，在诊治患者时就可能会出现更多的犹豫不决、紧张、回避责任等情况，在医患关系上也不易得到患者的信任。

4. 医生的沟通态度对医患关系的影响　医患沟通是影响医患关系非常重要的因素。良好的沟通既是体现医学关怀的重要环节，也是医疗服务的基础。如果医生在与患者的沟通、交流中，对患者缺乏同情、态度冷漠、未尊重患者的隐私和人格，这也是引发医患矛盾的重要原因。

5. 医生个人应激性事件对医患关系的影响　医生既有职业角色身份，同时也具有其他角色身份。如果医生在个人生活中遇到严重的应激事件，自身情绪受到困扰，在工作中就有可能将不良情绪转嫁到患者身上，对患者表现出忽视、冷漠、不耐烦，很有可能会影响到医患关系。

三、医患关系的建立与维护

良好的医患关系可使医患双方保持积极的情绪状态，增强患者对医生的信任，提高患者对医嘱的依从性，减少消极情绪状态对疾病的不良影响；有利于患者疾病的治疗和康复，也有利于医生以积极的情绪状态从事临床医疗工作。

（一）加强医学道德修养

医务工作者肩负着维护人民健康、预防和诊治疾病的责任。由于工作的重要性和特殊性，医生必须具有高尚的职业道德。而且，在医疗活动中，医疗效果不仅取决于医疗技术和设备，与医生的职业道德也直接相关。古今中外许多著名医家，之所以能赢得患者的信任和交口称赞，除了他们精湛的医术外，与医者高尚的医德也是分不开的。

同时，树立良好的医德风尚，也是医院改善服务态度、提高医疗质量必须抓好的极为重要的环节。对于促进医务工作者努力学习、勤奋工作、提高医疗水平起着重要的作用。高尚的医德情操也是医务人员为解除患者病痛而刻苦钻研、忘我工作的动力。因此，医务人员在提高医疗水平的同时，一定要重视自身的医学道德修养，使自己成为"德艺双馨"、患者信赖的好医生。

（二）提升医学专业能力

医生的医术对医患关系有着重要影响，分析和反思医患纠纷的案例，绝大多数都存在治疗效果不理想的因素。固然，影响疗效的原因很多，医生也不可能包治百病，但作为一名医务工作者，一定要不断学习，努力钻研业务，提升自己的医疗水平，不断地攻克疑难病症，减少因为自己专业能力的不足给患者带来的遗憾，尽最大可能去帮助患者，解除患者的痛苦。

（三）重视医患沟通

良好的医患沟通是取得患者信任，建立和谐医患关系的前提。因此，医务工作者要重视医患沟通，了解患者的心理，掌握一定的沟通技巧。在医患沟通中，医生起着主导作用。医生首先要注意沟通态度，以平等尊重的态度对待患者，患者往往首先从医生的态度来评价并确定是否信任医生；其次，医生要学会倾听，这既是对患者的尊重，也是获得有关疾病信息的重要途径。患者一般都迫切希望被医生理解，诉说有时难免啰嗦。必要时医生可以加以引导，但不要粗暴地随意打断患者，让患者难堪。

（四）规范医疗行为

医务工作者必须规范自己的医疗行为，由医疗行为所形成的医患关系必须符合国家现行的医疗相关法律、法规的规定，如执业医师法、精神卫生法、传染病防治法等。不论医生在何种执业机构或从事何种专业的医疗服务，都不能脱离这一原则。因为，这涉及个人和社会的健康和安全。如有的患者为了减少疾病对自己求学、就业的影响，希望医生为自己出具虚假的诊断证明。如果医生为了取得患者的好感而开具虚假诊断证明，就属于违法行为了。

（五）开展健康宣传

我国的职业医师法明确规定，医师有宣传卫生保健知识、对患者进行健康教育的义务。但在临床工作中，一些医生往往因为工作繁忙，重视对疾病的治疗，而忽视对患者的健康宣传。实际上，为患者解答相关疾病的知识、指导患者的预防和治疗本身也是治疗工作的一部分。因此，医务工作者一定要重视健康宣传，利用自己的专业知识，积极开展健康教育活动，帮助患者成为自己健康的参与者和管理者。

【复习思考题】

1. 患者的社会角色是什么？影响患者求医行为的主要因素是什么？
2. 简述患者的一般心理特点及干预措施。
3. 简述医患关系模式的分类。
4. 如何建立和维护医患关系？

NOTE

第九章 临床心理评估

多数患有身体疾病的患者，从健康状态转为疾病状态，不仅生理功能发生变化，而且社会功能受限，伴随着角色、环境等的改变，生活质量下降，同时也会发生相应的心理和行为变化。临床心理评估是临床医生了解躯体疾病患者心理状态的重要方法，但如何准确、有效地测量患者的心理状态是摆在医生面前的一个重要课题。在医患关系相对紧张的情况下，如果医生能够根据患者的心理状态制订比较有针对性的个性化治疗方案，在很大程度上有利于促进患者的身体康复，也有利于构建和谐的医患关系。

第一节 心理评估

【案例】

张某，女，38岁，教师，患糖尿病来医院治疗。近1个月来经常紧张不安、焦虑，担心会发生眼底出血、尿毒症、昏迷等。平时讲课时，讲着讲着就不知道讲到什么地方了，晚上躺在床上辗转反侧，久久不能入睡。整日提心吊胆，不能像以前一样工作，上3天班就得休息1天，与同事交往减少，听到与"糖"有关的话题，就心神不定，局促不安，设法躲开。总是想自己有糖尿病真糟糕，病重了怎么当老师，丈夫怎能与一个患者生活一辈子，自己不行了父母怎么办，等等。就诊于某医院，服降糖药效果不佳，医生说她情绪不好影响血糖，建议做一下心理咨询。

问题：如何评估患者的心理状态？

一、心理评估的概念

心理评估（psychological assessment）是指运用多种方法获得信息，通过这些信息对评估对象的心理品质或状态进行客观的描述和鉴定的过程。临床心理评估（clinical psychological assessment）是指将心理评估的通用理论和方法运用于临床，以临床患者为主要评估对象，评定和甄别患者心理状态的一系列应用性评估手段和技术。

二、临床心理评估的功能

1. 作为医学心理学的研究方法，评估患者在患病期间的心理过程，包括认知、行为、社会、情感等。主要是对患者的疾病行为表现和精神病理学水平进行评估，协助临床诊断分类，作为科研患者的入组标准，寻找各类疾病的特征性表现等。

2. 为心理诊断或医学诊断提供帮助。若要把握患者心理调整过程中的关键阶段，准确全面的评估是为患者做好心理护理的第一步。如：智力落后与行为问题的评估，包括 WAIS、长谷川痴呆测验、Conners 父母问卷（PSQ）；心理、行为正常与异常的评估，包括 SCL - 90、SAS、SDS 等；精神病状态的评估，如简明精神病量表（BPRS）。

3. 观察病情的程度、进行疗效的比较、对病程预后评估等。

三、临床心理评估的方法

（一）观察法

观察法（observational method）分为自然观察和控制观察。前者包括在不加控制的情况下，对人的行为（包括以往和现在，心理和生理的）进行观察。其中有直接的，即观察者与被观察者直接接触；有间接的，即通过某些记录的检验手段，如录像、录音等。控制观察是指控制被观察者的条件，或对被观察者做了某种"处理"后对行为改变进行观察。观察结果的有效程度取决于观察者的洞察力、分析综合能力、客观性，以及被控制条件的严谨性。

观察范围因目的和内容而异，一般包括：①仪表；②身体外观；③人际沟通风格；④言语和动作；⑤在交往中所表现的兴趣、爱好和对人对事对己的态度；⑥在困难情景中的应对方法等。

（二）访谈法

访谈法（interviewing method）又称晤谈法，是指通过医护人员和患者面对面地交谈，来了解患者的心理和行为特点的方法。它在心理评估中是一种既简单又直接，且非常重要的资料收集手段，深受人们的青睐。

因研究问题的性质、目的和对象的不同，访谈法具有不同的形式。根据访谈进程的标准化程度，可分为结构型访谈和非结构型访谈。前者标准化程度较高，有固定的标准程序，一般采用问卷或调查表；后者没有固定的格式和问题，双方围绕主题自由交谈。根据访谈的方法可分为言语沟通法和非言语沟通法。言语沟通是以双方的听与谈来增进彼此的理解和交流。在言语沟通的同时，还应该观察患者的动作、手势、姿势、语速的变化、音调的高低等方面的非言语信息，以对患者进行更全面的评估。

（三）心理测验法

心理测验法（method of psychology test）是依据心理学原理和技术，以客观、标准化的程序对人的心理现象或行为进行数量化的测量和确定的一种技术。

1. 心理测验的分类　心理测验种类繁多，归纳起来有以下几种分类：

（1）按测验的目的分类　有用于测量智力的智力测验，如韦氏智力测验、瑞文智力测验；用于了解人格特点的人格测验，如明尼苏达多项人格测验、艾森克人格测验；用于评估心理健康状况的心理卫生评定量表，如 SCL - 90、抑郁自评量表、焦虑自评量表。

（2）按测验材料的性质分类　有文字测验，也称纸笔测验，所用的是文字材料，被试用文字作答。比如明尼苏达多项人格调查表、艾森克人格测验等。还有非文字测验，也称操作测验，测验项目多是图画、实物等，无须文字作答，所以不受文化的影响，便于跨文化比较。比如瑞文智力测验、韦氏智力测验的操作分量表部分。

（3）按测验的组织方式分类　有个别测验，即一个主试与另外一个被试在面对面的情形下进行；团体测验，在同一时间内由主试对多个被试施测。

NOTE

2. 心理测验的特点

（1）间接性　人的心理特质是通过外显行为表现出来的，测验无法直接测量心理特质，而是通过一个人对测验题目的反应来推论他的心理特质。因此，心理测量具有间接性。

（2）相对性　人的行为比较没有绝对标准，心理测量中对人的评价总是与他所在团体中的大多数人或某种人为确定的标准相比较而言，如聪明、愚钝，内向、外向等。因此，心理测量具有相对性。

（3）客观性　心理测验的客观性主要是通过量表编制和测量实施过程的标准化来实现的。包括测验项目、施测说明、主测者的言语态度及施测时的物理环境等，均经过标准化，测验的刺激是客观的；评分记分标准明确，对反应的量化是客观的；分数的转换和解释也经过了标准化，对结果的推论是客观的。

3. 心理测验的基本要素

（1）信度（reliability）　是指测验的可靠程度，即测验结果的一致性程度，通常用相关系数来表示信度的高低。由于测验分数有不同的误差来源，估计信度的方法也不同。测验手册主要报告的信度指标有再测信度、复本信度、分半信度和同质性信度。一个好的测验应有较高的信度，通常能力测验的信度高于人格测验的信度。

（2）效度（validity）　是指测验对要测量的东西能够测量的正确程度。测验的效度越高，表明它所测量的结果越能代表欲测量行为的真正特征。效度是一个好的测验的必备条件。效度可分为内容效度、构想效度和效标效度。

（3）常模（norm）　是判断个别差异的依据和比较的标准。用于比较的参考团体叫作常模团体。常模团体测验的平均分数称为常模。当把被试的原始分数转化为导出分数，与和他具有类似特质的团体相比较时，便可知道他在该团体内的相对位置。

四、临床心理评估的基本程序

1. 确定评估目的　确定是鉴定智力、人格特征或是做出有无心理障碍的判定。

2. 详细了解被评估者的心理问题　应用心理评估的调查法、观察法和会谈法了解问题的起因及发展，被评估者早年的生活经历、家庭背景，以及当前的适应水平、人际关系等。这与医学病历的书写包括主诉、现病史、既往史、家族史等内容很相似。

3. 对一些特殊问题、重点问题的深入了解和评估　类似于医学诊断过程中的生理生化检查。

4. 撰写评估报告　对收集的资料进行整理分析，对当事人及有关人员进行解释，以确定下一步问题处理的目标。

五、对心理评估者的要求

（一）知识结构

评估者必须具备开展心理评估应具备的基础知识和专业知识。在基础知识方面，包括普通心理学、心理统计学等广泛的心理学知识；在专业知识方面，应该掌握心理测量的基本理论，比如信度、效度、区分度等心理测量学指标。

（二）专业技能

评估者必须具有实践操作心理测验的专业技能和经验，接受严格、系统的心理测验专业训练，熟悉有关测验的内容、适用范围、测验程序和记分方法等。像投射测验这样没有实现标准化的测试，需要评估者有丰富的临床经验；而且，评估者掌握某些测验的测试技能，并不意味着他可以担任其他测验的主试，因为不同测验的内容和施测过程不同，不同的测试均需要经过专业训练和学习。

（三）职业道德

1. 心理评估者要对评估结果保密　要尊重受测者的人格，对测验中获得的个人信息要严格保密，并由有资格的人员妥善保管；除非对个人或社会可能造成危害的情况，才能告知有关方面。

2. 心理评估者要对测验保密　泄漏测验内容可能会使测验失效，而且要控制使用心理测验，测验的使用者必须是经过专业训练和具备一定资格的人员，以避免测验滥用和误用。

第二节　智力测验

【案例】

胡某，女，78 岁。家人陈述该老年患者的性格和行为有些异常，经常会手上抓着钥匙却四处寻找钥匙，东西也经常随处乱放，却常常责怪孙子把屋子弄得乱七八糟；把电视机遥控器放冰箱、下楼忘了关煤气、去菜场买菜走到楼下却不知道自己要干什么的事情也时有发生。有时老人下楼散步后，深夜也没回来，家人下楼去寻找，发现她在楼下不停地转悠，当儿女问她为何不回家时，她说不知道家里住几层楼。后来，老人连自己居住多年的房子都不认得了，多年街坊邻居也好像全然不认识。这时，家人才意识到问题的严重性，连忙带老人到医院就诊。

问题：如何评估该患者的智力水平？

一、智力与智力测验

（一）智力

对于什么是智力，研究者迄今尚未达成共识。有人认为智力是抽象思维能力，有人认为智力是学习的潜能，也有人认为智力是适应新环境的能力，还有人认为智力是个人的抽象思维能力、学习能力和解决问题能力的总称。现在，大多数学者倾向于把智力（intelligence）看作是以抽象思维能力为中心的多种认识能力的综合，而不是一种单一的能力。

（二）智力测验

智力测验是为科学、客观地测定人的智力水平而按照标准化的程序编制的一种测量工具。

法国心理学家比奈（A. Binet）和西蒙（T. Simon）于 1905 年编制了第一个诊断异常儿童智力的测验，即"比奈 - 西蒙量表"（Binet - Simon Scale）。该量表首次采用心理年龄（mental age，MA），即智龄来计算成绩，儿童通过哪个年龄组的项目，便表明他的智力与几岁儿童的平均智力水平相当。

美国斯坦福大学教授推孟（L. M. Terman）在 1916 年修订了比奈 - 西蒙量表，即斯坦福 - 比奈智力量表（Stanford - Binet Scale）。该测验最大的特点是引入智商的概念。智商是心理年龄（MA）与实足年龄（chronological age，CA）之比，也称比率智商，作为比较人的聪明程度的相对指标。比率智商的基本假定是智力发展和年龄增长呈正比，是一种直线关系，但随着人年纪的增长，到 26 岁左右智商就停止增长进入了高原期，所以比率智商不适用于成年人。

1949 年韦克斯勒（D. Wechsler）在他编制的儿童智力量表中首次采用了离差智商（deviation IQ）取代比率智商。离差智商实际上就是同年龄组的标准分，它是根据同年龄组测得平均分和标准差计算出来的。离差智商是用统计学中的均数和标准差计算出来的，表示被试成绩偏离他自己这个年龄组平均成绩的数量（单位为标准差），是依据测验分数的常态分布来确定的。

二、常用的智力测验

（一）斯坦福 – 比奈智力测验

推孟于 1937、1960 年对斯坦福 – 比奈量表曾做过两次修订，1972 年在测验内容不变的情况下，对 1960 年修订本重新做了标准化，常模是从更具代表性的新样本中得到的。1986 年，美国进行了第四次修订，修订后包括 15 个分测验，代表 4 个主要认知领域，即词语理解、数量推理、抽象 – 视觉推理及短时记忆。2000 年进行了第五次修订，使用年龄扩展为 2 ~ 85 岁及以上，认知领域扩展为 5 个，即流体推理、常识、数量推理、视觉 – 空间推理、操作记忆。测验中有大量的非言语操作题目，可应用于言语沟通障碍的被试。

中国学者陆志韦 1924 年以 1916 年的斯坦福 – 比奈量表为基础修订了《中国比奈 – 西蒙智力测验》，1936 年又与吴天敏进行了第二次修订。1982 年，吴天敏再次修订，称为《中国比奈测验》。测验共 51 个项目，每岁 3 个项目，适用于 2 ~ 18 岁被试。

（二）韦氏智力测验

由美国心理学家韦克斯勒（D. Wechsler）编制的一组智力测验，包括《韦氏成人智力测验》（适用于 16 岁以上）、《韦氏儿童智力测验》（适用于 6 ~ 16 岁）和《韦氏学龄前儿童智力测验》（适用于 4.5 ~ 6 岁）。韦氏测验的每个分测验既有独特的评价能力，也有与其他分测验共同评价的能力。现以韦氏成人智力测验（WAIS）为例进行简要介绍。

WAIS 共有 11 个分量表，其中常识、类同、算术、词汇、理解和背数 6 个分测验组成言语分量表，填图、图片排列、积木、拼图、译码 5 个分测验组成操作分量表。

常识：包括 29 个涉及常识性知识的题目。主要测试一般常识性知识的广度、一般学习能力、对学习材料的记忆，以及对日常事物的认识能力。

类同：要求说出每对事物的相同点，共 14 对。主要测量逻辑思维和抽象思维能力。

算术：包括 14 个小学程度的算术应用题，主要测量运算技巧、数学推理、解决问题、记忆及抗分心的能力。

词汇：将 35 个难度逐渐增大的词，用小卡片呈现给被试，要求被试说出词意。可测量言语理解能力和言语发展水平，也能了解被试的知识范围和文化背景。

理解：共 16 个问题，主要测量运用常识解决问题的能力和普通常识，以及理解、判断和言语表达能力。

背数：包括顺背和倒背两部分，测量短时记忆能力和注意力。

填图：20 张卡片，每张都缺少一部分，让被试指出图中缺失的部分。主要测量视觉敏锐度、视觉再认和辨认能力，以及区分重要特征与不重要细节的能力。

图片排列：10 组图片，每组画面均有一定的情节，以打乱的顺序呈现给被试，要求被试按事情发生的先后顺序重新排序，以组成一个连贯的故事。主要测量对结果的预期和时间序列化概念，以及知觉组织、言语理解能力。

积木：9块红白两色组成的立方积木，让被试按所呈现的图案拼摆积木。测量把整体分解成为部分的能力、知觉组织和视动协调能力。

拼图：要求被试把一套切割成几块的图形板拼成一个熟悉物体的完整画面，共4套。主要测量把握整体与部分的关系和知觉组织能力，以及灵活性和视动协调能力。

译码：1~9每个数字对应一个符号，要求被试按所给的样例，尽快在每个数字下填上相应的符号。测量抄写速度和精确性、短时记忆、视觉力、一般学习能力和抗分心的能力。

算术和所有的操作测验都有时间限制，对于这些项目反应速度和正确性都作为评分依据，其他项目则按反应质量记分。所有分测验的原始分数都要转化为标准分数。分别将6个言语分测验和5个操作分测验的标准分数相加，便可得到全量表总分。之后，参照被试所属的年龄组常模，将上述三个量表分分别转换为平均数为100、标准差为15的离差智商分数，就得到了言语智商、操作智商和总体智商。由此不但可以评价一个人的一般智力水平，也可以了解他在不同能力方面的差异。

（三）瑞文智力测验

瑞文智力测验（Raven's Progressive Matrices）是非文字智力测验，是英国心理学家瑞文（J. C. Raven）设计的，简称瑞文测验。

瑞文测验一共由60张图片组成，按逐步增加难度的顺序分成A、B、C、D、E共5组。A组主要测知觉辨别力及图形比较、图形想象力等；B组主要测类同、比较、图形组合等能力；C组主要测比较、推理和图形组合能力；D组主要测系列关系、图形组合、比拟等能力；E组主要测互换、交错等抽象推理能力。每一组包含12个题目，也按逐渐增加难度的方式排列，分别编号为A1、A2……A12；B1、B2……B12等。每个题目都有一个主题图，每个主题图都缺少一小部分，主题图下面有6~8张小图片，其中一张小图片若填补在主题图的缺失部分，可使整个图案合理与完整。测验要求被试根据主题图内图形间的某种关系，从小图片中选出最合适的一张填入主题图中（图9-1）。

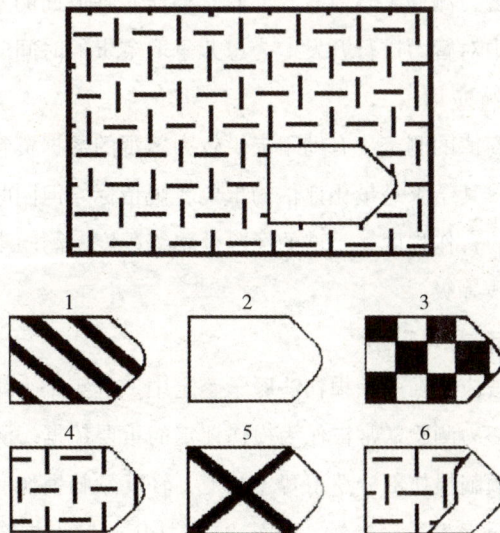

图9-1 主题图

（四）斯－欧非言语智力测验

斯－欧非言语智力测验（Snijders－Oomen Nonverbal Intelligence Test，SON）是一套以非文字形式测量个体推理与空间洞察能力的系列智力评估工具。它采用适应性施测程序，能够运用非言语指导施测，非常适于评估特殊群体的智力与认知发展水平。

SON 测验可用于测量不同年龄段人群的智力，主要包括适用于 2.5～7 岁儿童的 SON－R2.5－7 测验，适用于 5.5～17 岁儿童的 SON－R5.5－17 测验，以及用于测量 6～40 岁年龄各类人群的 SON－R6－40 测验。该测验包括 7 个分测验，即"类别""积木""隐蔽图形""模式""情境""类比""故事"，分别考察具体推理、抽象推理、空间、知觉等 4 个方面的能力，从而对智力做出较为全面的评估。

SON 系列测验采用了言语与非言语两种形式的指导语与适应性施测程序，并给被试提供作答反馈，适用于特殊群体的测量。一方面，这种施测形式和内容，不仅有效地回避了那些对特殊群体不利的速度与依靠言语记忆的测评内容，摆脱了言语知识与言语能力对特殊群体的直接影响，避开了特殊群体在此方面的缺陷。另一方面，适应性施测程序不仅可以节省时间，还可以使被试不必重复做那些对他们来讲过于简单或困难的题目，避免收到过多消极的反馈，从而使被试在测试过程中始终保持较高的积极性。

除以上常用智力测验外，我国较有影响的儿童智力测验还有筛选性和诊断性的测验。筛选测验有：丹佛发育筛选测验（DDST），适用于 0～6 岁；图片词汇测验（PPVT），适用于 3.5～8.5 岁，且已电脑化操作；绘人测验，适用于 3～15 岁。诊断性测验有：格塞尔（A. L. Gesell）发育诊断法及贝利（Bayley）婴儿发育量表，均适用于 0～3 岁。

三、智力测验的临床应用

（一）对脑性瘫痪儿童的早期诊断应用

在临床上，儿科医生用智力测验对高危新生儿的整体发育和运动障碍做早期筛查，以便尽早发现脑发育不全或脑性瘫痪患儿，并给予早期干预；儿科医生将丹佛发育筛选测验（简称 DDST）作为小儿神经检查的一种补充手段，对弱智儿童与小儿注意力缺失综合征等造成学习困难的学生做鉴定，通过智力测验了解患者，尤其是婴幼儿各方面的发育情况并对其进行早期干预，并在康复治疗过程中对智力进行开发，为患儿争取宝贵的时间。

（二）对智残评定中的应用

在智残评定中进行智商值的测定，有助于提供较为客观的数据资料。智力测验是目前我国智力残疾评定的重要手段，其结果是量化评估的重要客观指标。但同时我们应该注意各种因素对智商值的影响，如被试的合作程度、主试的经验及熟练程度、测验本身的局限性等，不能单纯根据智商结果来评定智残等级。

（三）在颅脑损伤鉴定中的应用

智力测验越来越多地被应用在颅脑损伤法医学鉴定中。近年来，颅脑损伤患者涉及伤残评定的案例有增多的趋势，智力测验常常被作为损伤评定的重要依据。测试发现，重度颅脑损伤多数遗留智力减退，中度颅脑损伤部分遗留智力减退，轻度颅脑损伤一般不造成智力减退。伤后记忆减退人数多于智力减退人数。当然，对其 IQ 的评定，应根据伤者的详细病史、出院诊断、脑 CT 报告、社会适应能力，以及伤者的文化程度、生活环境、自身伤前是否有智力缺陷或脑器质性疾病等，结合智力测验结果及伤者在智力测验中的合作程度等因素进行综合评定，方可做出较准确的评定。

第三节　人格测验

每一种人格理论都假定个别差异的存在，并认为这些差异是可以测量的。人格测验就是对人格进行全面系统地描述与评价，在心理诊断、心理治疗和咨询、司法鉴定、人事选拔及人格研究等多个领域有广泛的用途。人格测验的形式复杂多样，大体可分为客观性测验和投射性测验两种。客观性测验是被试根据自己的报告做出评定，通常采用问卷法或调查表的形式进行。投射性测验的理论假设与精神分析理论有关，常用的有罗夏墨迹测验和主题统觉测验等。我国临床心理学工作者所偏好的是客观性测验。临床上常用的有明尼苏达多项人格调查表、卡特尔16项人格因素问卷、艾森克人格问卷、大五人格测验、五态人格测验等。

一、明尼苏达多项人格调查表

明尼苏达多项人格调查表（Minnesota multiphasic personality inventory，MMPI）是由美国明尼苏达大学教授哈萨威（S. R. Hathaway）和麦金利（J. C. Mckinley）于1943年合作编制而成的。该测验迄今为止已被翻译成100多种文字版本，广泛应用于人类学、心理学及医学领域，是世界上最常引用的人格量表，在精神医学的临床诊断及人格评估方面具有较高的应用价值。我国宋维真等人于1980年开始MMPI的修订工作，1984年完成修订并建立了中国常模。

MMPI是根据经验效标法建立起来的自陈量表，有566道题目和399道题目两个版本，题目内容非常广泛，包括身体各方面的情况、精神状态、家庭、婚姻、宗教、政治、法律、社会等方面的态度和看法。被试根据自己的实际情况对每个题目做出"是"与"否"的回答，若确实不能判定则不作答。然后，根据被试的答案计算分数并进行分析，每一被试均可从各分量表的得分获得一个人格剖面图。MMPI适用于年满16岁，具有小学毕业的文化水平，无影响测验结果的生理缺陷者。在临床工作中，MMPI常用4个效度量表和10个临床量表。

（一）效度量表

1. 疑问（question，Q）　对问题不做是否回答及对是否都进行反应的项目总数，或称"无回答"的得分。高得分者表示逃避现实，若在566题目的版本中原始分超过30分、在399题目的版本中原始分超过22分，则提示临床量表不可信。

2. 说谎（lie，L）　共15个题目，是追求过分的尽善尽美的回答。L量表原始分超过10分时，则测验无效。高L分提示被试对症状汇报不真实，因而使测验的效度不可靠。在选择实验的被试时，L得分在6分以上者，最好避免选用。

3. 诈病（validity，F）　共64个题目，多为一些比较古怪或荒唐的题目。如果测验有效，F量表是精神病程度的良好指标，其得分越高暗示着精神病程度越重。正常人如分数高则表示被试不认真、理解错误，表现出一组互相无关的症状，或在伪装疾病。

4. 校正分（correction，K）　也称修正量表，共30个题目，是对测验态度的一种衡量，其目的有两个：一是为了判别被试接受测验的态度是不是隐瞒，或是防卫的；二是根据这个量表修正临床量表的得分，即在几个临床量表上分别加上一定比例的 K 分。高分者表明对测验具有较强的自我防御态度。

（二）临床量表

1. 疑病量表（hypochondriasis，Hs）　测量被试对身体功能的异常关心。得分高者即使身体无病，也总是觉得身体欠佳，表现为疑病倾向。量表 Hs 得分高的精神科患者，往往有疑病症、神经衰弱、抑郁等临床诊断。

2. 抑郁量表（depression，D）　测量被试的情绪低落问题。高分表示被试情绪低落，缺乏自信，无望，有自杀观念。得分高者常被诊断为抑郁性神经症和抑郁症。

3. 癔症量表（hysteria，Hy）　测量被试对心身症状的关注，以及敏感、自我中心等特点。高分反映被试以自我为中心、自私、期待更多的爱抚和注意，与人的关系肤浅、幼稚。若是精神科患者，往往被诊断为癔症。

4. 精神病态性偏倚量表（psychopathic deviation，Pd）　测量被试的社会行为偏离特征。高分反映被试脱离一般的社会道德规范，蔑视社会习俗，社会适应不良，常有复仇攻击观念，并不能从惩罚中吸取教训。在精神科的患者中，多诊断为人格异常，包括反社会人格和被动攻击性人格。

5. 男子气或女子气量表（masculinity – femininity，Mf）　测量男子女性化、女子男性化的倾向。男性高分反映被试敏感、爱美、被动等女性倾向；女性高分则反映粗鲁、好攻击、自信、缺乏情感、不敏感等男性化倾向。在极端的高分情况下，则应考虑有同性恋倾向和同性恋行为。

6. 妄想量表（paranoia，Pa）　测量被试是否具有病理性思维。高分提示被试具有多疑、孤独、烦恼及过分敏感等性格特征。如 T 分超过 70 分则可能存在偏执妄想，尤其是合并 F、Sc 量表分数升高者，极端的高分者极可能被诊断为精神分裂症偏执型。

7. 精神衰弱量表（psychasthenia，Pt）　测量被试精神衰弱、强迫、恐怖或焦虑等神经症特征。高分提示被试有高度紧张、严重焦虑、强迫观念、恐怖及内疚感等反应。Pt 量表与 D 和 Hs 量表同时升高则是一个神经症剖析图。

8. 精神分裂症量表（schizophrenia，Sc）　测量被试思维异常和行为古怪等精神分裂症的一些临床特点。高分提示被试思维怪异、行为退缩，可能存在幻觉妄想、情感不稳。极高的分数（T > 80 分）者可表现出妄想、幻觉、人格解体等精神症状及行为异常。几乎所有的精神分裂症患者 T 分都在 80～90 分之间，如只有 Sc 量表高分，而无 F 量表 T 分升高，常提示为类分裂性人格。

9. 躁狂症量表（mania，Ma）　测量被试情绪激动、过度兴奋、易激惹等轻躁狂症的特征。高分反映被试联想过多过快、活动过多、精力过分充沛、乐观、无拘束、观念飘忽、夸大而情绪高昂、情感多变等特点。极高分数者的表现可能有情绪紊乱、反复无常、行为冲动，也可能有妄想。量表 Ma 得分极高（T > 90 分）可考虑为躁郁症的躁狂相。

10. 社会内向量表（social introversion，Si）　测量被试的社会化倾向。高分提示被试性格内向、胆小、退缩、不善交际、过分自我控制等；低分反映被试性格外向、爱交际、健谈、冲动、不受拘束等。

各量表结果采用 T 分形式，可在 MMPI 剖析图上标出。如果 T 分在 70 以上（按美国常模），或 T 分在 60 分以上（中国常模），便视为可能有病理性异常表现或某种心理偏离现象。但在具体分析时应结合各量表 T 分高低情况进行综合分析评价。例如精神疾病患者往往是 D、Pd、Pa 和 Sc 分高，在 MMPI 剖析图上呈现出 "右高左低" 的模式；而神经症患者往往是 Hs、D、Hy 和 Pt 分高，在 MMPI 剖析图上呈现出 "左高右低" 的模式。

另外，在结果判定时常常根据两点编码进行分析，即在 10 个临床量表中选择超过 60 分（中国常模）以上的两个最高分数组成两点编码，然后依据两点编码组合来分析其临床意义。如 13/31 两点编码多见于神经症的疑病症，68/86 两点编码则多见于偏执型人格、分裂型人格和精神分裂症。

二、卡特尔 16 项人格因素问卷

卡特尔 16 项人格因素问卷（16 personality factor questionnaire，16PF）是美国伊利诺大学卡特尔教授（R. B. Cattell）根据人格特质学说，采用因素分析法编制而成的一种精确可靠的测验。16PF 属于团体施测的量表，也可以用于个别施测。凡是有相当于初中以上文化程度的青、壮年和老年人都可以适用。

16PF 英文原版有 A、B、C、D、E 共 5 种版本：A、B 为全版本，各有 187 个题目；C、D 为缩减本，各有 106 个题目；E 本有 128 个题目，适合文化水平较低的被试。16PF 主要用于确定和测量正常人的基本人格特征，并进一步评估某些次级人格因素。1970 年经刘永和、梅吉瑞修订，将 A、B 本合并，发表了中文修订本及全国常模。合并本共有 187 个测题，分成 16 个因素，每个因素包括 10~13 个测题。16PF 结果采用标准分（Z 分），每一因素的标准分 1~3 分为低分，8~10 分为高分。根据被试在各因素上的得分，即可了解被试的人格特征。

16 种人格因素及其意义如下：

因素 A：乐群性。高分者外向、热情、乐群；低分者缄默、孤独、冷淡。

因素 B：聪慧性。高分者聪明，富有才识，善于抽象思维；低分者迟钝，学识浅薄，抽象思维能力弱。

因素 C：稳定性。高分者情绪稳定而成熟，能面对现实；低分者情绪激动，易烦恼。

因素 E：恃强性。高分者好强固执、独立积极；低分者谦虚、顺从、通融、恭顺。

因素 F：兴奋性。高分者轻松兴奋、随遇而安；低分者严肃审慎、冷静寡言。

因素 G：有恒性。高分者有恒负责、做事尽职；低分者权宜敷衍、原则性差。

因素 H：敢为性。高分者冒险敢为、少有顾忌，主动性强；低分者害羞、畏缩退却，缺乏自信心。

因素 I：敏感性。高分者细心、敏感，好感情用事；低分者粗心、理智，着重实际。

因素 L：怀疑性。高分者怀疑、刚愎，固执己见；低分者信赖、随和，易与人相处。

因素 M：幻想性。高分者富于想象、狂放不羁；低分者现实、脚踏实地、合乎成规。

因素 N：世故性。高分者精明、圆滑、世故、人情练达、善于处世；低分者坦诚、直率、天真。

因素 O：忧虑性。高分者忧虑抑郁、沮丧悲观、自责、缺乏自信；低分者安详沉着、有自信心。

因素 Q1：实验性。高分者自由开放、批评激进；低分者保守、循规蹈矩、尊重传统。

因素 Q2：独立性。高分者自主、当机立断；低分者依赖、随群附众。

因素 Q3：自律性。高分者知己知彼、自律谨严；低分者矛盾冲突、不顾大体。

因素 Q4：紧张性，高分者紧张困扰、激动挣扎；低分者心平气和、闲散宁静。

16PF 的优点是高度结构化，实施方便，计分、解释客观。与其他类似的测验相比较，16PF 能以同等的时间（约 40 分钟）测量更多方面主要的人格特质，并可作为了解心理障碍的个性原因及心身疾病诊断的重要手段，也可用于人才的选拔。

三、艾森克人格问卷

艾森克人格问卷（EPQ）是英国伦敦大学艾森克（H. J. Eysenck）夫妇于 1952 年编制的，其理论基础是艾森克提出的人格三维度理论，分儿童（7～15 岁）和成人（16 岁以上）两种形式。该问卷经过多次修订，并在不同人群中测试，因而具有较高的信度和效度，在国际上广泛应用。英文原版的艾森克成人问卷中有 101 个项目，儿童问卷中有 97 个项目。中国版由龚耀先教授主持修订，修订后的儿童问卷和成人问卷各由 88 个项目组成。每种形式都包括 4 个分量表，即 E（内外向）量表、N（神经质）量表、P（精神质）量表和 L（掩饰性）量表，前三者分别代表艾森克人格结构的三个维度，最后一个为效度量表。

EPQ 的常模采用 T 分数。根据被试的性别和年龄将被试各量表的原始分对照常模表分别转化成 T 分数，根据各维度 T 分的高低来判断人格倾向和特征。

各量表得分的意义简要解释如下：

（一）E 量表

表示性格的内外倾向。分数高表示性格外向，如好交际，渴望刺激和冒险，情感易于冲动；分数低表示性格内向，如好静，富于内省，不喜欢刺激，喜欢有秩序的生活方式，情绪比较稳定。

（二）N 量表

反映的是情绪的稳定性。分数高表示常常焦虑、郁郁不乐、忧心忡忡，遇到刺激有强烈的情绪反应，甚至出现不够理智的行为；分数低表示情绪反应缓慢且轻微，很容易恢复平静，通常稳重、性情温和、善于自我控制。

（三）P 量表

并非指精神病，它在所有人身上都存在，只是程度不同。但如某人表现出明显的程度，则易发展成行为异常。高分者可能是孤独、不关心他人，难以适应外部环境，不近人情，感觉迟钝，对人有敌意，具有攻击性，喜欢干奇特的事情，有冒险的行为；低分者能与人相处，能较好地适应环境，态度温和，善从人意。

（四）L 量表

测量被试的掩饰、假托及自身隐蔽，或者测定其朴实、幼稚水平，以识别被试回答问题时的诚实程度。

艾森克还将 N 维度和 E 维度组合，进一步分出外向稳定（多血质）、外向不稳定（胆汁质）、内向稳定（黏液质）、内向不稳定（抑郁质）4 种典型气质。这 4 种典型气质的主要特征如下：

多血质：善于领导，无忧虑，活泼，悠闲，易共鸣，健谈，开朗，善交际。

胆汁质：主动，乐观，冲动，易变，易激动，好斗，不安定，易怒。

黏液质：镇静，性格平和，可信赖，有节制，平静，沉思，谨慎，被动。

抑郁质：文静，不善交际，缄默，悲观，严肃，刻板，焦虑，忧郁。

EPQ 的项目较少，测验手续简便易行。既可以团体施测，也可以个别进行；项目内容较适合中国的国情，在我国是临床应用最为广泛的人格测验之一，但其反映的信息量相对较少，因而所反映的人格特征类型有限。

第四节　神经心理测验

神经心理测验是神经心理学研究的重要方法之一，用于人类脑功能的评估，包括感知觉、运动、言语、注意、记忆、思维等。它可用于正常人，更常用于脑损伤患者的临床诊断和严重程度评估，以便正确预测脑器质性障碍，了解脑器质性功能障碍的性质和程度。

一、神经心理筛选测验

该类测验只有一种项目形式，用于筛查患者有无神经病学问题，并初步判断是器质性或功能性问题，以决定患者是否需要进行更全面的神经心理功能和神经病学检查。

1. Bender – Gestalt 测验（Bender – Gestalt test）　为 L. Bender 于 1938 年编制，主要测查空间能力。要求被试临摹一张纸上的 9 个几何图形，根据临摹错误多少和错误特征判断测验结果。目前此测验常作为简捷的空间能力测查和有无脑损伤的初步筛查工具。我国已有该测验的较大样本常模。

2. Wisconsin 卡片分类测验（Wisconsin card sorting test，WCST）　它所测查的是抽象思维能力，即根据以往经验进行分类、概括、工作记忆和认知转移的能力。检查工具由 4 张模板和 128 张卡片构成。4 张模板上分别为 1 个红三角形，2 个绿五角星，3 个黄十字形和 4 个蓝圆形。卡片上有不同形状（三角形、五角星、十字形、圆形）、不同颜色（红、黄、绿、蓝）、不同数量（1、2、3、4）的图形。要求被试根据 4 张模板对 128 张卡片进行分类，测试时不告诉被试分类的原则，只说出每次测验是否正确。该测验已在我国广泛应用。

3. Benton 视觉保持测验（Benton visual retention test，BVRT）　为 A. L. Benton 于 1955 年所编制，适用年龄为 5 岁以上。本测验有 3 种不同形式的测验图（C 式、D 式、E 式）。我国唐秋萍、龚耀先于 1991 年修订了该测验。此测验主要用于脑损伤后视知觉、视觉记忆、视觉空间结构能力的评估。

4. 快速神经学甄别测验（quick neurological screening test，QNST）　是由马蒂（M. Mutti）等所编，主要用于测量与学习有关的综合神经功能。主要测量运动发展，控制粗大与精细肌肉运动的技巧，运动和计划的顺序性，速度和节奏感，空间组织，视觉、知觉和听觉技巧，平衡和小脑前庭功能，学习相关功能等。程灶火、姚树桥（1994）初步应用该测验结果表明，QNST 对学习困难儿童具有较好的鉴别作用。

5. 皮肤电反应（galvanic skin response，GSR）　测量的是全身最大的器官——皮肤的电阻。GSR 是衡量个体内部状态的较可信参数，从生理角度而言，它能反映汗腺活动及交感神经

NOTE

系统的变化。交感兴奋导致汗腺活动增加，进而引起电阻的增加，电阻的微弱变化，都能通过手掌或指尖的电极反映出来。GSR 也被用于焦虑和紧张水平的研究。

二、成套神经心理测验

成套神经心理测验（Halsted－Reitan neuropsychological battery，HRB）为 Halsted 编制，后来他的学生 Reitan 进行了修订。该测验是在研究人脑与行为关系的基础上编制出来的，能较全面地测量神经心理功能，是鉴别脑－行为障碍患者的一种较可靠的心理测验工具，测验结果有助于诊断脑病变的情况，还能确定某些病例症状群的性质和定位。它一般含有多个分测验，各分测验形式不同，分别测量一种或多种神经心理功能，从而可以对神经心理功能做较全面的评估。此测验有成人、儿童、幼儿三式，我国龚耀先教授主持对其进行了修订。以下是我国修订的 HRB 成人式的介绍：

1. 范畴测验（the category test）　要求被试通过尝试错误，发现一系列图片（156 张）中隐含的数字规律，并在反应仪上做出应答。此测验测查被试的分析、概括、推理等能力，此测验有助于反映额叶功能。

2. 触摸操作测验（the tactual performance test）　要求被试在蒙着双眼的情况下，凭感知觉将不同形状的形块放入相应的木槽中。分利手、非利手、双手三次操作，最后使之回忆这些形块的形状和位置。此测验测查被试的触知觉、运动觉、记忆能力，手的协同与灵活性，而左右侧操作成绩的比较有助于反映左右半球功能差异。

3. 节律测验（the rhythm test）　要求被试听 30 对音乐节律录音，辨别每对节律是否相同，测查注意力、瞬间记忆力和节律辨别能力。此测验有助于了解右半球功能。

4. 手指敲击测验（the finger tapping test）　要求被试分别用左右手示指快速敲击计算器的按键，测查精细运动能力。比较左右手敲击快慢的差异有助于反映左右半球粗细运动控制功能的差异。

5. Halsted－Wepman 失语甄别测验（Halsted－Wepman aphasia screening test）　要求被试回答问题，复述问题，临摹图形，执行简单命令，测查言语接受和表达功能，以及有无失语。

第五节　临床心理评定量表

临床心理评定量表是一种临床心理卫生领域中经常使用的较简便的心理测评工具。目前临床心理评定量表在临床医疗和研究中已经被广泛应用，包括反映心理健康状况的症状评定量表、典型行为的评定量表以及与心理应激有关的生活事件量表等。临床心理评定量表具有数量化、客观、可比较和简便易用等特点。常用的临床心理评定量表有症状自评量表 SCL－90、A型行为类型评定量表、抑郁自评量表、焦虑自评量表和社会生活事件量表等（见附表一、二、三、四、五）。

一、症状自评量表 SCL－90

症状自评量表（self－reporting Inventory），又名 90 项症状清单（symptom checklist 90，SCL

－90)，有时也叫作 Hopkin's 症状清单（HSCL）。该量表由德若伽提斯（L. R. Derogatis）编制于 1973 年，在国外应用颇广，20 世纪 80 年代引入我国，随即广泛应用。SCL－90 适用于 14 岁以上的青少年、成年和老年人，并且要求文化程度具有初中及以上水平，以及除痴呆和重度精神病之外的各种心理障碍患者。临床应用证实此量表的评估有比较高的真实性，具有内容大、反映症状丰富、更能准确刻画患者的自觉症状等优点，能较好地反映患者的病情及其严重程度和变化，是当前心理门诊中应用最广的一种自评量表。

SCL－90 由 90 个反映精神症状的项目组成，按照症状群划分为 10 个因子，涵盖了比较广泛的精神病症状学内容，如感觉、思维、意识、情感、行为、生活习惯、人际关系、饮食睡眠等，将未列入的其他 7 项，作为第 10 个因子来处理。SCL－90 的 10 个因子的含义及所包含的项目如下：

1. 躯体化 该因子主要反映主观的身体不适感，包括心血管、消化、呼吸系统的主诉不适和头痛、背痛、肌肉酸痛等其他躯体症状。如"恶心或胃部不舒服；一阵阵发冷或发热"。包括 1、4、12、27、40、42、48、49、52、53、56、58 共 12 项。

2. 强迫症状 该因子主要指那些明知没有必要，但又无法摆脱的无意义的思想、冲动和行为等表现，还有一些比较一般的认知障碍（如"脑子变空了，记忆力不行"）的行为表现。如"感到难以完成任务；担心自己的衣饰整洁及仪态的端正"。包括 3、9、10、28、38、45、46、51、55、65 共 10 项。

3. 人际关系敏感 该因子主要反映某些个人的不自在感与自卑感，尤其是在与其他人相处时更为突出。如"同异性相处时感到害羞不自在；感到人们对你不友好，不喜欢你"。包括 6、21、34、36、37、41、61、69、73 共 9 项。

4. 抑郁 代表性症状是忧郁苦闷的情感与心境，还以生活兴趣的减退、缺乏动力、丧失活力等为特征，也反映失望、悲观及与抑郁相联系的认知和躯体方面的感受。此外，还包括与死亡有关的思想和自杀观念。如"对事物不感兴趣""感到受骗、中了圈套"或"有人想抓住你"等。包括 5、14、15、20、22、26、29、30、31、32、54、71、79 共 13 项。

5. 焦虑 一般是指烦躁、坐立不安、神经过敏、紧张及由此产生的躯体症状，如震颤等。本因子的主要内容是测定游离不定的焦虑及惊恐发作，还包括一项反映解体感受的项目，如"神经过敏，心中不踏实；感到害怕"。包括 2、17、23、33、39、57、72、78、80、86 共 10 项。

6. 敌对 主要从思想、感情及行为三个方面来反映患者的敌对表现。其项目包括厌烦的感觉、摔物、争论直至不可抑制的冲动爆发等各方面。如"自己不能控制地大发脾气；容易烦恼和激动"。包括 11、24、63、67、74、81 共 6 项。

7. 恐怖 主要反映传统的恐怖状态或广场恐怖症。恐怖的对象包括出门旅行、空旷场地、人群或公共场合及交通工具。此外，还有反映社交恐怖的项目。如"害怕空旷的场所或街道；怕乘电车、公共汽车、地铁或火车"。包括 13、25、47、50、70、75、82 共 7 项。

8. 偏执 本因子是围绕偏执性思维的基本特征而制订，包括投射性思维、敌对、猜疑、关系妄想、被动体验和夸大等精神症状，如"感到大多数人都不可信任；感到有人在监视你、谈论你"。包括 8、18、43、68、76、83 共 6 项。

9. 精神病性 主要反映幻听、思维播散、被控制感等精神分裂症状，如"听到旁人听

NOTE

不到的声音；旁人能知道您的私下想法"。包括 7、16、35、62、77、84、85、87、88、90 共 10 项。

10. 其他　包括 19、44、59、60、64、66、89 共 7 个项目，未归入任何因子，作为第 10 个因子来处理，主要反映睡眠和饮食等情况，如"吃得太多；睡得不稳不深"。

SCL - 90 采用 5 级（1 ~ 5）评分制。即无、轻度、中度、偏重、严重。其中"轻、中、重"的具体含义由受检者自己去体会，不必做硬性规定。计算时，"无"记 1 分，"轻度"记 2 分，以此类推。SCL - 90 评定的时间范围是"现在"或"最近一周"。

统计指标与结果分析：

总分：是指 90 个项目所得分之和。

总均分 = 总分/90，表示从总体来看，受检者其自我感觉介于 1 ~ 5 的哪个范围内。

阳性项目数：是指评为 2 ~ 5 分的项目数，表示患者在多少项目中呈现"有症状"。

阴性项目数：是指评为 1 分的项目数，表示患者"无症状"的项目有多少。

阳性症状均分 =（总分 - 阴性项目数）/阳性项目数。表示"有症状"项目中的平均得分，可以看出该患者自我感觉不佳的程度究竟在哪个范围内。

因子分 = 组成某一因子的各项目总分/组成某一因子的项目数。

SCL - 90 量表的作者并未提出分界值，按照我国常模，总分超过 160 分，或阳性项目数超过 43 项，若任一因子分≥2 分，可考虑筛查阳性，做进一步检查。

二、A 型行为类型评定量表

A 型行为类型的评定工作是从美国临床医师弗雷德曼（Friedman）等在 20 世纪 50 年代对冠心病患者的性格或行为表现进行系统和科学的观察与研究开始的。目前 A 型行为类型评定量表有很多。国内在张伯源主持下，已修订一个适合我国的 A 型行为类型评定量表，量表采用问卷形式，由 60 个题目组成，包括三部分：①"TH"，有 25 题，反映时间匆忙感、紧迫感和做事快等特征；②"CH"，有 25 题，反映争强好胜、弥漫性敌意和缺乏耐性等特征；③"L"，有 10 题，为测谎题。由被试根据自己的实际情况进行回答，符合时回答"是"，不符合时回答"否"。

计分及评估方法：在"TH"25 个问题中，第 2，3，6，7，10，11，19，21，26，29，34，38，40，42，44，46，50，53，55，58 题的回答为"是"和第 14，16，30，54 题的回答为"否"的每题各得 1 分。在"CH"25 个问题中，第 1，5，9，12，15，17，23，25，27，28，31，32，35，39，41，47，57，59，60 题回答"是"和第 4，18，36，45，49，51 题回答"否"的，每题各得 1 分。在"L"10 个问题中，第 8，20，24，43，56 题的回答为"是"和第 13，33，37，48，52 题回答为"否"的每题各得 1 分。在评估时首先应注意用以考验被试回答真实性的"L"量表得分是否过高，若 L≥7 分则反映回答不真实，问卷无效。至于 A 型行为类型的评定则是根据行为总分，即"TH"加"CH"的得分多少计算的，并以常人得分的平均分数（27 分）为极端中间型，36 分以上者为典型 A 型，18 分以下者为典型 B 型，28 ~ 35 分者为中间偏 A 型，19 ~ 26 分者为中间偏 B 型。

三、抑郁自评量表

抑郁自评量表（self - rating depression scale, SDS）是由 Zung 于 1965 年编制的，用于衡量

抑郁状态的轻重程度及其在治疗中的变化。SDS 操作方便，易于掌握，能有效地对抑郁状态进行评估，评分标准不受年龄、性别、经济状况等因素的影响，在国内外应用颇广。SDS 于 1985 年引入我国后，在对抑郁症的诊断评估等方面及在流行病学的调查中均得到了较为广泛的应用。

SDS 共有 20 项与抑郁情绪密切相关的问题，采用 4 级评分，主要评定症状出现的频度，其标准为：①没有或很少时间；②小部分时间；③相当多的时间；④绝大部分或全部时间。20 道题目中有 10 项（第 2、5、6、11、12、14、16、17、18 和 20）为反向评分题，按 4～1 计分，其余 10 项按上述 1～4 顺序评分。评定的时间范围是"现在"或"最近一周内"。

统计指标与结果分析：SDS 的分析方法较简单，统计指标为总粗分和标准分。总粗分即将所有项目评分相加；总粗分乘以 1.25 后，取其整数部分，即为标准分。按照我国常模，SDS 总粗分的分界值为 41 分，标准分为 53 分，也就是说当总粗分大于 41 分，标准分大于 53 分时，可认为有抑郁症状，且超过越多，抑郁症状越严重。SDS 的评定也可以通过抑郁严重度指数来反映。抑郁严重度指数 = 总粗分/80。指数范围为 0.25～1.0，指数越高，说明抑郁程度越重。

四、焦虑自评量表

焦虑自评量表（self - rating anxiety scale，SAS）是由 Zung 于 1971 年编制，适用于有焦虑症状的成人。该量表从量表结构到具体评定的方法，都与抑郁自评量表（SDS）十分相似，能有效地反映具有焦虑倾向的被试的主观感受。国外研究表明 SAS 的效度很高。近年来，SAS 已在咨询门诊中广泛应用。

SAS 共有 20 项与焦虑情绪密切相关的问题，每项采用 4 级评分，主要评定项目所定义的症状出现的频度，其标准为：①没有或很少时间；②小部分时间；③相当多的时间；④绝大部分或全部时间。评定的时间范围应强调是"现在"或"最近一周内"。

统计指标与结果分析：SAS 的主要统计指标为量表总分。将 20 个项目的各个得分相加，即得总粗分，用粗分乘以 1.25 以后取整数部分，就得到标准分。其中，第 5，9，13，17，19 条 5 个项目的计分，必须反向计算。根据我国常模，SAS 总粗分的分界值是 40 分，标准分是 50 分，即标准分高于 50 分就可判定为有焦虑症状，分值越高，焦虑症状越严重。

五、社会生活事件量表

国内外有多种生活事件量表，国内应用较多的是由杨德森、张亚林编制的生活事件量表（life events scale，LES），由 48 条我国较常见的生活事件组成，包括 3 个方面的问题：

1. 家庭生活方面　包括恋爱或订婚、恋爱失败、破裂、结婚、自己（爱人）怀孕、自己（爱人）流产、与爱人或父母不和等生活方面的 28 条问题。

2. 工作学习方面　包括待业、无业、开始就业、高考失败、扣发奖金或罚款、对现职工作不满意、与上级关系紧张等 13 条问题。

3. 社交及其他方面　包括好友重病或重伤、死亡，被人诬告，发生意外事故、自然灾害等 7 条问题。

4. 空白 2 条项目　被试可填写自己经历过而表中并未列出的某些事件。

生活事件量表是自评量表，可用于对精神刺激进行定性和定量的评估，适用于 16 岁以上

NOTE

的正常人、神经症、心身疾病、各种躯体疾病及自知力已恢复的重度精神疾病患者。施测时由填写者根据自身的实际感受而不是按常理或伦理观念去判断那些经历过的事件对本人来说是好事或是坏事，影响程度如何，影响持续的时间有多久。一次性的事件如流产、失窃要记录发生次数，长期性事件如住房拥挤、夫妻分居等不到半年记为 1 次，超过半年记为 2 次。影响程度分为 5 级，从毫无影响到影响极重分别记 0、1、2、3、4 分。影响持续时间分 3 个月内、半年内、1 年内、1 年以上共 4 个等级，分别记 1、2、3、4 分。

统计指标为生活事件刺激量，计算方法如下：

单项事件刺激量 = 该事件影响程度分 × 该事件持续时间分 × 该事件发生次数

正性事件刺激量 = 全部好事刺激量之和

负性事件刺激量 = 全部坏事刺激量之和

生活事件总刺激量 = 正性事件刺激量 + 负性事件刺激量

生活事件刺激量越高，反映个体承受的精神压力越大。95% 的正常人 1 年内的 LES 总分不超过 20 分，99% 的不超过 32 分。负性事件刺激量的分值越高，对心身健康的影响越大；正性事件的意义尚待进一步的研究。

【复习思考题】

1. 什么是临床心理评估？

2. 简述临床心理评估的基本程序和常用方法。

3. 对心理评估者有什么要求？

4. 简述心理测验的分类。

5. 常用的临床心理评定量表有哪些？

第十章　心理干预

心理干预是解决医学当中心理学问题的重要手段。一般认为心理干预的主要方法是心理治疗与心理咨询，但随着医学心理学的发展，心理干预的内涵和范围也在不断变化和扩展。我们至少可从两个角度理解心理干预的内涵：一方面，心理干预是各种心理学干预手段的总称，包括心理治疗、心理咨询、心理康复和心理危机干预等；另一方面，随着社会生活的发展和对心理服务需求的增长，心理干预的思想、策略和对象会越来越社会化，逐渐深入到文化传播、保健、疾病控制等领域，甚至成为制定公共卫生政策的重要内容。因此，目前心理干预的形式已经从早期单纯的个体治疗领域，进一步扩展到针对团体或特殊群体的多层次干预。具体包括：针对普通人群进行健康促进的教育；对心理障碍的高危人群进行预防性干预；运用心理治疗的手段，对已经患有心理障碍的人进行临床干预等。

第一节　心理干预概述

一、概念

心理干预（psychological intervention）是指在心理学理论指导下有计划、按步骤地对一定对象的心理活动、个性特征或心理问题进行干预，使之发生朝向预期目标变化的过程。心理干预是医学心理学的核心内容之一，是解决心理健康问题的方法和措施。心理干预的概念有狭义和广义之分：狭义的概念是指心理咨询、心理治疗和心理危机干预；广义的概念还包括能够维护心理行为健康的方法和措施，包括健康教育、健康促进，以及构建和谐的人文环境等。本章介绍的主要是狭义的心理干预相关内容。

二、心理干预的内容与方式

医学心理学探讨的心理干预包含三个层次的干预措施，即健康促进、预防性干预和心理治疗。健康促进面对的是普通人群，目标是促进心理健康和幸福感，属于一级干预；预防性干预针对的是疾病的高危人群，目标是减少发生躯体疾病和心理障碍的危险，属于二级干预；心理治疗针对的是已出现心理障碍的个体，目标是减轻或消除障碍，属于三级干预。

（一）健康促进与预防

健康促进（health promotion）健康促进是促使人们维护和改善他们自身健康的过程。健康促进的宗旨是使人们知道如何保持健康，在健康的生活方式下生活，并有能力做出健康的选择。健康促进包含有三方面含义：一是采用积极的心理健康策略，也就是通过选择健康的生活

NOTE

方式，学会积极的认知方式与应对方法，从而增强个体免受应激损伤及自我适应的能力。二是减少或避免危险因素的影响。危险因素（risk factor）是指导致某一类个体较一般人群易感某种障碍的心理或社会环境因素，如不良个性特征、既往创伤性经历、不良生活习惯、错误的认知与应对方式、应激性生活事件及不良的社会文化习俗等；三是充分利用保护因素。保护因素（protective factor）是指能降低个体发生某种心理障碍可能性的心理或社会环境因素，如维持良好的社会支持资源可增强个体对心理问题与心理危机的应对能力，养成健康的生活方式。

（二）预防性干预的方式

预防性干预（preventive intervention）是指有针对性地采取降低危险因素和增强保护因素的干预措施。预防性干预可以起到拮抗危险因素的作用，并促进保护性因素的形成，从而阻断心理障碍形成和爆发的过程。预防性干预包含普遍性干预、选择性干预和指导性干预三种方式。普遍性干预主要是面向广大普通群众，选择性干预是针对那些虽然还没有出现心理问题或障碍但其发病的危险性比一般人高的群体，而指导性干预的对象是那些有轻微心理障碍先兆症状和体征的群体。

作为三级干预措施的心理治疗，其相关内容在本章第二节中将详细介绍。

三、心理干预的分类

根据心理干预服务的对象和工作方式，可将其分为个体干预和群体干预。

1. 个体干预　是指一对一形式的心理干预，主要是针对寻求心理帮助或存在心理行为缺陷的个体有计划地实施干预，干预的内容和方法需根据个体的需要及存在问题的性质而定，干预中注重的是干预者与被干预者之间的关系。为了确保干预的有效实施，临床心理治疗中常常需要签订治疗协议或建立治疗联盟。心理咨询与心理治疗通常就是这种形式的心理干预。

2. 团体干预　是指一对多或者多对多形式的干预，包括家庭、小组或者特定人群的干预。干预的内容和方法与个体干预有所不同，须把整个群体作为对象，寻找该群体的共同特征，干预的内容和方法取决于该群体共同关注的问题和群体特点，干预中注重的是群体中成员之间的相互关系及角色关系。同样，为了确保干预的效果，群体干预中常常需要制定条件和规则。团体心理辅导、家庭治疗通常就是这种形式的心理干预。

第二节　心理咨询

一、心理咨询概述

心理咨询（psychological counseling）是指受过专业训练的咨询师依据心理学理论和技术，通过与来访者建立良好的咨询关系，帮助其认识自己，克服心理困扰，充分发挥个人的潜能，促进其成长的过程。心理咨询是心理干预的重要组成部分，是实行健康促进、心理教育和心理指导的常用手段。随着疾病谱的变化和生物 – 心理 – 社会医学模式的发展，心理咨询将变得日益重要，会被更广泛地应用到医疗领域的各个方面。

二、心理咨询的基本过程

（一）建立咨询关系

心理咨询关系是指在咨询师与来访者之间为了解决某个心理问题而建立起来的一种特殊的职业人际关系。良好的咨询关系是取得好的咨询效果的基础。

建立咨询关系的基本态度和技术要素有：

1. 共情（empathy） 即同理心，是指心理咨询师不受自己原有的观点和态度的影响，深入了解来访者的内心世界，"设身处地"地体验来访者的真实感受及这些感受的真实意义的能力。

2. 无条件的积极关注（unconditional positive regarding） 是指无条件地整体接纳和尊重当事人，无论他的陈述如何或情绪如何激动，都尊重他自由表达的权利，而不给予好坏的评价和纠正；关注当事人身上的积极因素，相信其具有成长的潜力。

3. 真诚一致（congruence） 是指在咨询过程中，咨询师表里如一、诚实可信地投身于咨询中。真诚不仅仅是说真话，而是本着对来访者负责的原则，实事求是，适度流露，使来访者感到咨询师是诚挚而有人情味的。

（二）采集资料

资料收集是评估诊断的基础，只有全面、准确、客观地收集来访者的信息，才能进行正确的诊断。咨询师通常通过以下几种方法收集资料：

1. 晤谈 临床晤谈是收集资料最基本的和运用最广的方法。通过晤谈可以了解来访者的各种心理问题，以及关于心理问题的认知、情绪情感、现病史、过去史、个人成长史、家族史、接受咨询和治疗等情况。

2. 观察 是指咨询师直接观察来访者的外显行为、情绪和情感、衣着服饰来了解和判断来访者的心理健康状况的一种方法。观察分为非控制性的自然观察和控制性的观察。前者是指在就诊时的自然环境下观察来访者的表情和行为；后者多指在实验室内透过电子摄像设备或单向玻璃的观察。临床观察的重点有：目光是否直视或呆滞或犹疑，面部表情是否怪异，倾听时是否注意力集中，说话的音质、音量、音调和语速是否异常，衣着步态是否正常，以及四肢等身体语言传达的信息等。

3. 心理评估 是指通过心理测量工具或问卷对来访者进行测试，并根据测试结果了解来访者的智力、人格、心理健康状况的方法。心理评估方法的优势在于简单易行，操作与评价标准化，可与常模进行比较，有助于定量评价心理咨询和心理治疗的效果。心理评估问卷和工具的选择应根据来访者的具体情况和测评的目的而定，测评结果的解释要结合晤谈、观察的情况综合进行，避免滥用。

4. 生活记录和既往史的了解与分析 是通过采集和分析来访者的日记、信件、病史和工作档案等其他文字材料了解来访者的心理健康状况和分析病因的一种方法。重点了解来访者既往就诊的原因、当时的诊断与治疗、治疗效果等，可以找到许多有助于诊断和咨询的有价值资料。

（三）制定咨询目标与方案

确定咨询目标和方案有助于指引心理咨询工作的方向，使咨询有序地进行。

1. 咨询目标的制订　咨询目标是具体的、可操作的，所要干预的靶行为是清楚的、可观察和测量的，如学习肌肉放松方法；目标是现实可行、可操作的，如积极的自我暗示；目标是积极的、发展性和建设性的，如学习沟通与表达的方法；目标应该是经双方协商的和可接受的，如有分歧则应以求助者的要求为主；目标应属于个人的认知、情绪、行为、人格等心理学性质；目标是可评估的，即可用观察和评估的指标来评估效果；目标应是多层次的统一，即眼前的和长远的、特殊的和一般的、局部的和整体的统一，社会的兼顾个人的，局部的和整体的目标统一。

2. 咨询方案的制订

（1）全面掌握求助者的资料，找出主要问题或关键问题　明确来访者想要解决的问题；选择需要优先解决的问题，从最易解决的问题入手；明确问题的构成或靶行为；了解与心理问题相关的环境和社会文化因素；了解先前事件与后继事件的关系。

（2）方案制订的基本原则　为了增进来访者参与咨询过程和完成训练作业的自觉性、积极性和可行性，咨询方案应由咨询师和来访者双方共同商定，不是由咨询师单方制订。

（3）咨询方案的内容　包括：①来访者期望达到的目标（或结果）；②明确双方各自的责任、权利与义务；③咨询的次数与时间安排，一般每周1次，每次不超过50分钟；④拟运用的咨询技术和阶段性计划；⑤咨询效果的评价手段；⑥咨询的费用标准等。

（四）实施咨询方案

按方案实施心理咨询是咨询过程中最核心和最重要的实质性阶段。前面的几个环节或阶段只是为了了解、认识、评估来访者的心理问题或心理障碍，是为最终能使来访者做出某些积极改变而进行的准备。在实施咨询的阶段，心理咨询师的主要任务是综合运用影响性或干预性技术，帮助来访者改变其不适应的认知、情绪或行为反应方式，解除其精神痛苦，改善其心理健康水平或治愈其心理疾病。任何一个案例的心理咨询都需要分解为若干次，每次工作均应有：①具体的咨询时间；②本次咨询的具体目标；③咨询技术方法的要点和操作步骤；④实施过程与来访者的反应或效果。

作为心理咨询师应该掌握的常用心理咨询或治疗技术有：认知行为技术、来访者中心疗法、系统脱敏疗法、放松技术、厌恶疗法、行为强化技术、行为模仿、阅读心理治疗、家庭治疗、焦点治疗、现实疗法、精神分析等。

（五）结束咨询、效果评价和转介

1. 结束咨询　结束咨询的方法有：①单元咨询的结束。在咨询即将结束前5~10分钟，咨询师对来访者给予必要的提醒，或用非言语的方式向来访者暗示咨询即将结束，咨询师除应对本次咨询做概述之外，还应布置适当的家庭训练或阅读作业，对下次咨询做出必要的安排。②咨询关系的结束。如预定10次的咨询，通常在结束前的最后两次就可以开始着手准备进入结束阶段，并应取得来访者的知情同意。从时间角度考虑，结束咨询可采用顺时计划法，如商议咨询到某月某日后自动结束咨询；倒计时法，如商议再咨询三次后自动结束咨询关系。

2. 咨询效果的评价　在咨询结束前，咨访双方应就最后达到的咨询效果进行一次评估，以便进一步明确咨询所带来的收获和成长，树立自信心，以及今后努力的方向。咨询效果的评定通常从如下几个方面进行：①来访者的自我评价，即来访者对自己在认知、情绪、情感和行为等方面发生变化的自我感觉；②来访者的家人及其他人对来访者变化的评价；③来访者行为改善的事实；④咨询前后同一心理测验结果的对比；⑤咨询师对来访者的观察。评定的时间一般选择在咨询开始几次之后或咨询结束时进行。

3. 转介　如果经过初步的咨询或评估后，出现以下情况时需要将来访者转介给更合适的机构或其他咨询师：①咨询师感到自己的专业知识与咨询经验不足以应对和处理，或因咨询师在价值观、情感等方面的特殊性而对某些来访者或咨询问题过分敏感或忌讳；②与来访者在个性等方面存在着较大的冲突；③当来访者不信任咨询师或所持的咨询理论；④或咨访双方存在着熟人等双重身份。转介技术的要领包括：先征求来访者的意见，并说明理由；向来访者推介拟转介咨询师的情况。如转介成功，咨询师不得干预后续的咨询。

三、心理咨询的基本技术

（一）参与性咨询技术

运用参与性心理咨询技术有助于更加全面和准确地了解来访者心理问题的性质和原因。

1. 倾听（attending）　倾听是指由来访者叙述自己的问题，咨询师接受其发出的信息，然后对信息进行加工，最后传递经自己理解的信息的过程。倾听是咨询的基础，是咨询关系的纽带。倾听不仅对于收集资料，了解当事人的经历、事实、态度和感受是必要的，而且可以使来访者产生被接纳、被尊重和被理解的良好感觉。

倾听的操作要领有：①要尊重和耐心地倾听，不要随意打断来访者的诉说，不加评论，保持价值中立；②要冷静地听，对来访者表述的任何问题不要大惊小怪，要保持中立，不受同化和影响；③要注意听，即集中注意力有兴趣地倾听，不要开小差，不做多余的动作；④要参与地听，即边听边适时、适度地点头，对来访者的自我剖析给予适时鼓励，简要地重复理解了的语句，鼓励把谈话继续下去；⑤要用心听，听出来访者的弦外之音，省略的和被回避的问题；⑥要注意表述的言语方式和词句结构；⑦注意表述中的忧郁与停顿、语调变化及无意识动作。

2. 提问（quiz）　是指咨询师为了澄清来访者的某些问题，引导来访者更多、更深、更具体地自我暴露，提出相关的问题询问和求证于来访者的一种技术。提问的方式十分重要，不同的提问方式、询问用词和语气、语调等可以导致来访者不同的表述方向和内容。

提问通常有以下三种方式，即封闭式提问、开放式提问和半开放式提问。封闭式提问是用"是不是""有没有"等词引导的提问，回答大多只能在"是"或"否"之间选择其一。这种提问可用来缩小讨论范围，明确和证实问题，优点是节省时间，缺点是限制了来访者的自由表达，使谈话趋于非个人化、被动和沉默，一般在必要时或收集资料的后期为了澄清问题时才用。开放式提问是指使用"如何""怎样""什么"等词引导的提问，答案开放和不可预料。而半开放式提问是指限定在一个范围内的开放式提问。可以通过比较来体会不同的提问方式，如"你与同学的关系怎样"（属于开放式）、"在宿舍你与同学交流的情况如何"（属于半开放式）、"你与同学的沟通好不好"（属于封闭式）。

3. 鼓励（encourage）　是指咨询师运用简短的语气词（如"嗯"）、简短用语（如"请继续""接下来呢"）和非语言技巧（如点头），有选择性地鼓励来访者就某些关键词和重要问题继续叙述，以便咨询师对某些问题有更深和更广的了解。这些被咨询师选择加以重复和鼓励来访者重点叙述的问题通常是咨询师预期有诊断价值的话题，或是令人质疑的问题，或是为了引导晤谈的方向和内容，促进来访者对原观念和想法的重新思考和顿悟。

NOTE

4. 内容反应（paraphrasing） 或称释义技术，是指咨询师把来访者讲述的主要故事脉络、问题和想法进行综合整理后，简明扼要地即刻反馈给来访者，以求证咨询师对来访者了解的程度。内容反应的方法通常是引用来访者言谈中最具代表性、最敏感和最重要的词语，按其故事发展的梗概和因果关系进行串讲，这种技术常常表现为如下句式："我是这样理解你刚才所说的……是这样吗？"，内容反应技术有助于促进来访者重新察觉和剖析自己的问题。

5. 情感反应（emotional reaction） 是指咨询师对来访者言谈中呈现的情绪情感内容加以再编排和解释，并及时反馈给来访者，以便澄清或求证来访者真实情感的方法。例如，来访者一会儿说"我恨死他了"，但等一会儿又说"他不按时回家总是令我生气"，这里就隐含着一种又爱又恨的矛盾情绪。捕捉来访者此时此刻的混合情绪，有助于促进其理清自己真实的内心世界。实际咨询工作中，情感反应技术常与内容反应技术同时并用。

6. 具体化（concreteness） 是指咨询师帮助来访者准确、清晰地表达自己的观点、态度、情感及相关事件。有些来访者的表述往往很抽象，甚至很难清晰地表述自己的问题和情绪。在这种情况下，咨询师就要使用具体化技术弄清来访者表述的事实真相和具体的语义。具体化技术常表现为如下句式："你能讲得具体一点吗？""你能举个例子吗？""你刚才所说的具体是指什么？"等等。具体化技术有助于咨询师准确把握来访者表述的真实语义，也可促进来访者澄清自己混乱的情感。

（二）影响性技术

影响性技术是指在基于对来访者充分了解的基础上，咨询师发挥自己的专业优势，主动运用各种心理学理论和技术对来访者的认识、情绪和行为产生积极影响的干预技术。影响性技术主要包括：

1. 解释（interpretation） 是指咨询师运用某一心理咨询理论和自己的知识经验对来访者当前症状的性质、病因、病理和防御机制进行阐述的过程。解释可以促进来访者从一个新的、更全面的角度来重新看待自己的问题，促进对自己的责任和选择的自我觉察，产生领悟。由于理论取向不同，对同一问题不同的咨询师可能有不同的解释。解释要求通俗易懂、深入浅出、形象生动，视角要不断创新，解释要因人而异。

2. 面质（confrontation） 是指咨询师当面指出来访者表述中所呈现的言行不一致、思想与现实不一致、前后言语不一致的现象，促使来访者审视自己的思维、情感与行为中的矛盾现象，促使来访者放下自己的防卫心理，促进自我察觉和自我成长。

3. 指导（guidance） 是咨询师直接告知和教授来访者为了克服心理困境该做什么和如何行动的过程。指导并不是替来访者做某种决定，而是协助其学习某种应对心理困惑的技能，如肌肉放松术、自信心训练、自我时间管理等。

4. 内容表达（content expressive） 是指咨询师向来访者直接提出自己的建议、传递信息和进行意见反馈。

5. 自我开放（self-disclosure） 是指咨询师有目的地向来访者表露自己的某些情感、思想和人生经验，与其共同分享，以促进咨访关系，可以增加来访者对咨询师的信任，从而借助咨询师的自我开放来实现来访者更多的自我开放。

6. 即时化（immediateness） 是指咨询师引导来访者察觉自己此时此刻的想法和感受，而不是沉湎于过去或忙碌于未来的计划。

7. 影响性概述（influencing summarizing）　是指在晤谈结束前，咨询师对本次晤谈中涉及的主要心理问题、对问题的分析及自己的观点和指导性意见所做的总结性表述。概述有助于帮助来访者加深对咨询师观点和意见的印象，强化对来访者的积极影响。概述要注意脉络清楚，条理分明，既把握咨询全局，又做到重点突出。

第三节　心理治疗

一、心理治疗概述

心理治疗（psychotherapy）又称精神治疗，是指受过训练的治疗者以心理学的有关理论为指导，运用心理学的技术和方法，谋求被治疗者的心理、行为及躯体功能的积极变化，从而达到缓解和消除症状、促进其人格健康发展的目的。心理治疗是一种以助人为目的、专业性的人际互动过程。

二、心理治疗的对象和范围

心理治疗主要从临床实践中发展起来，其治疗的对象和范围十分广泛。

1. 心理应激障碍　各种心理应激因素引发的心理应激障碍，或患者因某些原因出现的心理危机。

2. 慢性疾病患者的心理问题　一些慢性疾病患者因病程长、无法全面康复，一般都存在较多的心理问题，并因此导致疾病症状复杂化。对这类患者应运用心理治疗来改变其认知和行为，促进其慢性病的康复。

3. 心身疾病　心身疾病是心理社会因素在躯体疾病的发生、发展和转归中起重要作用的一组躯体疾病。因此，通过心理治疗可以消除致病的心理社会因素，或减轻、缓解这些因心理因素导致的心理应激反应，对重建心理和生理的平衡有着重要的作用。

4. 焦虑障碍　如广泛性焦虑、惊恐障碍、强迫症、恐怖症、疑病症、癔症及自主神经功能失调。

5. 行为问题　进食障碍、睡眠障碍、成瘾行为、口吃、儿童品行障碍、性心理障碍等，都可以进行心理治疗。

6. 社会适应不良　对社会环境适应困难，出现焦虑、激越或退缩、回避行为表现者，也适用于心理治疗。

三、心理治疗的基本过程和原则

（一）心理治疗的基本过程

心理治疗过程虽然基于不同的心理治疗理论，其治疗目标与方法等有所不同，但实际操作的基本过程大致相同。它一般包括初期、中期和结束三个阶段，每个阶段各有不同的任务。

1. 初期阶段　初期的任务是建立治疗关系、收集信息、评估和确认问题及制定治疗方案。实施治疗的一个先决条件是激发患者的动机，与治疗者建立相互信任的治疗关系。帮助患者认识到自己是治疗过程的积极参与者，有责任提供信息并完成治疗期间的作业与练习，以及共同来思考合适的治疗目标。在初期的会谈中，治疗者通过面谈、观察、问卷、心理测验、生理心理评估、医学检查收集临床资料，用于了解患者的主要心理问题，并进行诊断、制订治疗方案并签署治疗协议。

2. 中期阶段　中期阶段通常在心理治疗中占的时间最长。治疗者的主要任务是依据治疗方案，采取适当的治疗措施帮助患者解决心理问题，达到预期的治疗目标。所谓适宜的治疗措施，是指针对目标行为的、患者需要并能接受的、治疗者能熟练使用的措施。实施治疗的过程并非一帆风顺，治疗者会碰到某些阻抗或干扰，由此成为患者不愿意参与或中断治疗的原因。治疗者需要找到方法突破这些阻抗以继续进行治疗，还可以利用阻抗，因为阻抗提供了有关患者的人格类型、潜在态度、焦虑源等方面的信息。

3. 结束阶段　治疗的最后阶段是处理结束治疗所产生的问题，并帮助患者迁移和巩固治疗效果。虽然我们强调患者做自己的治疗师，但随着治疗即将结束，患者可能还会怀疑自己能否独立前行。而且患者还会因治疗结束要与治疗者分离而感到难过、害怕，治疗者也可能出现分离性焦虑。治疗者应谨慎行事，既不要超越治疗的界限，也不要把结束作为联系的终结。延长治疗的间隔时间，偶尔通信联络、定期回访等会减轻来访者对结束的恐惧，也为后续的评估提供了机会。

（二）心理治疗的基本原则

心理治疗是一项专业性很强的技术，其有效发挥受到很多因素的影响和制约。因此，实施心理治疗必须严格遵循心理治疗的基本原则，否则将很难收到预期的效果。

1. 信赖性原则　这一原则是指在心理治疗的过程中，治疗者要以真诚一致、无条件的积极关注和共情与患者建立彼此接纳、相互信任的工作联盟，以确保心理治疗顺利进行。真诚一致对治疗者而言就意味着成为他自己，做一个可信的人。治疗者的真诚会使患者变得诚实和自然，他会像治疗者那样以一种开放、信任和毫无保留的方式呈现自己的想法和感受。

2. 整体性原则　这一原则是指在心理治疗的过程中，治疗者要有整体观念。患者的任何一种心理和行为问题都不是孤立的，总是和他整个身心活动联系在一起。因此，治疗者要对患者的心理问题做全面的考察和系统的分析。在实施心理治疗的过程中，针对患者心理的各个方面，综合运用各种治疗技术和方法，满足不同层面的心理需求。必要时还可以与临床医生配合，适当使用药物，这都是整体原则的体现。

3. 发展性原则　这一原则是指在心理治疗的过程中，治疗者要以发展的眼光看待患者的问题，不仅在问题的分析和本质的把握上，而且在问题的解决和效果的预测上都要具有发展的观念。在心理治疗的过程中，患者的需要、动机、态度、情绪、情感、思维方式、对问题起因的看法、对事件后果的预测，以及行为表现总是随着治疗的进程不断发生变化。如果治疗者能用发展的眼光捕捉到患者细微的变化，因势利导或防患于未然，就会使治疗进程向着好的方向顺利发展。

4. 个性化原则　这一原则是指在心理治疗的过程中，治疗者既要注意患者与同类问题者的共同表现和一般规律，又不能忽视每个患者自身的具体情况，不能千篇一律地处理问题。也就是说，每个心理治疗方案都应具有它的特殊性，不能雷同。

5. 中立性原则　这一原则要求治疗者在心理治疗的过程中，保持中立的态度和立场。治疗者有自己的人生经历和人生价值取向。如果在治疗过程中，治疗者以自己的价值取向作为考虑问题或以某种固定的价值取向作为判断是非的参照点，就容易妨碍对事件判断的客观性，把个人情绪带入治疗之中，丧失应有的中立态度。治疗者对治疗中涉及的各类事件均应保持客观、中立的立场，不把个人的观点强加于患者。只有这样，治疗者才能对患者的情况进行客观分析，并提出适宜的处理办法。

6. 保密性原则 这一原则要求治疗者尊重患者的权利和隐私。由于心理治疗的特殊性和患者对治疗者的高度信任，他们常常把自己从不被人知道的隐私暴露出来。这些隐私可能涉及个人在社会中的名誉和前途，或牵扯到与其他人的矛盾和冲突，若得不到保护和尊重，会造成恶劣的影响。

四、心理治疗的常用方法

（一）精神分析疗法

精神分析疗法是指在精神分析理论的指导下，治疗者通过特殊的治疗设置，运用自由联想、移情与反移情、阐释、释梦等技术，促进患者对潜意识中心理冲突和不成熟防御方式的理解和调整，达到缓解症状、促进患者人格成熟的目的。

精神分析的基本技术包括：

1. 自由联想（free association） 是指在治疗过程中让患者毫不压抑并立即诉说出任何浮现于脑海中的想法，而不管这些想法是多么可笑、无聊、痛苦，或者是不合逻辑、毫不相干，鼓励患者尽量回忆童年时期所遭受的精神创伤。精神分析学说认为，自由联想是打开潜意识大门的钥匙。通过自由联想可以了解患者被压抑的欲望、幻想、冲突、动机、过去的经验、封存已久的强烈情绪，经由联想的顺序可以了解各种事件间的关联性，而联想中断之处正提示可能存在引发患者焦虑的某种原因。治疗者通过引导患者洞察或领悟自己内心的心理动力和心理障碍的症结，从而达到治疗的目的。

2. 阐释（interpretation） 即对患者在自由联想、梦、治疗关系、阻抗和各种行为中所表现出来的潜意识素材及其潜意识的意义加以指出和说明的过程。患者听了治疗者的解释后，能更清楚地了解自己目前的情感、态度和行为方式，明了自己内心深处的欲望和动机，并了解当前采用的心理活动是否能实现他的潜意识欲望和愿望。阐释可以帮助患者克服抗拒，而使被压抑的心理资料得以源源不断地通过自由联想和梦的分析暴露出来。

3. 梦的分析（dream analysis） 因为在睡眠中自我防卫机制转弱，被压抑的观念、需求、欲望、情绪和动机会在梦境中浮现出来。因此，梦境的解析就成了揭开潜意识的重要手段，同时也能够帮助者顿悟一些未解决的问题。解析梦的主要任务就是在患者能回忆出的显梦中将其隐藏的潜意识挖掘出来。

4. 阻抗及其处理 阻抗和防御是患者内部对自由联想等治疗过程的抗拒力。阻抗（resistance）是指患者抵制痛苦治疗过程的各种力量。治疗者可以从患者在自由联想中的停顿、语结等来发现阻抗之所在。阻抗还表现为回忆过去经历时过度概括化、理智化，如背流水账式地把小学、大学的经历总结一番，然后说"就这些，就这些，没什么了"；也表现为会谈中感情缺乏、气氛呆板、沉默不语、不愿谈及与情感有关联的事情。患者出现阻抗的原因可能是安于现状、惧怕任何的变化、害怕引起良心上的过分自责（谈到对亲人的不满时等）和不肯放弃那些形成情感疾病的幼稚冲动等。

处理阻抗的原则：弗洛伊德提出"先于内容解释阻抗"或"表面解释"的原则。治疗者先向患者指出他们正在阻抗，必须让患者认识和体验阻抗。如果患者认为他们在治疗中的反应合理的话，他们就不可能与治疗者一同去解释阻抗。治疗的关键是，在适当的时机治疗者要探索患者为什么要采取阻抗，以及想防御的是什么。成功解释阻抗可以成为理解过去冲突的契机。过去未满足的愿望与情感痛苦的本身一般不会成为不可解决的冲突，对其过度防御才构成不能解决的冲突。理解了防御也就理解了冲突，才能理解神经症性症状。

5. 移情及其处理　在自由联想的过程中，通过不断处理阻抗，患者逐渐回忆过去的生活经历，同时也将过去的冲动、幻想激活。移情（transference）是患者将对过去经历中有重要影响的人物的情感在与治疗者的关系里重现出来，表现为对治疗者产生了强烈的情绪反应。有的对治疗者产生依恋、钦佩、爱慕甚至性冲动，这种情况称为正移情；有的对治疗者表现出失望、不满、愤恨、攻击等，这种情况称为负移情。

解释移情是治疗的重要手段之一。当移情产生时，患者过去曾经历的冲动、幻想、重要的人际关系并不仅仅停留在过去（并不仅仅是一种记忆），而是通过与治疗者之间的互动关系表达出来，表现为不由自主地将其遗忘的经历或记忆呈现在与治疗者此时此刻的交流互动中。意思是患者在与治疗者的交流中，生动地呈现了与过去重要人物（如父母）的感情、态度、幻想、冲突、交往模式，但患者对此却是无意识的。有经验的治疗者常常能通过对移情现象的觉察和分析，理解患者的情感和内心世界以推进治疗的进展。

处理移情的原则：首先治疗者必须保持头脑清醒，知道患者对治疗者是怎么想的，有什么样的感情，不要认为患者对治疗者的评论都是客观的、公正的。因为有时患者被自己对治疗者的爱、恨感情吓到而不敢暴露，有时却意识不到其强烈的情绪反应是针对治疗者的。这时重点要帮患者理解移情，把患者的注意力引至自身，让其了解和暴露自己的想法。比如，可以请患者谈谈当前对治疗者的想法、态度和感情，使移情变得清晰可辨。接着告诉患者，治疗者与他只是职业性帮助关系并没有私下的交情，治疗中引发的感情及对治疗者的想法，都是过去重要人际关系中的感情和观点转化而来的。治疗者通过巧妙的揭示移情的机制，使患者真正理解了感情的来源，同时也将其心理痛苦和形成其人格特点的根源完全暴露于意识中，这就是移情的修通（working through）。

6. 反移情及其处理　与移情的产生原理一样，治疗者在与患者交流时也会产生情感反应，这就是反移情（countertransference）。经典的精神分析认为，反移情是治疗者对患者的感情转移，是患者在治疗者心中所激发的全部情绪。如一位女患者叙述自己的感情生活，透露曾和许多男性有过性关系，在治疗中流露出对治疗者的性欲望时，道德观念极重的治疗者可能表现出强烈的厌恶并进行指责，这正好重复了其丈夫的反应模式，治疗关系因此陷入危险。

现代精神分析的整合观点认为：反移情是治疗者对患者活动和治疗环境的情绪、生理和认知的反应，而且还包括患者投射性认同机制所产生的效应。反移情在许多时候是不可避免的、普遍存在的。反移情对治疗产生积极或是消极影响，主要在于治疗者能否对自己的反移情保持警觉和妥当的处理。适当的、正常的情绪反应是精神分析中重要的治疗工具。治疗者投入感情，既能使治疗者对患者保持必要的关注，更容易通过对自己反移情的体验和辨认，理解患者的情感性质和内心世界。以感情理解患者，可以使患者产生被共情的感受而得到自尊和勇气。

当然，不当的反移情是被禁止的，如把患者当作获取利益的工具或满足自己感情的对象等。

精神分析疗法的适应证包括癔症、强迫症、恐怖症等各种神经症，性变态及性功能障碍，某些心身疾病，心因性的躯体障碍等；不适合于儿童或已出现精神错乱症状的精神病患者。精神分析疗法通常为每周3～5次，每次约50分钟。

(二) 行为疗法

行为疗法 (behavioral psychotherapy) 是以行为学习理论为基础的心理治疗方法。它主要包括系统脱敏疗法、冲击疗法、厌恶疗法、行为塑造法、松弛疗法、生物反馈疗法等技术。

1. 系统脱敏疗法 (systematic desensitization) 由南非心理学家沃尔普 (J. Wolpe) 在20世纪50年代创立，他将"交互抑制"法与肌肉松弛技术和想象暴露相结合，用于治疗焦虑患者。基本思想是：治疗师帮助患者建立与不良行为反应相对抗的松弛条件反射，然后在接触引起这种行为的条件刺激中，将习得的放松状态用于抑制焦虑反应，使不良行为逐渐消退（脱敏），最终使不良行为得到矫正。

系统脱敏疗法的基本工作程序是：①学习肌肉深度放松技术。通过医生示范或专门录制的音像制品教授患者学习如何放松全身肌肉，肌肉是否放松的指标是练习者感到肢体沉重、温暖和运动不能。肌肉放松重点强调面部肌肉的放松，每天一次，每次约30分钟，直至学会能运用自如。②建构焦虑等级。根据患者在不同事件和情景中焦虑的轻重程度，从引起最小的焦虑到最大的焦虑，分出循序渐进的等级，并给出相应的主观分值 (SUD)。如果0分代表完全放松，100分就代表高度焦虑，各等级之间的级差要均匀、相等。如果引发患者焦虑或恐惧的情境不止一种，就应针对不同情境建立几个不同的焦虑等级表，治疗时要针对每个焦虑等级表分别实施脱敏治疗。③实施系统脱敏。根据脱敏刺激的性质和来源，脱敏治疗可以分为想象系统脱敏和现实系统脱敏两种。一般实施程序是按照设计的焦虑等级表，由小到大依次逐级脱敏。首先从想象最低等级的刺激事件或情境开始，当其感到焦虑紧张时令其停止想象，并做肌肉放松训练，直到全身放松，情绪平静下来，立即评估其主观焦虑等级。如此循环多次治疗，直到低级刺激不能再引起焦虑为止，即为脱敏成功；如此渐进，直到对最高等级的刺激脱敏成功。

系统脱敏疗法主要用于治疗恐怖症，也可用于癔症。脱敏过程需要8～10次，每日一次或隔日一次，每次30～40分钟。

2. 冲击疗法 (flooding therapy, impulsive therapy) 又称为满灌疗法，依据经典条件反射原理中的"超限抑制"现象而设计，即如果条件刺激重复多次而无强化，条件反应便会逐渐减弱并消失。如刺激足够强烈，反应则会钝化或反应因自行耗尽 (self depletion) 而降低。

冲击疗法的治疗程序一般为：①向患者介绍冲击疗法的原理和过程，尤其要如实地告诉患者在治疗中必须付出的痛苦代价。患者和其家属同意后签订协议，进行必要的体格检查和详细的精神状态检查，排除心血管疾病、内分泌疾病及癫痫等重大躯体疾患，排除重性精神病。②选择刺激物。确定以想象或者现实刺激物，根据刺激物的性质再决定治疗的场地。治疗时，房门应由治疗者把持，使患者无法随意夺路而逃。③实施冲击治疗。治疗师突然向患者呈现刺激物，患者一般会出现明显的惊叫、气促、心悸、出汗等自主神经反应和情绪反应。治疗者要鼓励患者坚持不逃避。当反应逐渐减轻后，可视情况再呈现一次刺激，如此循环，直到患者对刺激视而不见，漠然置之。一般一次治疗时间为30～60分钟，每天一次，治疗2～4次即可。冲击疗法主要用于治疗恐怖症，也可用于某些强迫症。

NOTE

3. 厌恶疗法（aversion therapy）　依据经典条件反应原理，将某种不愉快的刺激（如电刺激、催吐药物刺激、想象中的羞辱等）与对患者有吸引力、但不受社会欢迎的不良行为（如酗酒、吸毒等）联系起来，使得患者最终因感到厌恶而放弃这种不良行为。

厌恶疗法的工作程序是：①确定需要放弃的不良行为靶症状。②选用合适的厌恶刺激。③把握时机施加厌恶刺激。当不良行为出现时，立即施加厌恶刺激，不良行为停止，厌恶刺激也立即停止。厌恶疗法主要适用于异装癖、露阴癖、窥阴癖、恋物癖、同性恋，对酒瘾、强迫症亦有一定效果。

4. 阳性强化法（positive reinforcement）　亦称为正强化法，是应用操作性条件反射原理，及时奖励正常行为，漠视或淡化异常行为。

阳性强化法的基本治疗程序是：①确定希望改变的靶行为。②观察靶行为发生的频率、程度和后果，尤其是要确定靶行为的直接后果对不良行为的强化作用。③设计一个新的结果并用于取代原来不良行为产生的结果。④实施强化，即当患者出现适当行为时及时给予强化，促使行为朝向期望方向发展。

代币管制法是阳性强化法的一种形式，尤其适用于在病房环境中矫正患者的不良行为习惯。代币管制法的基本治疗程序是：①确定用于代币的项目，如硬币、票证、卡片、盖戳等。②确定后援强化物，如零食、玩具、游戏等。③确定适当的强化计划，从连续强化开始，目标行为出现规律后改为间歇强化。④建立代币的兑换率，确定代币兑换强化物的比率，设定兑换代币的时间与地点。

阳性强化法主要用于提高慢性精神分裂症、儿童孤独症、癔症及神经性厌食、贪食者的适应性期望行为。

5. 模仿法（modeling）　又称示范法，是指向患者提供某种行为榜样，让其观察示范者如何行为及其行为得到了什么样的后果，以引起患者从事相似行为的治疗方法。模仿法主要用于学龄期等年轻患者以培养其良好的行为习惯。

模仿法的工作程序是：①根据治疗的目的，设计示范行为和具体的示范方式，包括生活示范（即观察生活中示范者的适当行为）、象征性示范（如电影、录像、图画等）、角色示范（如由心理医生扮演）、参与示范（如一起参与某种活动）、内隐示范（如通过描述而进行的想象示范）。②强化正确的模仿行为，模仿要从易到难、由简到繁地循序渐进，要及时给予正确的模仿行为，并予以适时和恰当的强化、鼓励。

（三）认知疗法

认知疗法是指通过改变不合理的思维方式，来达到消除不良情绪和不良行为的一组心理治疗方法。该治疗学派产生于20世纪中叶，其中最具代表性的有艾利斯的合理情绪疗法（rational‐emotive therapy，RET）、贝克的认知疗法（Beck's cognitive therapy，CT）和梅肯鲍姆（D. Meichenbaum）的认知行为矫正疗法（cognitive‐behavior therapy，CBT）。虽然各学者创立的认知疗法的具体方法有所不同，但具有共同的基本信念和理论假说。我们将主要介绍合理情绪疗法和贝克的认知疗法。

1. 合理情绪疗法（rational‐emotive therapy，RET）　也被译作"理性情绪疗法"。该理论认为，使人们难过和痛苦的不是事件本身，而是对事情不正确的解释和评价。事情本身无所谓好坏，但当人们赋予它自己的偏好、欲望和评价时，便有可能产生各种无谓的烦恼和困扰。如果某个人有正确的信念，他就可能愉快地生活；否则，错误的思想及与现实不符的看法就容易使人产生情绪困扰。因此，只有通过理性分析和逻辑思辨，改变造成求助者情绪困扰的不合理信念，并建立起合理、正确的理性信念，才能帮助求助者克服自身的情绪问题，以合理的人生观来创造生活，并以此来维护心理健康，促进人格的全面发展。

合理情绪疗法的完整治疗模式由 A、B、C、D、E、F 六个部分组成（图 10-1）。A（activating events）指发生的事件；B（beliefs）指人们对事件所持的观念或信念；C（emotional and behavioral consequences）指观念或信念所引起的情绪及行为后果；D（disputing irrational beliefs）指对个体的不合理信念进行辩论或劝导干预；E（effect）指治疗或咨询效果；F（new feeling）指治疗或咨询后的新感觉。艾利斯认为，事件（A）本身并非是引起情绪反应或行为后果（C）的原因，而人们对事件的不合理信念（B）（想法或解释）才是真正的原因所在，不同的 B 可以引发不同的 C。因此，要改善人们的不良情绪及行为，就要劝导干预（D）非理性观念（B）的发生与存在，取而代之以理性的信念。等到劝导干预产生了效果（E），人们就会产生积极的情绪及行为，心里的困扰就会因此消除或减弱，人也就会有愉悦充实的新感觉（F）产生。

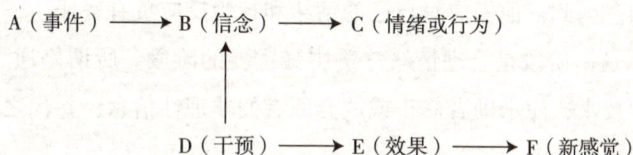

$$A（事件）\longrightarrow B（信念）\longrightarrow C（情绪或行为）$$
$$\uparrow$$
$$D（干预）\longrightarrow E（效果）\longrightarrow F（新感觉）$$

图 10-1 合理情绪疗法治疗模型

不合理信念通常具有三个主要特征，即绝对化的要求、过分概括化、糟糕至极。绝对化的要求是指个体以自己的意愿为出发点，认为某一事物必定会发生或不会发生的信念。这种特征通常是与"必须"和"应该"这类词联系在一起，如"我必须获得成功""别人必须友好地对待我"等等。这种绝对化的要求通常是不可能实现的，因为客观事物的发展有其自身规律，不可能以个人意志为转移。因此，当某些事物的发生与其对事物的绝对化要求相悖时，他就会感到难以接受和适应，从而极易陷入情绪困扰之中。过分概括化是一种以偏概全的不合理的思维方式，它是个体对自己或别人不合理的评价，其典型特征是以某一件或某几件事来评价自身或他人的整体价值。例如，一些人面对失败的结果常常认为自己"一无是处"或"毫无价值"。这种片面的自我否定往往会导致自责自罪、自卑自弃的心理，以及焦虑和抑郁的情绪。而一旦将这种评价转向他人，就会一味地责备别人，并产生愤怒和敌意。糟糕至极是一种把事物的可能后果想象、推论到非常可怕、非常糟糕，甚至是灾难性结果的非理性信念。如一次重要的考试失败后就断言"自己的人生已经失去了意义"，一次失恋后就认为"自己再没有幸福可言了"，几次求职失败后就恐慌"自己今后再也找不到工作了"，等等。对任何一件事情来说都可能有比之更坏的情况发生，因此没有一件事情可以被定义为百分之百的糟糕透顶。当人们坚持这样的信念，遇到了他认为糟糕透顶的事情发生时，就会陷入极度的负性情绪体验中。

合理情绪疗法的操作过程如下：

（1）心理诊断阶段，明确求助者的 ABC 在这一阶段，咨询师的主要任务是根据 ABC 理论对求助者的问题进行初步分析和诊断，通过与求助者交谈，找出他情绪困扰和行为不适的具体表现（C），以及与这些反应相对应的诱发性事件（A），并对两者之间的不合理信念（B）进行初步分析。这实际上就是一个寻找求助者问题 ABC 的过程。其中，求助者遇到的事件 A、情绪及行为反应 C 是比较容易发现的，而求助者的不合理信念 B 则难以发现。咨询师可以根据绝对化的要求、过分概括化及糟糕至极这三大特征，寻找、发现并准确把握求助者的不合理信念。

在诊断阶段，咨询师还应注意求助者次级症状的存在，即求助者的问题可能不是简单地表现为一个 ABC。有些求助者的问题可能很多，咨询师要分清主次，找出求助者最希望解决的问题。在此基础上，与求助者共同协商制定咨询目标。

（2）领悟阶段   咨询师在这一阶段的主要任务是帮助求助者领悟合理情绪疗法的原理，使求助者真正理解并认识到：第一，引起其情绪困扰的并不是外界发生的事件，而是他对事件的态度、看法、评价等认知内容，是信念引起了情绪及行为后果，而不是诱发事件本身。第二，要改变情绪困扰不是致力于改变外界事件，而是应该改变认知，通过改变认知，进而改变情绪。只有改变了不合理信念，才能减轻或消除他们目前存在的各种症状。第三，求助者可能认为情绪困扰的原因与自己无关，咨询师应该帮助求助者理解、领悟引起情绪困扰的原因恰恰是求助者自己的认知。因此，他们应对自己的情绪和行为反应负有责任。

（3）修通阶段   这一阶段是合理情绪疗法中最主要的阶段。所谓修通（working through），就是咨询师运用多种技术，使求助者修正或放弃原有的非理性信念，并代之以合理的信念，从而使情绪症状得以减轻或消除。

"修通"这一术语与精神分析治疗中的"修通"名称虽然相同，但却有不同的含义。在合理情绪疗法中，"修通"不是通过精神分析治疗的常用技术，如情绪宣泄、对梦和躯体症状所做的工作等来实现咨询目标。合理情绪疗法不鼓励情绪宣泄，认为这反而会强化求助者的问题，使其陷入自己的情绪困扰中而不能正视自己的问题。并且合理情绪疗法也把与求助者过去经验的联系限制在一定范围内，而不去追究这些经验对他目前的影响。

前面两个阶段的工作是解说和分析，这一阶段的工作则是咨询师应用各种方法与技术，以修正、改变求助者不合理信念为中心进行工作，这是整个合理情绪疗法的核心内容。下面介绍常用的方法。

1）与不合理信念辩论：这种方法是指从科学、理性的角度对求助者持有的关于他们自己、他人及周围世界的不合理信念和假设进行挑战和质疑，以改变他们的这些信念。辩论是合理情绪疗法中最常用、最具特色的方法，它来源于古希腊哲学家苏格拉底的辩证法，即所谓"产婆术式"的辩论技术。基本思路是从求助者的信念出发进行推论，在推论过程中会因不合理信念而出现谬论，求助者必然要进行修改，经过多次修改，求助者持有的将是合理的信念，而合理的信念不使人产生负性情绪，求助者将摆脱情绪困扰。

产婆术式的辩论有其基本形式，一般从"按你所说……"推论"因此……"再推论到"因此……"即所谓的"三段式"推论，直至产生谬误，形成矛盾。咨询师利用矛盾进行面质，使求助者不得不承认其中的矛盾，迫使求助者改变不合理信念，最终建立合理信念。

2）合理情绪想象技术：求助者的情绪困扰，有时就是他自己向自己传播的烦恼，例如他经常给自己灌输不合理信念，在头脑中夸张地想象各种失败的情境，从而产生不适当的情绪体验和行为反应。合理情绪想象技术就是帮助求助者停止传播不合理信念的方法，其具体步骤可以分为以下三步：首先，使求助者想象进入到产生过不适当的情绪反应或自感最受不了的情境之中，让他体验强烈的负性情绪反应。其次，帮助求助者改变这种不适当的情绪体验，并使他能体验到适度的情绪反应。这常常是通过改变求助者对自己情绪体验的不正确认识来进行的。最后，停止想象。让求助者讲述他是怎样想的，自己的情绪有哪些变化，是如何变化的，改变了哪些观念，学到了哪些观念等。对求助者情绪和观念的积极转变，咨询师应及时给予强化，以巩固他所获得的新的情绪反应。

上面的过程是通过想象一个不希望发生的情境来进行的。除此之外，还有另外一种更积极的方法，即让求助者想象一个情境，在这一情境之下，求助者可以按自己所希望的去感觉和行动。通过这种方法，帮助他拥有一个积极的情绪和目标。

3）家庭作业：认知性的家庭作业也是合理情绪疗法常用的方法。它实际上是在咨询师与求助者之间的一次咨询性辩论结束后的延伸，即让求助者自己与自己的不合理信念进行辩论，主要有以下两种形式：①RET自助表（RET self - help form）：先让求助者写出事件A和结果C；然后从表中已列出的十几种常见的不合理信念中找出符合自己情况的B，或写出表中未列出的其他不合理信念。要求求助者对B逐一进行分析，并找出可以代替那些B的合理信念，填在相应的栏目中；最后一项，求助者要填写出他所获得的新的情绪和行为。完成RET自助表实际上就是一个求助者自己进行ABCDE工作的过程。②合理自我分析报告（rational self - analysis，RSA）：和RET自助表基本上类似，也是要求求助者以报告的形式写出ABCDE各项，只不过它不像RET自助表那样有严格规范的步骤，但报告的重点要以D，即与不合理信念的辩论为主。下面举一个RSA报告的例子，如下表所示（表10-1）：

表10-1 合理自我分析报告举例

基本步骤	具体分析
事件A	失恋，女友离开自己和别人恋爱
结果C	抑郁和（对女友）怨恨
信念B	我那么爱她，可是她却不再爱我，做出这样的事，真是太不公平，太让我伤心
驳斥D	①我有理由要求她必须爱我吗？难道仅仅是因为我曾爱过她？ ②我爱她那是我自愿的，她并没有强迫我这样做，那我有什么理由强迫她？难道这对她公平吗？ ③她做出这样的选择一定有她的原因，我有什么权力要求她必须按我的意愿做事？ ④如果我爱过谁，就要她一直爱我，那简直是不可能的事。这种绝对化的要求真是太不合理了
新观念E	①个人都有选择爱的权利，她可以去选择别人，我也可以有新的选择。 ②要像希望别人如何对我那样去对待别人，而不是我对别人怎样，别人就必须对我怎样。 ③虽然互相爱慕、相守一生是件好事，但并非每个人都能做到这一点，这就要看个人的缘分了。 ④感情上始终如一是值得赞赏的，但人的感情也会变化，不能要求事情必须按自己希望的那样始终不变地发展下去

除认知性的家庭作业外，合理情绪疗法还包括许多其他形式的家庭作业，如情绪或行为方面的家庭作业形式，要求求助者在咨询师的指导下，自己进行练习，并对自己每天的情绪和行为表现加以记录。对那些积极的、适应的情绪和行为，求助者要及时予以自我奖励。

4）其他方法：合理情绪疗法虽然是一种高度认知取向的治疗方法，但也强调认知、情绪和行为三方面的整合。因此，在合理情绪疗法中也会经常见到一些情绪与行为方面的治疗方法和技术，包括放松训练、系统脱敏等。

（4）再教育阶段　咨询师在这一阶段的主要任务是巩固前几个阶段治疗取得的效果，帮助求助者进一步摆脱原有的不合理信念及思维方式，使新的观念得以强化，从而使求助者在咨询结束之后仍能用学到的思维方式、合理信念等应对生活中遇到的问题，更好地适应现实生活。咨询师可以继续采用与前几个阶段相同的方法和技术，还可应用技能训练，使求助者学会更多的技能，提高他应对各种问题的能力，包括为了提高求助者应对焦虑性情绪反应的能力的自信训练和放松训练、帮助求助者提高寻求问题解决的最"优"方法的能力及社会交往能力问题解决训练和社交技能训练等。此阶段治疗的主要目的是重建，即帮助求助者在认知方式、思维过程及情绪和行为表现等方面重新建立起新的反应模式，减少以后生活中出现的情绪困扰和不良行为倾向。

合理情绪疗法适用于治疗抑郁症、焦虑症、社交恐怖症、偏头痛及慢性疼痛，对神经性厌食、性功能障碍、酒精中毒也有疗效，但不适用于伴有幻觉、妄想及脑器质性病变的抑郁症患者和精神分裂症、情感性精神病患者。

2. 贝克的认知疗法　由美国心理学家贝克（A. T. Beck）在治疗抑郁症的临床实践中逐步创建的。贝克发现，抑郁症患者普遍存在认知歪曲。在患者的想象中，至少部分是对客观经验过分的、消极的理解，歪曲认知与抑郁情绪有某种联系。贝克因此认为，心理障碍治疗的重点应该是减轻或消除功能失调性活动，同时鼓励患者监察其内在因素，即导致障碍的认知行为和情感因素，改变其不良认知模式（图 10-2）。

（1）贝克认知疗法理论中的几个重要概念

1）功能失调性假设（dysfunctional assumption）或图式（schemas）：是人们看待世界（人、事件、环境）的重要信念和假设。人们从童年期开始通过生活经验建立对将来的认知图式，是一种比较稳定的心理特征，通常不予表达，不为意识所觉察，在其后的生活中，继续得到修改与补充。人倾向于选择与图式一致的信息，忽略不一致的信息，成为支配人们日常行为的规则。由于功能失调性认知假设的存在，患者对某些重大事件表现出脆弱性，由此派生出大量负性自动想法。抑郁症患者早期形成的这种潜在的认知结构，使他倾向于对自己做消极评价，构成了抑郁症的易患倾向，在抑郁症发生中起决定作用。功能失调性假设的特征是：①不符合人类经验的真实性，是不合理的。如"我应当永远强大"。②僵硬的，过分普遍化和极端的信念，不考虑不同情境的差异。③阻碍目标的实现，如完美主义标准势必引起焦虑，抑制操作能力。④与极端的情绪有关，如抑郁与绝望。⑤个体行为以其为依据，它们似乎是真实的但并无明确的表达。

功能失调性假设分三类：①成就（需要成功、高的表现标准）；②接纳（被人喜欢、被人爱）；③控制（要左右事物的发展，成为强者等）。

2）负性自动思维（negative automatic thoughts）：是指在特定情境下自动呈现在意识中的想法，常常不经逻辑推理突然出现，稍纵即逝。大多数患者往往觉得这些想法很有道理，对其情绪影响甚大。负性自动思维的特征是：①自动的，不经逻辑推理出现于脑内；②内容消极，常和不良情绪相互关联；③随时间、地点而变化，能为意识所觉察，具有认知过程的特征，为临床表现的一部分；④貌似真实，因为它是由功能失调性假设或图式派生而来的；⑤存在于意识边缘，稍纵即逝，表现为语词性的和（或）形象性的；⑥存在的时间不定，但力量很大，并且不能由自己的意愿选择或排除；⑦蕴含着认知曲解，而当事人都自以为真，不能认识到它正是情绪痛苦的原因。

负性自动想法的消极性，表现为三方面：一是消极看待自己，否定自己的成就、价值和能力；二是消极解释自己的经历和经验；三是消极看待未来，认为不只是现在、过去，未来也只有失败等着自己。

3）认知歪曲：贝克认为，认知歪曲（cognitive distortion）的形式主要包括：①非此即彼（all-or-nothing thinking）：又称非黑即白、极端化。用两极法看待事物而不是将其看作一个连续体。如没有全面成功就是失败。②灾难化（catastrophizing）：消极地预测未来而不是考虑其他可能的结局。如我会心神不安的，我会失去所有的。③使不合格或打折扣（disqualifying or discounting the positive）：毫无理由地否认自己的积极经历、事迹或素质。如计划完成得不错，但我还是个失败者。④情绪推理（emotional reasoning）：感觉强烈（实际是相信）就认为某件事合乎现实，无视或轻视反面的证据。如尽管我工作出色，但我还是个失败者。⑤贴标签（labeling）：给自己或别人贴上固定的大标签，不顾实际情况下结论。如我是个失败者，一无是处。⑥最大化/最小化（maximization/minimization）：在评价自身、他人或一件事时不合理地夸大消极面和（或）缩小积极面。如得了良好说明我很差，得了优并不说明我聪明。⑦精神过滤（mental filter）：或称选择性注意。不看整体，仅将注意力集中于消极的细节上。如因为考试一门得了低分（也有好几门高分），这说明我糟透了。⑧度人之心（mind reading）：坚信自己懂得他人的心思，即使自己并没有他人在想什么的充分证据。如老师觉得我没有艺术天分。⑨以偏概全（overgeneralization）：远远超出现有处境得出一个更大范围的消极结论。如因在会上发言紧张，即认为自己不具备交友的资格。⑩个性化（personalization）：将消极事件大部分归因于自己的过失，而不考虑其他人也有责任。如他对我粗暴无礼肯定是因为我做错了事。⑪"应该"和"必须"陈述（"should" and "must" statement）：有一个精确固定的观念认为自己和别人应该怎么做，高估了不这样做的严重后果。如要出错的话就太可怕了，我应该时时尽力。⑫管状视力（tunnel vision）：只见事物的消极方面。如他什么事也做不好，工作一塌糊涂。

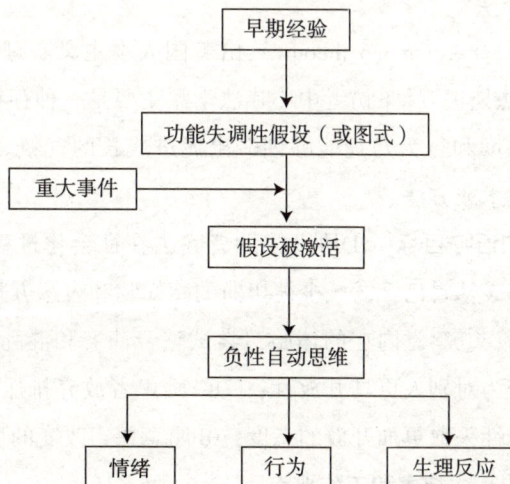

图 10-2 贝克理论中情绪障碍患者的认知模式

（2）贝克矫正不良认知的方法　贝克概括了6种具体的矫正不良认知的方法。

识别自动性思维（identifying automatic thinking）：自动性思维是介于外部事件与个体对事件的不良情绪反应之间的那些不自觉出现的思维，多数患者不能意识到。治疗师要帮助患者学会识别自动性思维，尤其是在不良情况出现前的特殊思维。

识别认知错误（identifying cognitive errors）：焦虑或抑郁症患者常用消极方式看世界，偏于悲观。容易出现前述的不良认知，要识别这一点难度更大些，因为有些认知错误很难评价，治疗师要归纳出一般规律来帮助患者认识。

真实性检验（reality testing）：在识别认知错误后，与患者共同设计严格的真实性检验，这是认知疗法的核心，即鼓励患者以其自动性思维及错误的认知为假设，并设计一种方法来检验，让他自己判断这种思维与认知是错误的，不符合实际的。

去注意（decentering）：多数焦虑和抑郁症患者自认为别人都在注意他们，一言一行均在他人的关注之中。治疗中要求患者记录在公众场合内不良反应发生的次数。结果可以发现，事实上很少有人在注意他们的言行。

监视苦恼和焦虑水平（monitor distress and anxiety levels）：患者常感到症状会一成不变地持续存在，而实际上焦虑是波动的。当其认识到焦虑有开始、高峰及消退的过程，就能比较容易地控制焦虑情绪。

认知自控法（self-control of cognition）：指导或教会患者在出现紧张、焦虑或恐惧时对自己讲"SWAP"。SWAP 的意思是："停下来"（stop, S），"等一下"（wait, W），"专心注意"（absorb, A），对周围环境感到适应和感到比较舒服后再慢慢"向前继续"（proceed, P）。

（3）贝克认知疗法的步骤　贝克认知疗法有以下四个步骤：第一步，了解情况，建立治疗关系，向来访者说明认知治疗的原理和对他采取认知治疗的理由，调动当事人参与和配合干预的积极性，打破情绪→行为→思维→情绪的恶性循环；第二步，识别与检验自动负性想法；第三步，识别与盘诘功能失调性假设；第四步，布置作业或制定行为计划，以鼓励当事人进一步检验其原有假设，并巩固其新的功能性假设，使其思维模式和信息加工过程得以矫正。

贝克的认知疗法对减轻抑郁症的症状有良好效果，一般每周 1 次，总疗程 15~25 次。

（四）来访者中心疗法

来访者中心疗法（client-centered therapy）由美国人本主义心理学罗杰斯（C. R. Rogers）于 20 世纪中叶创立。罗杰斯说："来访者中心疗法学派主要是一种存在观点，寻找适当的态度和行为的表达，而这些态度和行为乃是能够创造出促进成长的气氛。它是一种重要的生活哲学，而不是一种简单的技术或方法。"

1. 来访者中心疗法的治疗目标　①协助求助者除去在社会化过程中形成的面具；②解放自己，真诚地面对自己和表达自己；③减少被扭曲的感知觉和表达方式；④从在外部寻找答案转变为愿意向内反思自己；⑤察觉内在的体验，尝试整合冲突和混乱的感觉；⑥从缺乏信任、封闭和畏惧人际关系转变为对别人更具开放性；⑦鼓励患者放弃排斥别人或固执己见的想法，对经验和外在世界的可能性采取更加开放的态度；⑧愿意探索改变的可能性。

2. 来访者中心疗法的基本技术和工作要点

（1）建立良好的心理咨询关系　以来访者为中心的方法是关系取向的方法；治疗过程就是治疗师与求助者共同参与的探险，是双方显露人性、一起追求成长经验的过程。来访者中心疗法取得治疗效果的必要条件包括：注重建设融洽的咨询关系和治疗气氛，要求治疗师采取温暖、价值中立或非评价性的态度等。

（2）设身处地的共情理解　共情理解是以来访者为中心，让来访者感觉被接纳和理解，促进自我探讨。共情理解有助于加深患者对自己的感受和经验的自觉认识。罗杰斯批评心理分析中的父母-子女式的医患关系和行为疗法中的师-生关系，主张治疗师应以普通人的身份出现，治疗师的作用仅限于根据患者当前的感受和体验与之建立平等的关系，引导患者抒发自己的情感，鼓励其去体验此时此刻的关系，而不给予具体的指导和分析。治疗的动力是人普遍具有的自我实现趋势，心理治疗可以看成是各种建设性人际关系的特殊例子。

（3）真诚（sincereness）或一致性（congruence）　真诚是指治疗师以"真正的自我"出现，他在治疗中的表现如同他在现实生活中的表现一样坦率，不把自己隐藏在专业角色之内，不以专家的身份高高在上，而是和来访者平等、坦诚地相处。治疗师自由地表达自我，告诉来访者自己的感受，坦诚和公开地面对来访者的各种反应。治疗师真诚的表现会给来访者提供一个自然、安全的氛围，也为来访者能打开自己的心扉、坦诚地谈论自己的问题树立榜样，从而帮助来访者在治疗关系中撕下他们的伪装，袒露自己，真诚地对待自己和治疗师。

（4）无条件积极关注　是指无条件地整体接纳来访者，并通过言语和身体语言方式给患者以积极的鼓励和关怀；有选择性地注意来访者身上的积极因素，相信其具有成长的潜力。

来访者中心疗法治疗成功的标志是来访者的态度发生转变，更直接地体验到自己的情感。随着治疗的进展，来访者的生活能力日益提高。治疗所关心的是人格改变的进程，而并非人格的结构。

（五）森田疗法

森田疗法可以分为严格程序化的住院治疗和自然生活状况下的门诊治疗，也可以按发展阶段分为经典的森田疗法和新森田疗法。下面以住院式治疗为例，介绍各期疗法的要点。

1. 强制性静卧期　此为第一期，大体上以4~7天为宜。要求患者除进食、大小便外要绝对卧床，保持安静，禁止与他人会面、谈话、读书、吸烟及从事任何消遣活动。其主要目的是让患者暂时脱离对于四周的顾及和烦恼，排除了善恶是非等理想标准的期求，成为无拘无束的自我一人，使心身疲劳得到调整，解除患者的精神烦闷。要求"对待不安应既来之则安之"，使患者体验到如果让苦闷任其自然发展，那么烦闷和痛苦就会通过情感的自然规律逐渐消失。

2. 轻工作期　此为第二期，大体上以4~7天为宜。除继续禁止交际、谈话、游戏之外，卧床时间限制在7~8小时，白天必须到户外接触阳光和呼吸新鲜空气，观察庭院里的蚂蚁之类。晚饭后要求开始写当天的日记，早上和晚上睡觉前阅读两次指定的书籍。睡眠的多少，要顺其自然。此期的主要目的是患者顺应各种病态，安静地忍受它，使患者感到无聊而促进其自发活动，即运动操作的愿望，而不是被动地接受任务。当患者想要工作，而且考虑干什么事情对自己的病有利时，就可以适当地允许其从事打扫卫生、洗衣等轻微的劳动。经过这一时期，患者的主观症状已经开始减轻。

3. 重工作期　此为第三期，一般以1~2周为宜。主要指导患者在不知不觉的过程中养成对工作的持久耐力，在获得自信心的同时，使之反复体验工作中取得成功的喜悦，以唤起对工作的兴趣并培养其持续发扬的勇气。此期让患者排除对工作的预先考虑和价值观念，不加选择地去做一般人都能做的任何体力劳动，如庭院劳动、手工艺等。如果患者开始感到工作忙碌起来就可转到下一期的治疗了。

NOTE

4. 复杂的生活实践期　此为第四期，一般为 1 周左右。允许患者看科普类书籍，而不准看哲学类等深奥难懂的书和娱乐性的读物。读书只求随意，不追求理解和记忆。允许患者进行外出购物等适当活动，当患者隔离了一段时间后突然开始接触社会就会有一种崭新的心情体验。这一时期治疗的主要目的是进行适应外界变化的训练，为回到实际的日常生活中做好准备。

　　总的来说，第一期是激发反思期，第二期是激发自发活动期，第三期是兴趣驱动期，第四期则是适应外界生活变化的训练期。经过系统完整的休息、反思、劳动和治疗，患者最后摆脱神经症，走向新生。

第四节　心理危机干预

一、危机概述

　　危机（crisis）又称心理危机，是指个体或群体运用固有的自身资源及应对机制无法处理所面临的困境时表现出的一种心理失衡状态。危机应包括三个基本部分：①危机事件的发生；②惯常的应付方式失败，导致当事人的心理、情绪和行为等方面的功能水平降低；③对危机事件的感知导致当事人极端地主观痛苦。

（一）危机的分类

　　应用危机理论，常将危机分为以下几种类型：

　　1. 发展性危机（developmental crisis）　是指个体在正常成长和发展过程中，由于急剧的变化或转变所导致的异常反应。例如，小孩出生、大学毕业、中年生活改变或退休等都可能导致发展性危机。发展性危机被认为是正常的，但是，所有的人和所有的发展性危机都是独特的。因此，必须以独特的方式进行评价和处理。

　　2. 境遇性危机（situational crisis）　是当出现罕见或超常事件，且个人无法预测和控制时出现的危机。交通意外、被绑架、被强奸、集体抵制和失业、突然的疾病和死亡都可以导致境遇性危机。区分境遇性危机和其他危机的关键在于它是随机的、突然的、震撼性的、强烈的和灾难性的。

　　3. 存在性危机（existential crisis）　是指个体由于自我的人生观，如关于人生目的、责任、独立性、自由和承诺等而引发的内部冲突和焦虑。存在性危机可以是基于现实的，如 40 岁的人从没有做什么有意义的事，从未离开过父母，从没有过独立的生活，而到现在却永远丧失了机会；也可以基于一种压倒性的、持续的感觉，如一个 60 岁的人觉得自己的生活是毫无意义的，这种空虚永远无法填补。

（二）危机的特征

　　危机发生时，个体一般表现出以下临床特征：

　　1. 情绪反应　当事人表现出高度的焦虑、紧张、恐惧、怀疑、不信任、沮丧、压抑、悲伤、易怒、绝望、无助、麻木、丧失感、空虚感，且可伴随恐惧、愤怒、罪恶、嫉妒、烦恼、羞愧等心理行为。

　　2. 认知功能改变　当事人身心沉浸于上述负性情绪之中，导致感知觉、思维及记忆的改变。如难以区分事物的异同，体验到的事物间关系含混不清，理解、判断和解决问题的能力降低等。但是，这种认知功能的改变可随着危机的解决而恢复正常。

3. 行为改变　当事人常表现出消极、退缩或冲动、激越行为。如应有的兴趣和意愿减退，回避他人和逃避现实，拒绝接受他人的帮助，或躁动纠缠，甚至伤人毁物、自戕等冲动、激越行为。

4. 躯体方面　主要出现自主神经功能严重失调或紊乱的一系列症状，如心慌心悸、心口疼痛、胸闷气闭、头痛、眩晕、汗多、四肢冰凉、食欲不振、失眠、噩梦或睡眠紊乱、易受惊吓等。

危机复杂而危险。说危机复杂，因为它涉及危机事件、个体的心理和生理及社会环境方面的诸多影响因素，这些因素相互交织、相互作用，使得危机的发生发展变化规律、临床特征复杂多变；说危机危险，是因为当事人面对危机事件时竭尽所能仍无法或无力应对，唯一能做的是向内攻击（如自伤、自杀）或向外攻击（如伤人、杀人）。

危机是危险与机遇并存的。处于危机当中的个体在遭遇危机事件时也像其他人一样寻求解决问题的办法，不同的是其应对失败后的无能、无助、无望感，这种极端负性的感受对个体极其危险。但是，人的一生总是伴随着许多坎坷与挫折。危机为个体提供了学习应对的机会，个体需要在挫折甚或危机中学习，在危机中成长。所以，危机不只有危险，也是机遇。

危机具有普遍性和特殊性。危机是普遍的，因为遭遇危机事件时没有人能够幸免由之引起的应激反应。但危机又是特殊的，因为即使面对同样的情况，有些人能够成功地战胜危机，而另一些人则不能。

危机缺乏万能的解决方法。由于危机的影响因素复杂而多变，这种也给干预者解决危机带来很大的难度。解决问题的方法多种多样，但缺乏万能而快速的解决方法，需要综合多种方法，以及调动多方资源才能有效化解危机。

（三）危机的发展过程

危机是一个动态发展的过程，在危机的不同阶段，个体会有不同的心理和行为表现。一般来说，危机的发展要经历以下几个时期：

1. 前危机期　个体处于平衡状态，能够应付日常生活的应激事件。但个体可能会遭遇到应激强度很大的事件，个体运用解决问题的常规技术不足以摆脱困境，在这种情况下，个体就开始产生不安感。

2. 冲击期　高强度生活事件发生前的几个小时，表现为不合理思维、焦虑、惊恐，个别人出现意识不清。在这个时期，个体会将情境视为一种威胁，也可能视为一种丧失或者是挑战。如果在这个时期问题无法得到解决，紧张还会继续加重。

3. 危机期　冲击期的表现持续下来，表现为不能解决面临的困难，退缩、否认问题的存在，合理化或形成不适当的投射。在这个时期，个体的紧张和焦虑达到难以忍受的程度，处于一种渴求解脱的状态。一般来说，危机期的个体会感到巨大的痛苦，有强烈的求助愿望，容易接受别人的帮助。

4. 适应期　个体用积极的办法接受现实，成功地解决问题，焦虑减轻，自我评价上升，社会功能恢复。处于适应期的个体在自身或外界的帮助下采取了一些方式来应对危机，并取得一定的干预效果，个体能够逐渐地适应社会生活。

5. 后危机期　即危机的后期，有些人可因获得更多的积极应对技巧变得更成熟，有些人则出现人格改变，或表现出敌意、抑郁、滥用酒精与药物、神经症、精神病或慢性躯体不适，甚至有可能自杀。

二、危机干预

危机干预（crisis intervention）是指给处于心理危机中的个体提供有效帮助和心理支持，使之恢复心理平衡的过程。危机干预的概念最初源于林德曼（Lindemann，1944）和凯普兰（Caplan，1961）的工作，他们认为危机干预是化解危机并告知如何应用较好的方法处理未来的应激事件，通过支持性的治疗可以帮助人们渡过危机。目前国内医疗卫生单位设置的"生命热线"和一些社区服务机构的"自助组织"都属于危机干预的范畴，目的都是为帮助陷于危机的个体和群体提供及时的危机调适。

（一）危机干预模式

经典的危机干预模式是由 Belkin 提出的平衡模式、认知模式和心理社会转变模式。

1. 平衡模式（equilibrium model）　也称平衡/失衡模式。危机中的个体常处于一种心理或情绪的失衡状态，在这种状态下，当事人原有的应对机制和解决问题的方法不能满足其需要。危机干预者主要的精力应该集中在稳定干预对象的心理和情绪上，在重新达到某种程度的稳定之前不应采取其他措施。平衡模式最适合于早期干预。

2. 认知模式（cognitive model）　该模式认为，危机导致心理伤害的主要原因是当事人对危机事件和围绕事件的相关境遇进行了错误思维，而不在于事件本身或与事件有关的事实。危机干预者主要帮助干预对象认识到自己认知中的非理性和自我否定成分，重新获得思维中的理性和自我肯定成分，从而使其能够实现对危机的控制。认知模式较为适合于心理危机状态基本稳定下来，逐步接近于危机前心理平衡状态的当事人。

3. 心理社会转变模式（psychosocial transition model）　该模式认为，人是遗传和环境学习交互作用的产物，危机是由心理、社会或环境因素引起的。因此，人们应从心理、社会和环境三个范畴来寻找危机干预的策略。由于社会环境和社会影响总在不断地变化，人也在不停发展和成长。因此，对危机的评估也应该从个体内部和外部因素着手，除了要考虑当事人的心理资源和应对方式外，还要了解同伴、家庭、职业、社区等的影响。危机干预的目的在于把当事人的内部资源与社会支持、环境资源充分调动起来，使之有更多解决问题的方式可以选择。该模式也适合于达到稳定状态的当事人。

（二）危机干预的步骤

危机干预是一个复杂而长期的过程，一般包括危机评估、制定危机干预方案、实施危机干预和对干预效果进行评估四个基本环节。危机评估在危机干预过程中起着非常重要的作用。干预者必须在短时间内通过评估迅速准确地了解个体的危机情境及反应，这是进行危机干预的前提。评估内容主要包括个体经历的创伤事件，个体的生理、心理和社会状态，个体采取的应对方式、社会支持系统等。在评估的基础上制定符合当事人实际情况的危机干预方案，并充分考虑到可以解决当前危机或防止危机进一步恶化的方法，确定应该提供的支持。在实施危机干预时，要与当事人建立有效的沟通途径，指导当事人进行适当的情绪宣泄以减轻焦虑，帮助其纠正错误认识，重建正确认知，并向其提供应对技巧与社会支持。

目前，国内危机干预通用的是美国心理学家吉利兰（B. E. Gilliland）提出的危机干预六步法。

1. 明确危机问题　作为危机干预的第一步，需从当事人的角度出发，理解和明确其本人对危机问题的认识。

2. 保证当事人的安全　第二步贯穿于整个危机干预过程中，干预者要将当事人的安全作为首要目标，尽可能地将当事人对自己身体或心理造成伤害或对他人造成危险的可能性降到最低。对多数危机而言，让当事人认识到有更好的解决方案可以替代冲动性极端行为，可以降低危机带来的危险；对有自伤、自杀倾向的当事人要给予陪伴保护，甚至收入住院；对遭受家庭暴力创伤或重大灾难事件的当事人，应尽可能地迅速带离现场；对儿童（尤其是幼儿）当事人应避免与主要看护人的分离。

3. 给予支持　第三步主要强调与求助者沟通与交流，使当事人了解干预者完全可以信任，是能够给予其关心帮助的人。干预者不要去评价当事人的经历与感受是否值得称赞，或是否是心甘情愿等，而是让其相信这里有一个人确实很关心他。另外，干预者要以积极的方式无条件地接纳当事人。

4. 提出并验证可变通的应对方式　第四步是危机干预者要让当事人认识到有许多变通的应对方式可供选择，其中的某些方法会比别的方法更适合目前的危机。可以从以下三个方面为当事人提供选择：①环境的支持。这是给当事人提供帮助的最好资源，让其了解现在和过去关心、帮助自己的人是谁。②应对机制。提供积极有效的应对方法，给当事人解决当前的危机指明路径和方向。③积极的思维方式。任何事情都具有两面性，既有消极的一面，也有积极的一面。要让当事人明白，其经历的危机不应只想到失败，更应该认识到失败是人生过程中的一部分，失败是成功之母，失败是成长的机遇。人们通过失败不断总结、修正应对方式而得到成长。积极的思维方式可以改变当事人对问题的看法并减轻应激与焦虑水平。

5. 制订计划　第五步是要求危机干预者与当事人共同制订切实可行的行动步骤来矫正其情绪的失衡状态。

6. 得到承诺　第六步是让当事人复述所制订的计划，并从当事人那里明确得到按计划行事的保证。

（三）危机干预的主要技术

危机干预需要用到大量的心理咨询与心理治疗技术，但核心是支持性技术和问题解决技术。支持性技术主要指沟通与情感支持。沟通是干预者与当事人建立良好的咨访关系并获取相关信息的重要途径，也是危机干预的前提。沟通时常常用到提问、倾听、共情、积极关注、接纳、鼓励、解释等技术，使当事人感到被理解、关怀和温暖，减少绝望感，缓解当事人的情绪危机，帮助其理性面对危机事件。娴熟的支持性技术有利于建立和保持干预者与当事人双方良好的沟通和相互信任，有利于危机干预的顺利实施。问题解决技术是指根据当事人的需要及可利用的资源，采取指导性或合作商讨的方式，帮助当事人找到应对危机和挫折的方法，摆脱危机的影响，增强适应力。具体可以采用认知治疗技术、放松训练等。以上相关知识可参见本章心理咨询与心理治疗部分的内容。

（四）适应证

危机干预适合处于危机事件中的个体或群体，其心理功能失衡或受抑制，出现严重的焦

NOTE

虑、恐惧、悲哀、压抑等反应或有自杀意念，短期内丧失解决问题的能力。对于存在精神病性症状、心境障碍症状、意识障碍及严重自杀意愿与行为者，不属于单独使用危机干预的范畴，应及时联系精神卫生专业人员，配合药物治疗，甚至住院治疗。

【复习思考题】

1. 简述心理咨询的基本过程。
2. 心理治疗主要有哪些方法？
3. 简述心理治疗的适应证。

第十一章　医学心理学研究方法

医学科研方法和医学心理学科研方法都归属于科学的研究方法范畴。一般来说，科学的研究方法分为三个层次，即方法论、研究方式、具体方法与技术。方法论属于哲学层次，是关于认识世界、改造世界的根本方法的学说。具体来说，它是指导研究的一般思想方法，探讨研究的原则、逻辑、程序等方面的问题，如辩证唯物主义、实证主义、系统论、控制论、信息论等。研究方式指贯穿于研究全过程的程序和操作方式，或理解为具体指导研究的范式。基本的研究方式有文献研究（文献法）、社会调查研究、现场研究和实验研究等。具体研究方法指研究各个阶段中使用的具体方法和技术，包括资料收集方法和资料分析方法。资料收集方法包括抽样设计、问卷设计、实验法、观察法、访谈法、测验法等，资料分析方法包括资料整理、统计分析、软件运用、数据挖掘、理论分析等。医学心理学研究的主体是患者，因此，开展医学心理学的研究，首先必须遵循医学科研的基本方法与原则；同时，医学心理学研究方法学具有自身的特殊性，需兼备心理学和社会学的科研特征与方法，如社会调查研究方法常被广泛应用。本章介绍的医学心理学研究方法主要是第二和第三层次的有关内容。其中，具体研究方法中的测量法、统计分析等资料收集与分析方法的内容可参阅心理学研究方法、统计学等相关书籍做深入了解。

第一节　医学心理学研究方法概述

一、医学心理学科学研究的特点

（一）科学研究的一般特点

1. 创新性　科学研究是一类具有探索意义的社会生产活动，其主要任务是探索未知，生产和发展知识。科学研究的过程是科技知识从无到有、从少到多的过程。因此，创新性也是科学研究有别于其他一般性生产劳动的本质特征所在。

2. 科学性　科学知识是一个连续增长的积累过程，任何一项科学活动，无不是在前人的基础上进行的再开拓和再探索。因此，科学研究的另一个重要特征是科学性，即对前人知识的继承与发展。

3. 可行性　虽然创新性是科学研究的本质特征，但并不意味着科学研究是脱离现实的想象和天马行空的幻觉。科学研究的基础是前人的知识和研究结果，而科学研究的目的又是解决现实中存在的尚未被理解和认识的问题。因此，实际能开展的研究活动才是我们所需要的科学研究，才能有助于完成科学研究的任务，达到探索未知的目的。

NOTE

（二）医学心理学科学研究的特点

1. 研究对象的特殊性　医学心理学科研的对象主要是人，而人是世界上最复杂、最高级的生命体。人体既具有生物性，又具有社会性。同时，既有生理活动，又有心理活动。医学科研中的每个研究对象都是自然社会和人类社会中的一员，研究对象间的差异性不仅与遗传和变异有关，也与自然、社会环境、研究对象的心理密切相关。其中，心理因素与自然现象不同，许多心理现象的定量难度更大，常带有主观成分。因此，在科研活动中，除了要研究人类的生物因素以外，还要考虑其心理因素、自然环境因素和社会环境因素等对人体产生和可能产生的各种影响。而且，由于难以控制与预料这些因素和其他干扰因素，试验对象个体间差异变大，试验结果变异程度加大。在对不同环境同一研究对象或同一环境不同研究对象进行试验时，可能会得到截然不同的试验结果。所以，研究对象的特殊性是其他学科研究难以与之相比较的。

2. 研究方法的困难性　医学心理学科研成果最终要被应用于指导疾病预防、诊断及治疗的医学实践中去，并在防病治病中发挥积极作用。但由于医学心理学科研的研究对象是人，因而对其研究方法的要求倍加严格，即任何研究必须在确保对人体无害并征得研究对象知情同意的前提下开展。这给包括医学心理学在内的医学科研增加了其他学科科研工作中极少碰到的困难。很多其他学科可以直接向研究对象施加各种干预措施，甚至将其毁坏，但医学科研的任何处理措施都不能如此，尤其是神经心理学的研究更是如此。如果研究中存在可能对人体造成一定影响的任何处理措施，都必须先在动物中建立相应的模型进行研究，再将动物实验的结果外推到人。但由于动物体和人体存在较大差异，动物实验结果往往只能作为对人体的一种参考。因此，研究方法的选择更为困难。

3. 研究内容的复杂性　为促进人类健康，各种医学科研大都以人体为中心而开展。人体生命现象既不能像描述运动规律一样简单地用一般物理或化学的方法来解释，也不能简单地用生物学规律来解释。医学科研涉及人体生老病死的每一个阶段，它既揭示人类生命运动的本质和规律，又要阐明疾病和健康状态的发生发展规律及周围环境和社会环境中可能影响人体健康的各种因素，探讨疾病防治策略，其研究内容的庞大和复杂远远大于其他学科，而神经心理学又是所有医学学科中最为复杂的。

4. 统计学方法的指导性　作为医学科研的重要内容之一，统计学方法指导并贯穿于医学心理学科研的始末。在科研方案的设计阶段，统计学方法可被应用于实验方案的设计、样本含量的估计和检验效能的估计等。而在科研的具体实施阶段，统计学方法可应用于质量控制和数据分析等。同时，依据不同的科研设计类型，在结果分析阶段，应有针对性地选择正确的统计学方法。唯有如此，才能获得真实、有效的科研成果，促进医学的发展。

二、医学心理学科学研究的类型

医学心理学科研有多种不同的分类方法，如按照研究的目的可分为基础研究和应用研究，按照研究问题的时间可分为横向研究和纵向研究，按照研究数据的性质可分为量性研究和质性研究。一般来说，常按设计类型不同，将医学心理学科研分为观察性研究、实验性研究和理论性研究三种基本类型。

（一）观察性研究

医学研究由于其研究对象的特殊性，在很多科研活动中，研究者往往无法主动控制研究因素。这种在自然状态下观察疾病发生发展过程中表现出来的特点和规律，以阐述疾病分布特征，认识疾病病因和影响因素的研究方法，称为观察性研究（observational study）。观察性研究分为描述性研究和分析性研究两大类。

1. 描述性研究

（1）现况研究　也称横断面研究（cross - sectional study），是研究特定时间与特定范围内人群中的有关变量（因素）与疾病或健康的现况及其相互关系。其特点是研究过程中没有人为施加干预措施，而是客观观察和记录某些现象在某个时间断面上的现状分布及其相关特征。根据研究对象的范围，现况研究可分为普查、抽样调查和典型调查。

（2）常规资料分析报告　常规资料一般指医疗卫生系统的工作原始记录，是医疗卫生机构不断积累并长期保存的可供随时查阅的医学信息资料，包括日常填写的工作记录和定期整理归档的统计报表两类。如传染病登记报告、医院病案、门诊登记资料、疾病监测资料、职业病、地方病防治资料和健康检查资料等。研究者可以根据实际需求，到医院相关部门查阅索取，与疾病资料进行结合分析。

（3）生态学研究　它是在群体的水平上研究某种因素与疾病之间的关系，以群体为观察和分析的单位，通过描述不同人群中某因素的暴露状况与疾病或健康状况的频率，分析该暴露因素与疾病或健康状况之间的关系，也称为相关性研究。由于生态学研究是以人群为单位，缺乏个体数据，所以只是一种粗线条的描述性研究，只能提供病因线索。

（4）病例报告或个案调查　是研究疾病过程最基本的医学科研方法。包括收集关于该个案研究对象的历史背景、测验材料、调查访问结果，以及有关人员做出的评定和情况介绍。收集内容有病史、生活史（童年、家庭和成长经历、婚恋、工作和近期的生活变故）、应对方式和性格特点、症状、体征和对疾病的认识等。有些病例极为少见，不能开展实验研究，个案研究则非常必要。研究者通过对病例报告进行研究，从中推出有关现象的一般性原则或理论假设，为进一步开展实验研究提供依据。但个案研究缺乏代表性，并且主观成分容易影响研究效度。因此，该研究方法在推论总体上要特别慎重。

2. 分析性研究

（1）队列研究（cohort study）　又称定群调查或前瞻性研究，是指选择两组人群进行追踪调查，其中一组人群（暴露组）处在研究的危险因素影响中，另一组人群（非暴露组）除了不处于这个危险因素影响中以外，其他方面应尽可能与前一组人群相同，两组对象在入组时都不患所要研究的疾病。通过研究这两组人群发病率的差异，来判断危险因素与发病有无关联，以及其关联程度的大小。队列研究是"由因及果"的前瞻性研究，可直接获得发病率或死亡率，可靠性好，并可同时调查多种疾病与暴露的关系。

（2）病例对照研究（case - control study）　又称回顾性研究或病例比较研究。根据研究目的，选定患有某病（病例）和未患某病（对照）的人群，分别调查其既往是否受过某种或某些致病因素的影响及影响程度，亦即暴露与某个或某些危险因素的情况和程度，从而推测判断所暴露的危险因素与疾病在统计学上的相关性和关联程度，主要用于探索疾病的危险因素或病因，是对病因假设进行检验的一种方法。它是一种从"果"到"因"的回顾性调查研究，需要设立对照组。病例对照调查方法要求的样本量较少，一次调查可研究多个因素与疾病的联系，临床科研中使用较广。

NOTE

（3）其他衍生类型　随着医学科研的发展，分析性研究尤其是病例对照研究衍生出了许多经过改进、非传统的病例对照研究方法。①巢式病例对照研究（nested case - control study）：又称套叠式或嵌入式病例对照研究，指以队列中所有病例为病例组，再根据病例的发病时间，在队列研究的非病例中随机匹配（按年龄、性别、住址、民族等）一个或多个对照，组成对照组，其实质是病例对照研究。巢式病例对照研究相对于队列研究具有更省时、省钱和省力的特点，相对于病例对照研究则因果关系明确，不存在暴露与疾病之间的时间顺序问题，可以有效地控制观察偏倚。②病例 - 队列研究（case - cohort study）：也称病例参比式研究，指收集全部研究对象（全队列）中一个随机样本（子队列）和所有发病者的资料并进行分析。该设计与巢式病例对照研究不同之处在于：一是对照是随机选取，不与病例进行匹配；二是随机样本中的成员如发生目标疾病，既是对照又是病例；三是可以同时研究几种疾病，不同疾病有不同的病例组，但对照组都是同一组随机样本。③病例交叉研究（case crossover study）：就是比较相同研究对象在事件（或疾病）发生前一段时间的暴露情况与未发生事件的某段时间内的暴露情况。④单纯病例研究（case only study）：也称为病例 - 病例对照研究或病例系列研究，该研究的研究对象均为患病的病例，不另设非患病者为对照，而是直接采用不同临床类型或具有不同标志的病例亚组进行比较，并按照病例对照研究的方式处理数据。

（二）实验性研究

实验性研究（experimental study）是一类在人为控制一些条件和因素的基础上，主动给予研究对象某种干预措施，继而观察或观测由此引起的结构、功能、生化、心理或疾病过程的变化，通过对相应指标进行分析，揭示客观事物发生发展变化规律的研究方法。其特点是研究者能人为设置处理因素，研究对象接受处理因素的种类或水平由随机分配决定，因而能较好地排除外界因素的干扰，有效控制误差，从而获得更为可靠的科学数据。广义的实验性研究包括实验室试验、临床试验和现场试验。

1. 实验室试验（lab experiment）　主要包括动物、组织、细胞等的试验。其中动物试验是把动物作为研究对象，在动物身上施加处理因素，对其效果进行评价，再根据实验结果，逐步过渡到人体实验性研究，是临床试验的基础。动物试验较易进行随机化分组，通过设计对照组，研究者可以根据研究目的设计较为理想的实验条件。

2. 临床试验（clinical experiment）　由于人比动物情况复杂得多，因而不能简单地将动物试验结果外推到人，还需要专门进行针对人体的临床试验。临床试验是一类经过精心设计、局限于对研究对象身心健康无害的实验研究方法，用以评价临床疗效。常见的临床试验设计类型包括：随机对照试验、随机自身交叉同期试验、半随机同期对照试验、单个病例的随机对照试验、自身前后对照试验和交叉试验等。

3. 现场试验（field experiment）　是以正常人为研究对象，通过在某一特定人群中采取药物、心理、健康教育、饮食或环境改变等干预措施，干扰某些致病因素或施加某些保护性措施，从而观察其对人群产生的效果，并对这些干预措施进行考核的一种试验。

（三）理论性研究

理论性研究多指数学模型（mathematical model）研究，即抽象地使用不同符号代表病因、宿主与环境的各种因素，当有足够的资料将某病的规律性用各种符号组成的数学公式表达出来，且能经受客观实际的考验时，就建立了数学模型。其常用于预测疾病发生或进行疾病流行规律的仿真等。

第二节 实验研究设计

一、实验研究设计概述

（一）实验研究的基本要素

1. 处理因素 即研究因素，指研究者根据研究目的施加于实验单位，在实验中需要观察并阐明其效应的因素。处理因素可以是生物、理化、心理、社会等因素，也可以是机体本身内在对机体有影响的因素。

2. 实验单位 又称受试对象或实验对象，为处理因素作用的客体，是接受处理因素的基本单位。实验单位可以是人、动物、植物、离体器官、组织、细胞、亚细胞、血清或其他体液等生物材料。

3. 实验效应 处理因素作用于实验单位后引起的某种反应，可通过具体的指标来表达。在选择效应指标时要注意指标的关联性、客观性、精确性、特异性和敏感性。

（二）实验研究的基本原则

医学心理学实验研究是以人作为主要研究对象的医学研究，由于研究对象的复杂性和特殊性，影响研究效应的因素多而复杂，因而对研究设计的要求就更高。合理的研究设计是顺利开展各种医学心理学研究的前提条件，也是得到真实、可靠的研究结果的保证。为了达到上述要求，在实验研究设计中必须遵循随机化原则、对照原则、重复原则和均衡原则。

1. 随机化原则 随机化是医学研究中一项非常重要的原则。在医学研究中，随机化包括两方面的内容，即随机化抽样和随机化分组。通过随机化选择研究对象，可以得到一个有代表性的样本。当存在未知或不可控的非处理因素时，随机化分组可使非处理因素在实验组和对照组的分布一致。因此，随机化是实验性研究中保证组间均衡、可比的重要手段。

（1）随机化抽样 随机化抽样是指总体或目标人群中的每一个个体都有相同机会被抽中作为研究对象（样本）。医学心理学研究中常用的随机化抽样方法有单纯随机化抽样、系统随机化抽样、分层随机化抽样、整群随机化抽样及多阶段抽样随机化方法。

单纯随机化抽样：是一种最简单、最基本的抽样方法。其基本原理是从总体 N 个对象中，采用随机方法抽取 n 个，构成一个样本。常见的随机方法有随机数字或抽签、抓阄、掷骰子、掷硬币等。其中，随机数字的方法最科学又方便。随机数字表是根据概率论的原理编制的一种统计表，是获得随机数字的常用工具。使用时，首先随机地确定所用表的起始行数、列数，然后逐行、逐列按次序连续选取若干随机数。其基本步骤如下：①确定目标人群的特征；②将目标人群中的每个个体编号、排序；③给每个个体分配一个随机数字；④预先确定选择研究对象的方法，如按随机数字是偶数或奇数来确定想要抽取的样本，或按随机数字除以某个数字后根据余数的情况选择；⑤根据随机数字选择研究对象。单纯随机化抽样方法适合总体单位数不大、各个单位之间变异较小的情况下采用；如总体数量大时，被抽到的个体比较分散，资料收集困难，可行性不大，代表性也不一定好。

NOTE

系统随机抽样：也称为机械抽样或等距抽样，是按照总体一定顺序，机械地每隔若干单位抽取一个研究对象组成样本的方法。其基本步骤如下：①确定目标人群的特征。②将目标人群的每个个体排序、编号，如从 1－N 相继编号。③确定抽样间隔，K＝N/n。式中 N 为总体单位总数，n 为样本含量。根据抽样间隔把总体依次分成 K 组。④在第一组人群中，用随机抽样方法抽取个体 i 作为研究对象，然后依次加上 K 作为下一组的样本号，即第 j 组内被抽中的样本号为：i＋（j－1）×K。以此来确定所有的样本。系统随机抽样方法的优点是事先不需要知道总体内的单位数，容易在人群现场进行抽样，特别是总体人数比较多时比较容易进行，所得到的样本代表性较好。它的缺点是假如总体各单位的分布呈周期性趋势，而抽样间隔刚好是其周期的倍数，则可能使样本产生很大的偏性。

分层抽样：当一个总体中各个单位间的变异比较大时，采用单纯随机抽样的方法获得样本的代表性并不好，对这样的总体可以采用分层抽样的方法。分层抽样是先把总体按某种特征，如影响变异最大的因素年龄、性别、文化水平、疾病程度等分成若干层，然后分别从每一层内进行单纯随机抽样，组成一个样本。通过分层把内部变异很大的总体分成一些内部变异较小的层，这样可以提高总体指标估计值的精确度，比单纯随机抽样所得到的结果准确性更高，能保证总体中每一层都有个体被抽到。

整群抽样：即先将总体分成若干群组（如居民区、班级等），以这些群组为基本单位随机抽取部分群组作为观察单位组成样本。如果被抽到群组中每一个个体都作为研究对象，称为单纯整群抽样，若对被抽到群组再采用随机的方法选择部分个体组成研究对象，称为二阶段抽样。整群抽样的特点是：容易组织与实施，节省人力与物力；群间差异越小，抽取群数越多，代表性越好；与单纯随机抽样相比，抽样误差较大。因此，整群抽样调查的样本量比其他方法要增加 1/2 左右。

多级抽样：在大型流行病学调查中，常常将上面几种抽样方法综合使用。如先从总体中抽取范围较大的单元作为一级抽样单元（如省、自治区、直辖市），再从每个抽中的一级单元中抽取范围较小的二级单元（县、乡、镇、街道），最后抽取其中部分范围更小的单元（如村、居委会）作为调查单位。每个阶段的抽样可以采用单纯随机抽样、系统抽样或其他抽样方法。多级抽样可以充分利用各种抽样方法的优势，并节省人力、物力。

（2）随机化分组　在实验性研究中，为了消除非处理因素对实验结果的影响，必须使得实验组和对照组在非处理因素的分布上一致。通过随机化分组，可以获得有均衡性的实验组和对照组。常用的随机化分组方法有：完全随机化分组、区组随机化分组、分层随机化分组和整群随机化分组等。

完全随机化分组：完全随机就是用抽签或随机化数字表等方法直接对实验单位进行随机化分组，分组后各组实验单位的个数可以相同也可以不同。基本步骤如下：①将每个研究对象排序；②给每个对象分配一个随机数字，即首先随机地确定随机数字表的起始行数、列数，然后逐行、逐列按次序连续选取若干随机数分配给每个研究对象；③事先确定分组的方法，如根据随机数字的单、双数分成二组，或把随机数字除以 3 后的余数分成三组；④根据随机数字进行分组。

区组随机化分组：区组随机化是将非处理因素分布相同或相近的受试对象组成区组或配伍组，每个区组内受试对象数目取决于处理因素水平数。各区组间的受试对象不仅数目相等，而且生物学特点也较均衡。区组随机化分组缩小了组间差别，提高了实验效率。

分层随机化分组：当研究对象变异较大时，按照完全随机的方法进行分组会导致各组间的某些非处理因素（如年龄、性别等）分布不均。分层随机化分组就是按照影响研究对象变异最大的因素，如年龄、性别、种族、文化程度、居住条件等进行分层，在每层内分别随机地把研究对象分配到不同组间。分层设计可以更好地保证各处理组间达到良好的均衡性，提高检验效率。分层随机化分组的基本步骤如下：①根据研究对象的某个非处理因素对样本进行分层；②在每一层内进行随机分组，分成实验组和对照组；③各层实验组和对照组的研究对象分别组成实验组和对照组。

整群随机化分组：整群随机是按社区或以群组为单位进行分配，如以居民区、班级、村庄、医院、家庭等为单位进行随机分配，而这些单位所包含的人员被整群地作为研究对象分配到不同组间。该方法的特点是容易实施、节约人力和物力，适用于大规模调查和研究。但抽样误差较大，所以要求各群组内变异较小，同质性要高。

2. 对照原则　是指在实验研究设计中，通过设立均衡可比的实验组和对照组来控制非处理因素对实验结果的影响，进而比较组间差异并将差异归因于处理措施，从而将处理因素的效应充分显现出来。对照有多种形式，可根据不同的研究目的和研究内容来选择。常用的对照形式有空白对照、安慰剂对照、实验对照、标准对照、自身对照、相互对照和历史对照。

（1）空白对照　即对照组不用实验研究所需的因素处理，以体现实验因素的有无对实验结果的影响。空白对照既可以将不用处理因素处理的对象纳入对照组，也可以将处于正常情况下的对象纳入对照组。空白对照简单易行，但在以人作为研究对象的临床试验中，不给予患者任何治疗措施会涉及伦理问题，且空白对照容易引起实验组与对照组在心理上的差异，从而影响实验结果的真实性。

（2）安慰剂对照　对照组采用一种不具有特异有效成分的制剂，它在外形（剂型、颜色、大小、气味等）与试验药物完全相同，而不能为受试对象和研究者所识别。安慰剂常用乳糖、淀粉和生理盐水制成。使用安慰剂的目的在于避免心理因素对实验结果的影响，以及消除疾病自然进程的影响，以观察到试验药物的真正作用。考虑到伦理学的原因，安慰剂对照一般用于所研究的疾病尚无有效的防治药物或使用后不会影响到研究对象的健康。

（3）实验对照　对照组的操作条件与实验组一致，即对照组不施加处理因素，但施加某种与处理因素有关的实验因素，以此作为实验对照。如观察认知疗法对抑郁症的治疗效果，实验组每天 1 次口服帕罗西汀 20mg，并且每周 2 次给予认知疗法进行心理治疗，对照组虽然不用认知疗法进行心理治疗，但也应和实验组一样给予每天 1 次口服帕罗西汀 20mg，以保证组间的均衡性。

（4）标准对照　又称已知因素对照或阳性对照，指用现有的标准方法（标准值）或常用方法（正常值）作对照。如某实验效应的指标为脉搏时，以脉搏的正常值 72 次/分作对照。标准对照可消除非处理因素对实验效应的影响，还可以较好地解决空白对照或安慰剂对照中不给患者任何治疗措施的伦理学问题。因实验条件的不一致常常会影响对比的效果，并违背了同期对照的原则，因此，这种方法不提倡。

（5）自身对照　是指对照和实验在同一研究对象中进行。研究对象在前、后两个阶段，分别使用两种不同的干预措施，比较干预的效果，或者某种方法治疗前、后的比较。自身前后

NOTE

对照设计简单易行，使用广泛。但在不同阶段给予不同处理的研究中，时间因素的作用难以排除，故常常另设一个平行的对照组，或通过交叉设计的方法实现各组时间因素上的可比性。

（6）相互对照　指不另设对照组，而是各实验组间（或不同水平）互为对照。如几种方案治疗同一疾病时，这几种方案可互为对照，以比较治疗方案的疗效。

（7）历史对照　即用过去研究的结果作为对照。历史对照不是同期对照，由于时间不同、试验条件不同，往往缺乏可比性，一般不建议采用。

3. 重复原则　是指在相同实验条件下进行多次观察或实验，以提高实践结果的可靠性。广义的重复包括样本数量的重复、观察次数的重复和研究结果的重复。狭义的重复即样本数量的重复。样本数量的重复就是对多个实验对象进行观察，防止把偶然现象当成必然现象，把个别情况当成普遍情况，甚至错误地推广到总体；观察次数重复指的是对同一试验对象进行多次观察或测量，一般要求对某项指标至少观测三次，以提高观测结果的精确性；实验结果的重复，即重复实验以验证相同条件下结果的重现性，以保证实验结果的可靠性。

4. 均衡原则　也称为齐同原则，是指对照组除处理因素与实验组不同外，其他各种条件及因素（即指非处理因素）应基本一致。对照组与实验组应具有较好的均衡性，这样才能保证各组之间具有较好的可比性，才能充分显示出实验组处理因素的效应和作用，排除其他各种因素的干扰和影响。均衡原则在实验设计中通常通过交叉均衡法、分层均衡法来实现。交叉均衡法是指选取不同群体作为实验对象时，各群体实验对象在观察人数、性别及其他条件须保持一致的基础上，随机将各群体实验对象的1/2作为处理组，另1/2作为对照组。分层均衡法即在对总体进行分层的基础上，在层内随机抽样进行样本分配。

二、实验研究设计的基本内容

（一）明确研究目的和建立研究假设

研究设计首先应明确研究目的，即研究想要解决什么问题。能否发现并提出问题是实验研究设计的前提。那么，如何发现并提出问题呢？一是对现象的直接观察，从现象与时间、空间及环境条件的交互作用中发现问题，从现象的联系、变化中发现问题；二是对理论的分析和推演，从理论原理中引申出有关具体现象特征或联系问题，从理论之间的矛盾或理论的内部矛盾中发现问题；三是对已有研究的检验与扩展，可以从现有研究中掌握相关领域的研究走向并在研究前沿找问题，或者借鉴已有研究的角度、思路，针对新人群提出新问题，或者从已有研究忽略或未涉及的领域发现问题，还可以从已有研究在方法学上的不足找问题；四是从社会需求和关注点发现问题。通过上述几个方面的途径准确地陈述问题，再提炼出问题，并将其转化为研究假设，这样才能通过实证研究检验假设，解决问题，形成理论认识。

（二）明确受试对象的范围和数量

1. 明确受试对象的范围　受试对象是根据研究目的确定处理措施作用的客体，选择是否正确会直接影响到研究结果。选择受试对象应有明确的纳入标准和排除标准。选择受试对象时应注意以下几点：①应对处理因素敏感，且反应稳定；②应具有同质性和代表性；③应排除对处理措施可能产生不良反应的特殊人群。

2. 明确受试对象的数量　即样本含量估计。一般来说，样本含量越大，即重复次数越多，则越能反映变异的客体真实情况。但是，样本量过大会造成不必要的浪费，甚至难以完成；样本量太小又会使得处理效应常被自身变异所遮掩而无法表现出来。因此，正确估计实验所需样本的含量对实验设计至关重要。样本含量一般要根据实验主要观察指标来确定，估计时所需要的参数包括：①容许误差 δ，即所比较的两个总体参数间的差值，如 $\delta = \mu_1 - \mu_2$ 或 $\delta = \pi_1 - \pi_2$；②总体变异度 σ，常以样本标准差 s 估计；③检验水准 α，即 I 类错误的概率，一般取 0.05 或 0.01；④检验效能（$1 - \beta$），即把握度，通常取 0.8 或 0.9，低于 0.8 容易出现假阴性的结果。

样本含量的估计方法可随不同研究类型而有所不同，常用的样本含量估计方法有下面几种情况。

单样本设计均数比较的样本含量估计采用下列公式：

$$n = \left[\frac{(Z_\alpha + Z_\beta)\, \sigma}{\delta} \right]^2$$

式中，n 为所需样本含量，σ 为总体变异度（可用样本标准差 s 作为估计值），δ 为容许误差。Z_α 为指定检验水准 α 对应的单侧 Z 值，若为双侧检验则应改为 $Z_{\alpha}/2$，Z_β 为指定 II 型错误 β 对应的单侧 Z 值，Z_α 和 Z_β 可通过 t 分布中对应的 t_α 和 t_β 作为估计值，均可由 t 界值表（$\nu = \infty$）查得。

两样本设计均数比较的样本含量估计有两种情况：

一种是当两组样本含量相等时，采用的是下列公式：

$$n_1 = n_2 = 2 \cdot \left[\frac{(Z_{\alpha/2} + Z_\beta)\sigma}{\delta} \right]^2$$

另一种是当两组样本含量不等时，采用下列公式：

$$N = \left[\frac{(Z_{\alpha/2} + Z_\beta)\sigma}{\delta} \right]^2 (Q_1^{-1} + Q_2^{-1})$$

式中：n_1 和 n_2 分别为每组样本含量，$N = n_1 + n_2$；Q_1 和 Q_2 为样本比例，$Q_1 = n_1/N$，$Q_2 = n_2/N$，$Q_1 + Q_2 = 1$，其余符号意义同前。

两样本设计率比较的样本含量估计也有两种情况：

当两组样本量相等时，采用下列公式：

$$n_1 = n_2 = \left[\frac{Z_{\alpha/2}\sqrt{2\pi(1-\pi)} + Z_\beta\sqrt{\pi_1(1-\pi_1) + \pi_2(1-\pi_2)}}{\delta} \right]^2$$

当两组样本量不等时，采用下列公式：

$$N = \left[\frac{Z_{\alpha/2}\sqrt{\pi(1-\pi)(Q_1^{-1} + Q_2^{-1})} + Z_\beta\sqrt{\pi_1(1-\pi_1)/Q_1 + \pi_2(1-\pi_2)/Q_2}}{\delta} \right]^2$$

式中，π 为总体率，$\pi = Q_1\pi_1 + Q_2\pi_2$，$\delta = \pi_1 - \pi_2$。其他符号意义同前。

（三）确定处理因素

处理因素又称受试因素，是研究者根据研究目的施加给受试对象的特定实验措施（如试验中给予某种药物治疗、实行某种心理疗法干预）。处理因素可为单个或多个，每个因素可设定多个不同的水平。一次实验中处理因素不宜过多，否则整个实验难以控制。在确定处理因素时应注意：

1. 分清处理因素和非处理因素　处理因素是研究者关注的研究因素，通常由研究者根据研究目的来确定，而非处理因素则取决于受试对象自身，如患者的年龄、性别、经济状况、文化程度、疾病严重程度等，是研究的混杂因素。一项良好的实验设计应充分控制混杂因素的干

NOTE

扰，从而突出处理因素的效应。

2. 处理因素应当标准化   在实验研究中，对同一处理组受试对象的处理措施应当始终保持一致，尤其是在一些多中心实验研究中，处理措施的施加方法、强度、频率和持续时间等均应始终保持一致；否则，将影响实验结果的稳定性。

（四）明确观察指标

实验设计的三要素之一是实验效应，也就是在处理因素作用下受试对象的反应或结局，而实验效应是需要通过观察指标（或称效应指标）及其动态变化来实现。在明确效应指标时必须符合客观性、关联性、有效性和精确性原则。效应指标的数量依研究目的而定，过少会降低研究工作的效益，过多又不易观察。因此，一般应采用适量并能反映效应本质的指标。另外，在指标的测量过程中，指标采集方法、时间、部位、保存、运输、测定方法和测定条件等都应统一标准，以减少非研究因素的干扰，提高指标测量的稳定性。

（五）确定实验设计的类型

研究者根据具体的研究目的、处理因素的数量及其水平，以及人力、物力、时间资源选择合适的实验设计类型。常见的实验设计类型详见本节后面的介绍。

（六）控制误差和偏倚

任何实验结果都可能受两种因素的影响，即真正由于处理因素作用的影响或各种误差和偏倚的影响。误差是指研究所获得的实际测定值与真实值之间的差别，也包括样本统计量与总体参数之差。按照误差的来源、性质和是否可控，误差可分为随机误差和系统误差。随机误差（random error）是由偶然的、无法预测的不确定因素变动所引起的，可以通过增加实验次数或样本量的方法来减少随机误差。系统误差（systematic error）是指在调查或测量时，由于某种确定的原因，如实验方法不当、仪器不准、试剂未经校正、测试人员凭主观意向询问、对测试内容理解错误、操作人员技术不熟练、未执行标准操作规程、诊断标准不一等造成的误差。系统误差无法通过增加样本量和重复实验次数来减少误差，但如果采用统一标准、提高测量者的技术水平，以及加强工作责任感，系统误差是可以消除的。偏倚（bias）是指研究过程中由于某些非实验因素的干扰所形成的系统误差，导致歪曲了处理因素的真实效果。偏倚无法完全避免，只能进行控制。因此，研究者应仔细分析研究中可能产生偏倚的因素，通过周密设计加以控制，把偏倚降低到最低程度，使研究结果具有较高的真实性和可靠性。

三、常用的实验设计类型

（一）完全随机化设计

完全随机化设计（completely randomized design）是一种考察单因素两水平或多水平效应的实验设计方法，又称单因素设计。该方法将同质的受试对象采用完全随机化的方法分配到各个处理组或对照组中，然后比较各组的实验效应。例如，将18名抑郁症患者按照完全随机化方法分成甲、乙、丙三组，分别给予A、B、C三种治疗方案，比较治疗后的效果。第一步，随机将18名患者从1、2、3…18进行编号；第二步，在随机数字表内任意确定一行的任意一列（例如第6行第1列）开始往后抄写18个数字，然后依次填于患者编号下面；第三步，将随机数字从小到大依次从1到18编排序号（R）；第四步，规定R值为1至6为甲组、7至12为乙组、13至18为丙组。分组情况如下表所示（表11-1）。

表 11 - 1　18 名抑郁症患者完全随机化分组表

患者编号	1	2	3	4	5	6	7	8	9	10	11	12	13	14	15	16	17	18
随机数字	93	22	53	64	39	07	10	63	76	35	87	03	04	79	88	08	13	85
序号（R）	18	7	10	12	9	3	5	11	13	8	16	1	2	14	17	4	6	15
处理组别	丙	乙	乙	乙	乙	甲	甲	乙	丙	乙	丙	甲	甲	丙	丙	甲	甲	丙

　　完全随机化设计的优点是操作简单易行，易于理解和实施，适应广泛，是医学科研中最常采用的一种实验设计。缺点是直接将受试对象分组，增加了处理组内的误差，尤其是样本量较小时，各种非处理因素在各组中的分布不易达到均衡。因此，多数情况下这种设计的效率低于配对设计和配伍组设计。另外，使用完全随机化设计时尽量保证受试对象有较好的同质性，各处理组样本例数相等，这有助于提高实验效率，保证研究质量。

（二）配对设计

　　配对设计（paired design）是将受试对象按某些特征或条件配成对，再将每对中的两个受试对象随机分配到两个处理组，给予不同的处理措施。受试对象的配对特征和条件主要指能影响实验结果的一些非处理因素，如年龄、性别、体重、环境条件等。配对设计根据受试对象的不同来源，可以分为同源配对和异源配对两种类型。

　　1. 同源配对（homogenetic matching）　又称同体配对、自身配对，是指实验措施和对照措施均在同一受试者身上进行的一种设计。分为四种类型：①同一受试对象处理前、后的数据；②同一受试对象两个部位的数据；③同一受试对象、同一样品两种方法或仪器检测的结果；④同一方法或仪器检测同一受试对象不同标本的检测结果。同源配对由于前后变量均来自同一研究对象，所以，具有可比性最高、减少一半样本量而节省人力和物力、全部受试对象均得到了应有的治疗措施而较少引起伦理学问题等优点。但前、后对比会因研究期限须延长一倍而使得患者的依从性较难保证。并且，前后两个阶段不在同一时期，受试对象实验前后的影响因素如环境变化、自身状态变化等难以相同，容易给实验结果带来偏倚。

　　2. 异源配对（heterogenetic matching）　是将受试对象按照一定的特征或条件配成对，然后将每对内的两个受试对象随机分配到实验组与对照组，最后对其结果以配对分析的统计分析方法加以处理。异源配对时，将同窝别、同性别、体重近似的 2 只动物配成对，或者将病种、病型、病情及其他影响疗效的主要因素一致的患者配成对。

　　例如，将某病 16 个患者按配对设计随机分配到甲、乙两组，分别给予 A、B 两种治疗方案比较疗效。首先，按性别相同、体重相近等要求将 16 名患者配成 8 对，并随机对每对患者进行编号，譬如第 1 对中的一人编为 1.1，另一人编为 1.2，余类推；第二步，再从随机数字表中任意指定一行的任意一列（如第 2 行第 1 列）向后抄写 8 个数字，然后依次填于患者编号下面；第三步，将随机数字从小到大依次从 1 到 8 编排序号（R）；第四步，规定奇数取甲乙顺序，偶数取乙甲顺序。结果如下表（表 11 - 2）所示。

表 11 - 2　8 对患者配对分组表

患者编号	1.1	1.2	2.1	2.2	3.1	3.2	4.1	4.2	5.1	5.2	6.1	6.2	7.1	7.2	8.1	8.2
随机数字	19		36		27		59		46		13		79		93	
序号（R）	2		4		3		6		5		1		7		8	
处理组别	乙	甲	乙	甲	甲	乙	乙	甲	甲	乙	甲	乙	甲	乙	乙	甲

NOTE

异源配对的主要目的是使每对受试对象的内部，除了处理因素不同外，各主要影响因素应尽可能均衡一致。由于人为地控制了主要的影响因素，两组间具有良好的可比性。因此，异源配对设计的实验效率在多数情况下高于完全随机设计。另外，由于实验组和对照组是同期平行进行观察，可以排除时间、外界环境条件改变等因素对实验效应的干扰。因此，异源配对设计实验结论的可靠性大于自身前后配对设计。

(三) 随机区组设计

随机区组设计（randomized block design）又称配伍组设计，是配对设计的扩大化。它是按照一定的条件，将几个条件相同或条件近似的 m（m > 2）受试对象划成一个配伍组或区组，共配成 n 个区组，之后在每个区组内部按随机原则，将每个区组中的 m 个研究对象分配到 m 个处理组，每组分别予以不同处理措施，然后对其结果进行统计分析。适用于三组或三组以上的实验。

例如，比较 A、B、C、D 四种剂量的某种药物对未成年大白鼠子宫重量的影响，试用 20 只雌性大白鼠，按每组用 4 只大白鼠、配成 5 个区组进行随机区组设计。第一步，先将 20 只雌性大白鼠进行称重，将体重相近的 4 只组成一个区组，共组成 5 个区组；第二步，对 5 个区组的 20 只大白鼠按体重由小到大依次编号为 1、2、3…20；第三步，从随机数字表中任意指定一行的任意一列（如第 46 行第 2 列）开始往后抄写 20 个数字（如有相同则舍弃，顺延后面一个数字），然后依次填于大白鼠编号下面；第四步，对每个区组随机数字由小到大进行排序，分别得到 1 至 4 个顺序号；第五步，确定顺序号 1、2、3、4 分别对应 A、B、C、D 四种剂量处理措施，将 5 个区组的序号值 1、2、3、4 分别分配到 A、B、C、D 四个处理组。结果如下表（表 11 – 3）所示。

表 11 – 3　20 只大白鼠随机区组分配表

编号	一区组				二区组				三区组				四区组				五区组			
	1	2	3	4	5	6	7	8	9	10	11	12	13	14	15	16	17	18	19	20
随机数	85	61	68	90	49	64	92	44	16	40	12	88	50	14	49	81	06	01	82	77
序号 R	3	1	2	4	2	3	4	1	2	3	1	4	3	1	2	4	2	1	4	3
组 别	C	A	B	D	B	C	D	A	B	C	A	D	C	A	B	D	B	A	D	C

随机区组设计实际上是配对设计的扩展，即在随机分组前先设置配伍组，配伍条件是除实验因素以外的其他主要非处理因素基本一致，这样使得每个配伍组内受试对象具有较好的同质性。因此，处理组间均衡性较好，与完全随机设计相比实验效率更高。配伍设计研究数据的统计分析也较简易，不仅可分析处理组间的差异，还可以分析各配伍组间的差异，揭示的问题比完全随机设计要多。但是，如果一个区组的观察对象发生意外，整个区组只好放弃，统计分析时比较麻烦，给实际应用带来一定的困难。

(四) 交叉设计

交叉设计（cross – over design）是在自身配对设计的基础上发展的双因素设计，是一种特殊的自身对照设计。交叉设计是将受试对象分为两组、实验过程分为两阶段的一种设计方法，即第一组在第一阶段接受 A 处理、第二阶段接受 B 处理，第二组在第一阶段接受 B 处理、第二阶段接受 A 处理。由于处理因素 A 和 B 处于先后两个实验阶段的机会相等，因此，平衡了实验顺序的影响，而且能把处理方法之间的差别与时间先后之间的差别拆开来分析。此方法不宜用于具有自愈倾向或病程较短的疾病的研究设计。由于该设计方法前后两个阶段采用了两组不同的处理措施，交叉时要考虑两种措施之间的相互影响。当处理措施是两种药物时，为避免相互影响，两种药物治疗之间应设有适当的时间间隔，即清洗阶段。该阶段的长短取决于处理措施在体内的衰减程度，一般要求不短于药物的5个半衰期。交叉设计中，由于处理因素和实验阶段均为两个水平，故称为2×2交叉设计。若要进行三个处理因素的比较，可采用三阶段交叉设计。

交叉设计的优点是节省样本含量，能够控制时间差异和个体差异对实验结果的影响，故实验效率较高。而且，每个受试对象都接受了不同处理措施，均衡了受试对象的利益。其缺点是每种处理措施的使用时间与实验效应见效时间存在冲突，也给实际应用带来一定困难。缩短每种处理措施的使用时间有利于控制实验周期，受试对象的依从性会更好，但缩短时间又使处理措施难以见到效果；如果要增加每种处理措施的使用时间，虽然容易观察到实验效果，但又会导致实验周期延长，使受试对象的依从性下降，继而中断实验。

（五）析因设计

析因设计（factorial design）又称完全交叉分组实验设计，属于多因素、多水平效应的设计方法。它是将每个处理因素的所有水平相互交叉组合在一起，总的实验数是各因素水平的乘积。析因设计不仅可检验每一因素各水平之间的效应差异，还可以检验各因素的交互作用。例如，2个处理因素同时进行实验，每个因素取2水平，则实验处理组数为$2×2=4$（$2^2=4$）；4个处理因素同时进行实验，如每个因素取2个水平时，实验组总数为$2×2×2×2=16$（$2^4=16$）。进行析因设计时，水平不宜过多，一般取2个或3个水平。具体实施步骤为：第一，确立实验的因素及其水平数；第二，确立实验总处理数；第三，确立各处理组的重复实验次数与受试对象的分配方法。以2×2析因设计为例，模式如下图所示（图11-1）：

	B_1	B_2
A_1	A_1B_1	A_1B_2
A_2	A_2B_1	A_2B_2

图11-1 2×2析因设计示意图

上图示中，A_1、A_2是指A因素的1水平和2水平，B_1、B_2是指B因素的1水平和2水平。各组之间相互交叉，构成2×2有交互作用的实验设计模式。

第三节 调查研究设计

调查研究（investigation）是指应用科学的方法和客观的态度，有目的、有计划、有系统地收集特定范围内某种社会特征的大量资料，通过统计分析认识社会现象及其规律的一种研究方法。调查研究已广泛应用于医学、社会学、教育学等领域，如人口普查、生活状况调查、市场调查、民意测验、疾病普查与抽样调查等均是调查研究的具体应用。而调查研究设计是对调查

NOTE

研究工作全过程的总设想和安排，是调查研究工作的先导和依据，也是调查研究结果准确可靠的保证。

一、调查研究的特点

调查研究有以下主要特点：①研究过程中没有人为施加干预措施，而是客观地观察记录某些现象的现状及其相关特征；②在调查中，所研究的现象及其相关特征（包括研究因素和非研究因素）是客观存在的，不能采用随机分配的方法来平衡或消除非研究因素对研究结果的影响，这是调查研究区别于实验研究的最重要特征；③调查资料的分析常需借助标准化法、分层分析及多因素统计分析等方法对混杂因素加以调整。

二、调查研究的分类

调查研究由于目的、性质、范围、时序等各种因素的不同，可分为不同类型。不同类型的调查研究具有不同的特点、适用范围和实施条件。

（一）按调查研究的目的划分

按照调查研究的目的划分，调查类型可分为描述性研究、解释性研究和探索性研究。描述性调查研究是以了解某一事物或某一问题的全貌发生、发展过程为目的的调查研究；解释性调查研究是以探讨社会现状之间的逻辑关系为目的的调查研究；探索性研究是对所研究的现象或问题进行初步了解，获得初步印象和感性认识，为今后的深入研究提供基础和方向。

（二）按调查研究的时序划分

按照调查研究的时序划分，调查类型可分为横向研究与纵向研究两种类型。横向研究是指同一时间内对某一社会现象进行调查研究；纵向研究是指在某一段较长时间内的社会现象历史演化研究，即从较长时间内来研究某一社会现象的发展变化及其规律性。纵向研究又有趋势研究、同期群研究和追踪研究之分。

（三）按调查研究的性质划分

按照调查研究的性质划分，调查研究可分为定性研究和定量研究。定性研究又称质性研究，是以研究者本人作为研究工具，凭借自身的洞察力在与被研究者的互动中理解和解释其行为和意义。研究过程中力图在自然情境下以多种方法收集资料，最终使用归纳法分析资料，形成理论或是描述和呈现一个情境，从而对问题进行整体性探索的一类研究活动。定量研究又称量性研究，是研究者事先建立假设并确定具有因果关系的各种变量，然后使用某些经过检测的工具对这些变量进行测量和分析，从而验证研究者预定假设的一类研究活动。

（四）按调查对象的范围划分

按照调查对象的范围划分，调查研究可分为普遍调查、抽样调查和典型调查。普遍调查又称普查，是指对特定范围内人群中的每一成员于某一特定时间内进行调查，可避免抽样误差，能了解全貌，但实施较为费时费力。抽样调查是指在研究对象总体中随机抽取一部分有代表性的人群（样本）进行调查，用样本的调查结果来估计总体参数。这是以局部估计总体的调查方法，可以节省人力、物力和时间，但要求所选取样本要具有较好的代表性，且调查实施和数据分析比较复杂。典型调查又称案例调查，是指在对事物做了全面分析的基础上，选择特征典型和集中的观察单位进行进一步调查，有利于更深入地了解事物特征。但典型调查由于没有经过随机抽样，观察单位不能代表总体，故不能用于总体特征的推断和估计。

三、调查研究设计的要素

（一）确定调查目的和调查内容

1. 调查目的　每一项具体的调查研究其目的可能有很大区别，但调查研究一般有三种基本目的，即探索、描述和解释。以探索作为调查目的，适合于某个新的研究内容和研究领域，或者研究者本人感到比较陌生的议题；以描述作为调查目的，适合于社会问题或现象的总体特征及其分布情况的研究；而解释则用来说明社会现象发生的原因，解释不同社会现象之间的因果关系。调查研究设计时依据选定的主题明确其调查目的，并将调查目的分解为若干部分、若干要素，再通过具体指标来加以说明。

2. 调查内容　调查内容是指一项调查研究所要了解的调查项目和调查指标，是对调查目的的具体分解和细化，是收集资料的依据，它涉及各种分析单位的属性和特征。一般来说，可以将分析单位的属性和特征分为三大类，即状态、意向性和行为。状态特征是指分析单位的基本情况，可以用一些客观指标来调查；意向性指分析单位的内属性，是一种主观变量，包括态度、观念、信仰、个性、动机、偏好、倾向性等；行为是直接观察到的各种社会行为和社会活动，是一种外显变量。调查内容的选择不仅取决于研究主题与研究假设，还取决于研究者所依据的指导思想和方法论观点。同时，研究者在选择调查内容时还要从研究层次、抽象程度、解释的方式等各个因素综合进行考虑。在调查设计中，调查内容的确定要全面、具体、简练并条理清晰。避免面面俱到、内容过多、过于复杂，避免把与调查目的无关的内容列入其中。

（二）确定分析单位

分析单位是一项调查研究中的被分析和描述的对象，分析单位的常见类型包括个体、群体、组织、社区等。

1. 个体　在调查研究中，个体是最常见的分析单位类型。研究者通常通过个体来描述和解释社会群体及社会关系。我们经常会看到大学生、育龄妇女、青少年、老人、男人、城市居民等人群的集合，当研究者以他们为研究对象，试图探索、描述或解释不同群体中个体的行为为何发生时，那么分析单位就是个体而非群体。研究者通过了解一些个体特征，如性别、年龄、态度、行为等，把这些描述个体的特征结合起来，组成一个社会群体的整体印象。

2. 群体　社会群体也会成为分析单位，常见的以群体为分析单位的类型有家庭、帮派、社团、邻里、班级等。以社会群体作为分析单位进行研究和以群体中的个体作为分析单位进行研究是有区别的。例如，要通过独生子女家庭去研究独生子女的社会适应问题，这时的分析单位是独生子女，是个体；但如果要通过独生子女与非独生子女在行为、态度等方面差异的考察来了解独生子女家庭和非独生子女家庭的差异（如教育、消费的差异等），则分析单位不再是家庭中的个体，而是家庭本身即群体了。

3. 组织　是指社会组织，即人们有意识地构建起来以完成特定目标的社会群体，如企业、机关、学校、超市、医院等是常见的以组织为分析单位的类型。

4. 社区　社区作为分析单位，指的是乡村、城市、街道、集镇等。

调查研究设计时需明确分析单位是上述哪种类型。

NOTE

（三）确定研究方式和具体调查方法

研究方式表明研究者主要是通过何种手段和途径得出研究结论的。依据不同角度，研究方式可划分为不同类型，每种类型在操作上都有其不同特点。从定量与定性研究的角度，研究方式可分为问卷调查（定量研究为主）、实地研究（定性研究为主）和混合调查；从调查对象范围的角度，研究方式可分为普查、抽样调查、典型调查、个案调查。调查研究设计时应根据调查目的和调查内容的需要确定相应的研究方式和具体的调查方法。调查方法指的是研究各阶段使用的具体方法技术，包括资料收集方法、资料分析方法和其他技术手段或工具，如问卷设计、量表测量、资料整理、统计分析等。

（四）抽样方案设计

抽样涉及的是调查对象的选取问题，是调查研究中一项十分重要的工作。在描述性调查和解释性调查中，抽样甚至是决定调查质量的关键性因素。在不同的具体调查研究中，调查对象的总体、样本规模要求，精确度要求，总体结构和分布及研究者自身的主客观条件等因素可能都各不相同，要选取和确定一个高质量的样本，必须综合各方面的条件，制定一个符合各方面条件要求的、合理的抽样方案。抽样设计只有满足目的性原则、可测性原则、可行性原则和经济性原则四条标准，才是一个优秀的抽样方案。在制定抽样方案设计时，研究者需要详细指出以下具体内容：①调查的总体是什么，即对调查对象取样的总体进行界定；②采用什么样的抽样方法和程序进行抽样，即确定是以某一种抽样方法单独进行抽样，还是采用多种方法结合进行，抽样的具体步骤又是如何，抽样过程中的抽样单位和抽样框架是什么等；③样本规模的大小及样本准确性程度的要求等。

常用的抽样方法分为概率抽样和非概率抽样。概率抽样包括简单随机抽样、系统抽样、整群抽样和分层抽样；非概率抽样包括便利抽样、定额抽样和雪球抽样等。具体介绍详见统计学的相关内容。

（五）确定调查项目和制定调查表

明确调查目的和选定了调查指标后，需要进一步把调查指标具体到调查项目。各调查项目有机地结合到一起并附上调查说明，即形成完整的调查表，又称问卷。一份结构完整的问卷应包括标题、前言、指导语、问题和结束语等几部分。编制问卷时也需遵循一定的原则与要求，并经过构建问卷框架、草拟问题、形成初步问卷、试测并完善问卷等步骤，才能制定出规范的调查问卷。

（六）调查的组织和实施

调查研究是一项社会性很强的研究工作，调查的组织计划十分重要，它是调查研究得以顺利实施的重要保证。组织计划应包括组织领导、宣传发动、时间进度、地域划分、调查员培训、分工协作、经费预算、调查表格准备、调查资料的检查制度及资料的汇总要求等。调查设计中必须对上述工作做出周密的计划安排，并认真执行。在实施现场调查时，尤其应注意原始资料的完整性和准确性，发现问题及时查补或修正。

（七）资料的整理和分析计划

资料收集完成后，要把原先杂乱无章的原始资料进行初步整理和统计整理。初步整理包括资料的审查、编码、登录和复核等基本技术；统计整理是在初步整理的基础上，初步计算调查样本的一般统计值，如样本总量、各部分的绝对值和相对值，并运用统计分组、统计表和统计图等基本技术来显示调查样本的基本特征。

对于资料的分析方法，在探索性调查中一般采用定性分析法，在描述性调查中一般采用描述性统计分析法，在解释性调查中一般采用双变量或多变量的统计分析方法。具体介绍详见统计学的相关内容。

任何调查结果同样可能受随机误差和系统误差的影响，因此需要在调查设计及资料收集、整理、分析的全过程控制好抽样误差和系统误差。

【复习思考题】

1. 试述医学心理学科学研究的特点。
2. 试述医学心理学科学研究的基本类型。
3. 试述调查研究设计的基本要素。

NOTE

附　录

附表一　症状自评量表

注意：以下表格中列出了有些人可能会有的问题，请仔细地阅读每一条，然后根据最近一星期以内下述情况影响您的实际感觉，在 5 个方格中选择一格，画"√"。

项　目	没有 1	很轻 2	中等 3	偏重 4	严重 5
1. 头痛					
2. 神经过敏，心中不踏实					
3. 头脑中有不必要的想法或字句盘旋					
4. 头晕或晕倒					
5. 对异性的兴趣减退					
6. 对旁人责备求全					
7. 感到别人能控制您的思想					
8. 责怪别人制造麻烦					
9. 忘性大					
10. 担心自己的衣饰整齐及仪态的端正					
11. 容易烦恼和激动					
12. 胸痛					
13. 害怕空旷的场所或街道					
14. 感到自己的精力下降，活动减慢					
15. 想结束自己的生命					
16. 听到旁人听不到的声音					
17. 发抖					
18. 感到大多数人都不可信任					
19. 胃口不好					
20. 容易哭泣					
21. 同异性相处时感到害羞不自在					
22. 感到受骗，中了圈套或有人想抓住您					
23. 无缘无故地突然感到害怕					
24. 自己不能控制地大发脾气					
25. 怕单独出门					

续表

项　目	没有 1	很轻 2	中等 3	偏重 4	严重 5
26. 经常责怪自己					
27. 腰痛					
28. 感到难以完成任务					
29. 感到孤独					
30. 感到苦闷					
31. 过分担忧					
32. 对事物不感兴趣					
33. 感到害怕					
34. 您的感情容易受到伤害					
35. 旁人能知道您的私下想法					
36. 感到别人不理解您、不同情您					
37. 感到人们对您不友好，不喜欢您					
38. 做事必须做得很慢以保证做得正确					
39. 心跳得很厉害					
40. 恶心或胃部不舒服					
41. 感到比不上他人					
42. 肌肉酸痛					
43. 感到有人在监视您、谈论您					
44. 难以入睡					
45. 做事必须反复检查					
46. 难以做出决定					
47. 怕乘电车、公共汽车、地铁或火车					
48. 呼吸有困难					
49. 一阵阵发冷或发热					
50. 因为感到害怕而避开某些东西、场合或活动					
51. 脑子变空了					
52. 身体发麻或刺痛					
53. 喉咙有梗塞感					
54. 感到前途没有希望					
55. 不能集中注意力					
56. 感到身体的某一部分软弱无力					
57. 感到紧张或容易紧张					
58. 感到手或脚发重					
59. 想到死亡的事					
60. 吃得太多					
61. 当别人看着您或谈论您时感到不自在					
62. 有一些不属于您自己的想法					
63. 有想打人或伤害他人的冲动					
64. 醒得太早					
65. 必须反复洗手、点数或触摸某些东西					

NOTE

续表

项　目	没有 1	很轻 2	中等 3	偏重 4	严重 5
66. 睡得不稳不深					
67. 有想摔坏或破坏东西的想法					
68. 有一些别人没有的想法					
69. 感到对别人神经过敏					
70. 在商店或电影院等人多的地方感到不自在					
71. 感到任何事情都很困难					
72. 一阵阵恐惧或惊恐					
73. 感到公共场合吃东西很不舒服					
74. 经常与人争论					
75. 单独一人时神经很紧张					
76. 别人对您的成绩没有做出恰当的评价					
77. 即使和别人在一起也感到孤单					
78. 感到坐立不安，心神不定					
79. 感到自己没有什么价值					
80. 感到熟悉的东西变成陌生或不像是真的					
81. 大叫或摔东西					
82. 害怕会在公共场合晕倒					
83. 感到别人想占您的便宜					
84. 为一些有关"性"的想法而很苦恼					
85. 您认为应该因为自己的过错而受到惩罚					
86. 感到要很快把事情做完					
87. 感到自己的身体有严重问题					
88. 从未感到和其他人很亲近					
89. 感到自己有罪					
90. 感到自己的脑子有毛病					

附表二　A 型行为类型问卷

指导语：请根据您过去的情况回答下列问题。凡是符合您的情况的，就在"是"这一列的○里画"√"；凡是不符合您的情况的，就在"否"这一列的○里画"√"。每个问题必须回答，答案无所谓对与不对、好与不好。请尽快回答，不要在每道题目上太多思索。回答时不要考虑"应该怎样"，只回答您平时"是怎样的"就行了。

是否

1. 我觉得自己是一个无忧无虑、悠闲自在的人 ·············· ○○

2. 即使没有什么要紧的事，我走路也快 ·············· ○○

3. 我经常感到应该做的事太多，有压力 ·············· ○○

4. 我自己决定的事，别人很难让我改变主意 ·············· ○○

5. 有些人和事常常使我十分恼火 ······ ○○

6. 我急需买东西但又要排长队时，我宁愿不买 ······ ○○

7. 有些工作我根本安排不过来，只能临时挤时间去做 ······ ○○

8. 上班或赴约会时，我从来不迟到 ······ ○○

9. 当我正在做事，谁要是打扰我，不管有意无意，我总是感到恼火 ······ ○○

10. 我总看不惯那些慢条斯理、不紧不慢的人 ······ ○○

11. 我常常忙得透不过气来，因为该做的事情太多了 ······ ○○

12. 即使跟别人合作，我也总想单独完成一些更重要的部分 ······ ○○

13. 有时我真想骂人 ······ ○○

14. 我做事总是喜欢慢慢来，而且思前想后，拿不定主意 ······ ○○

15. 排队买东西，要是有人加塞，我就忍不住要指责他或出来干涉 ······ ○○

16. 我总是试图说服别人同意我的观点 ······ ○○

17. 有时连我自己都觉得，我所操心的事远远超过我应该操心的范围 ······ ○○

18. 无论做什么事，即使比别人差，我也无所谓 ······ ○○

19. 做什么事我也不着急，着急也没有用，不着急也误不了事 ······ ○○

20. 我从来没想过要按自己的想法办事 ······ ○○

21. 每天的事情都使我精神十分紧张 ······ ○○

22. 就是去玩，如逛公园等，我也总是先看完，等着同来的人 ······ ○○

23. 我常常不能宽容别人的缺点和毛病 ······ ○○

24. 在我认识的人里，个个我都喜欢 ······ ○○

25. 听到别人发表不正确的见解，我总想立即就去纠正他 ······ ○○

26. 无论做什么事，我都比别人快一些 ······ ○○

27. 人们认为我是一个干脆、利落、高效率的人 ······ ○○

28. 我总觉得我有能力把一切事情办好 ······ ○○

29. 聊天时，我也总是急于说出自己的想法，甚至打断别人的话 ······ ○○

30. 人们认为我是个安静、沉着、有耐性的人 ······ ○○

31. 我觉得在我认识的人之中值得我信任和佩服的人实在不多 ······ ○○

32. 对未来我有许多想法和打算，并总想都能尽快实现 ······ ○○

33. 有时我也会说人家的闲话 ······ ○○

34. 尽管时间很宽裕，我吃饭也快 ······ ○○

35. 听人讲话或报告如讲得不好，我就非常着急，总想还不如我来讲 ······ ○○

36. 即使有人欺侮了我，我也不在乎 ······ ○○

37. 我有时会把今天该做的事拖到明天去做 ······ ○

38. 当别人对我无礼时，我对他也不客气 ······ ○○

39. 有人对我或我的工作吹毛求疵时，很容易挫伤我的积极性 ······ ○○

40. 我常常感到时间已经晚了，可一看表还早呢 ······ ○○

41. 我觉得我是一个对人对事都非常敏感的人 ······ ○○

42. 我做事总是匆匆忙忙的，力求用最少的时间办尽量多的事情 ······ ○○

43. 如果犯有错误，不管大小，我全都主动承认 ······ ○○

44. 坐公共汽车时，尽管车开得快我也常常感到车开得太慢 ······ ○○

45. 无论做什么事，即使看着别人做不好，我也不想拿来替他做 ······ ○○

46. 我常常为工作没做完一天又过去了而感到忧虑 ······ ○○

NOTE

47. 很多事情如果由我来负责，情况要比现在好得多 ……………………………………○○
48. 有时我会想到一些说不出口的坏念头 ……………………………………………………○○
49. 即使领导我的人能力差、水平低、不怎么样，我也能服从和合作 ……………………○○
50. 必须等待什么的时候，我总是心急如焚，缺乏耐心 ……………………………………○○
51. 我常常感到自己能力不够，所以在做事遇到不顺利时就想放弃不干了 ………………○○
52. 我每天都看电视，同时也看电影，不然心里就不舒服 …………………………………○○
53. 别人托我办的事，只要答应了，我从不拖延 ……………………………………………○○
54. 人们都说我很有耐性，干什么事都不着急 ………………………………………………○○
55. 外出乘车、船或跟人约定时间办事时，我很少迟到，如对方耽误我就恼火 …………○○
56. 偶尔我也会说一两句假话 …………………………………………………………………○○
57. 许多事本来可以大家分担，可我喜欢一个人去干 ………………………………………○○
58. 我觉得别人对我的话理解太慢，甚至理解不了我的意思似的 …………………………○○
59. 我是一个性子暴躁的人 ……………………………………………………………………○○
60. 我常常容易看到别人的短处而忽视别人的长处 …………………………………………○○

TH =	CH =	L =

附表三　抑郁自评量表

　　下面有 20 条文字，请仔细阅读每一条，把意思弄明白。然后根据您最近一星期的实际情况在适当的方格里画"√"，每一条文字后有四个格，表示没有或很少时间、少部分时间、相当多时间、绝大部分或全部时间。

项　目	没有或很少时间	少部分时间	相当多时间	绝大部分或全部时间		工作人员评定
1. 我觉得闷闷不乐，情绪低沉					1	
*2. 我觉得一天之中早晨最好					2	
3. 我一阵阵哭出来或觉得想哭					3	
4. 我晚上睡眠不好					4	
*5. 我吃得跟平时一样多					5	
*6. 我与异性密切接触时和以往一样感到愉快					6	
7. 我发觉我的体重在下降					7	
8. 我有便秘的苦恼					8	
9. 我心跳比平时快					9	
10. 我无缘无故地感到疲乏					10	
*11. 我的头脑跟平常一样清楚					11	
*12. 我觉得经常做的事情并没困难					12	
13. 我觉得不安而平静不下来					13	
*14. 我对将来抱有希望					14	
15. 我比平常容易生气激动					15	

NOTE

续表

项 目	没有或很少时间	少部分时间	相当多时间	绝大部分或全部时间		工作人员评定
*16. 我觉得做出决定是容易的					16	
*17. 我觉得自己是个有用的人，有人需要我					17	
*18. 我的生活过得很有意思					18	
19. 我认为如果我死了别人会生活得更好些					19	
*20. 平常感兴趣的事我仍然照样感兴趣					20	

评分标准：正向计分题 A、B、C、D 按 1、2、3、4 分计；反向计分题（标注 * 的题目，题号为 2、5、6、11、12、14、16、17、18、20）按 4、3、2、1 分计。总分乘以 1.25 取整数，即得标准分。低于 53 分者，为正常；53～62 分者，为轻度抑郁；63～72 分者，为中度抑郁；72 分以上者，为重度抑郁。

附表四　焦虑自评量表

下面有 20 条文字，请仔细阅读每一条，把意思弄明白。然后根据您最近一星期的实际情况在适当的方格里画"√"，每一条文字后有四个格，表示没有或很少时间、少部分时间、相当多时间、绝大部分或全部时间。

项 目	没有或很少时间	少部分时间	相当多时间	绝大部分或全部时间		工作人员评定
1. 我觉得比平时容易紧张或着急					1	
2. 我无缘无故感到害怕					2	
3. 我容易心里烦乱或感到惊恐					3	
4. 我觉得我可能将要发疯					4	
*5. 我觉得一切都很好					5	
6. 我手脚发抖打颤					6	
7. 我因为头疼、颈痛和背痛而苦恼					7	
8. 我觉得容易衰弱和疲乏					8	
*9. 我觉得心平气和，并容易安静地坐着					9	
10. 我觉得心跳得很快					10	
11. 我因为一阵阵头晕而苦恼					11	
12. 我有晕倒发作，或觉得要晕倒似的					12	
*13. 我吸气呼气都感到很容易					13	
14. 我的手脚麻木和刺痛					14	
15. 我因为胃痛和消化不良而苦恼					15	
16. 我常常要小便					16	
*17. 我的手脚常常是干燥温暖的					17	
18. 我脸红发热					18	
*19. 我容易入睡并且一夜睡得很好					19	
20. 我做噩梦					20	

评分标准：正向计分题 A、B、C、D 按 1、2、3、4 分计；反向计分题（标注 * 的题目，题号为 5、9、13、17、19）按 4、3、2、1 分计。总分乘以 1.25 取整数，即得标准分。低于 50 分者，为正常；50～60 分者，为轻度焦虑；61～70 分者，为中度焦虑；70 分以上者，为重度焦虑。

NOTE

附表五　生活事件量表

性别：　　　　年龄：　　　职业：　　　　婚姻状况：　　　填表日期：　　年　　月　　日

指导语：下面是每个人都有可能遇到的一些日常生活事件，究竟是好事还是坏事，可根据个人情况自行判断。这些事件可能对个人有精神上的影响（体验为紧张、压力、兴奋或苦恼等），影响的轻重程度是各不相同的，影响持续的时间也不一样。请您根据自己的情况，实事求是地回答下列问题，填表不记姓名，完全保密，请在最合适的答案下面画"√"。

生活事件名称	事件发生时间				性质		精神影响程度				影响持续时间				备注
	未发生	一年前	一年内	长期性	好事	坏事	无影响	轻度	中度	重度	极重	三月内	半年内	一年内	一年以上	
举例：房屋拆迁			√				√		√					√		
家庭有关问题：																
1. 恋爱或订婚																
2. 恋爱失败、破裂																
3. 结婚																
4. 自己（爱人）怀孕																
5. 自己（爱人）流产																
6. 家庭增添新成员																
7. 与爱人父母不和																
8. 夫妻感情不好																
9. 夫妻分居（因不和）																
10. 夫妻两地分居（工作需要）																
11. 性生活不满意或独身																
12. 配偶一方有外遇																
13. 夫妻重归于好																
14. 超指标生育																
15. 本人（爱人）做绝育手术																
16. 配偶死亡																
17. 离婚																
18. 子女升学（就业）失败																
19. 子女管教困难																
20. 子女长期离家																
21. 父母不和																
22. 家庭经济困难																

NOTE

续表

生活事件名称	事件发生时间				性质		精神影响程度					影响持续时间				备注
	未发生	一年前	一年内	长期性	好事	坏事	无影响	轻度	中度	重度	极重	三月内	半年内	一年内	一年以上	
23. 欠债																
24. 经济情况显著改善																
25. 家庭成员重病、重伤																
26. 家庭成员死亡																
27. 本人重病或重伤																
28. 住房紧张																
工作学习中的问题:																
29. 待业、无业																
30. 开始就业																
31. 高考失败																
32. 扣发奖金或罚款																
33. 突出的个人成就																
34. 晋升、提级																
35. 对现职工作不满意																
36. 工作学习中压力大（如成绩不好）																
37. 与上级关系紧张																
38. 与同事邻居不和																
39. 第一次远走他乡异国																
40. 生活规律重大变动（饮食睡眠规律改变）																
41. 本人退休离休或未安排具体工作																
社交与其他问题:																
42. 好友重病或重伤																
43. 好友死亡																
44. 被人误会、错怪、诬告、议论																
45. 介入民事法律纠纷																
46. 被拘留、受审																
47. 失窃、财产损失																
48. 意外惊吓、发生事故、自然灾害																
如果您还经历其他的生活事件，请依次填写																
49.																
50.																
正性事件值:							家庭有关问题:									
负性事件值:							工作学习中的问题:									
总值:							社交及其他问题:									

NOTE

主要参考书目

1. 姚树桥，杨彦春．医学心理学．第 6 版．北京：人民卫生出版社，2013．

2. 姜乾金．医学心理学．第 2 版．北京：人民卫生出版社，2010．

3. 马辛，赵旭东．医学心理学．第 3 版．北京：人民卫生出版社，2015．

4. 张大庆．医学史．第 2 版．北京：北京大学医学出版社，2013．

5. 郭本禹．西方心理学史．第 2 版．北京：人民卫生出版社，2013．

6. 杜文东．医学心理学．南京：江苏人民出版社，2004．

7. 李心天．医学心理学．第 2 版．北京：人民军医出版社，2009．

8. 姜乾金．临床心理问题指南．北京：人民卫生出版社，2011．

9. 孔军辉．医学心理学．北京：人民卫生出版社，2012．

10. 姜乾金．医学心理学——理论、方法与临床．北京：人民卫生出版社，2012．

11. 姜乾金．医学心理学．第 3 版．北京：人民卫生出版社，2015．

12. 孔军辉．医学心理学．第 2 版．北京：人民卫生出版社，2016．

13. 张道祥．当代普通心理学．长春：吉林大学出版社，2006．

14. 津巴多．普通心理学．北京：中国人民大学出版社，2008．

15. 彭聃龄．普通心理学（修订版）．北京：北京师范大学出版社，2001．

16. 孟昭兰．普通心理学．北京：北京大学出版社，1994．

17. 黄希庭．心理学导论．第 2 版．北京：人民教育出版社，2007．

18. 彭聃龄．普通心理学．第 4 版．北京：北京师范大学出版社，2012．

19. 格里格，津巴多著．王垒等译．心理学与生活．第 19 版．北京：人民邮电出版社，2014．

20. 伯格著．陈会昌译．人格心理学．第 8 版．北京：中国轻工业出版社，2014．

21. 黄希庭．心理学导论．北京：人民卫生出版社，2015．

22. 洪炜．医学心理学．北京：北京大学医学出版社，2009．

23. 姚树桥，孙学礼．医学心理学．北京：人民卫生出版社，2008．

24. 林崇德．林崇德心理学文选．北京：人民教育出版社，2012．

25. 周宗奎．儿童青少年发展心理学．武汉：华中师范大学出版社，2011．

26. 钱铭怡．变态心理学．北京：北京大学出版社，2006．

27. 中华医学会精神科分会．中国精神障碍分类与诊断标准第三版（CCMD－3）．济南：山东科学技术出版社，2001．

28. 刘新民，李建明．变态心理学．合肥：安徽大学出版社，2003．

29. 陈坤，陈忠．医学科研方法．北京：科学出版社，2011．

30. 辛自强．心理学研究方法．北京：北京师范大学出版社，2012.

31. 陈世耀，刘晓清．医学科研方法．北京：人民卫生出版社，2015.

32. 侯典牧．社会调查研究方法．北京：北京大学出版社，2014.

33. 谭祖雪，周炎炎．社会调查研究方法．北京：清华大学出版社，2013.

34. 颜虹，徐勇勇．医学统计学．第 3 版．北京：人民卫生出版社，2015.